食品营养与安全

主　编　周　洁
副主编　崔　红　丁　玲　刘　娇
参　编　熊　洁　赵玉翠　伟　宁

U0229975

北京理工大学出版社
BEIJING INSTITUTE OF TECHNOLOGY PRESS

图书在版编目（CIP）数据

食品营养与安全 / 周洁主编. —北京：北京理工大学出版社，2018.1
ISBN 978-7-5682-4958-4

Ⅰ. ①食…　Ⅱ. ①周…　Ⅲ. ①食品营养–高等学校–教材　②食品安全–高等学校–教材
Ⅳ. ①R151.3　②TS201.6

中国版本图书馆 CIP 数据核字（2017）第 274012 号

出版发行 / 北京理工大学出版社有限责任公司
社　　址 / 北京市海淀区中关村南大街 5 号
邮　　编 / 100081
电　　话 / （010）68914775（总编室）
　　　　　（010）82562903（教材售后服务热线）
　　　　　（010）68948351（其他图书服务热线）
网　　址 / http://www.bitpress.com.cn
经　　销 / 全国各地新华书店
印　　刷 / 三河市华骏印务包装有限公司
开　　本 / 787 毫米×1092 毫米　1/16
印　　张 / 16.75
字　　数 / 345 千字
版　　次 / 2018 年 1 月第 1 版　2018 年 1 月第 1 次印刷
定　　价 / 59.00 元

责任编辑 / 梁铜华
文案编辑 / 梁铜华
责任校对 / 周瑞红
责任印制 / 李志强

图书出现印装质量问题，请拨打售后服务热线，本社负责调换

前　言

营养是人类健康的重要物质基础，国民营养事关国民身体素质提高和经济社会发展。近年来，我国人民生活水平不断提高，国民营养健康状况明显改善。但仍面临居民营养不足与过剩并存、营养相关疾病多发、营养健康生活方式尚未普及等问题，成为影响国民健康的重要因素。

食品安全是关系国计民生的大事，近几年国家对食品安全的治理越来越重视，中共十八大以后更是把食品安全治理提升到一个新高度，提出最严厉的监管要求。餐饮业处于食品产业链的末端，其食品安全风险有累积性和叠加性的特点，食品种养殖、生产、流通等前置环节的危害因素都可以直接或间接带进餐饮服务环节，因而餐饮企业的食品安全控制对于保障人民健康是至关重要的。

本书从食品营养和食品安全两个方面科学、系统的地向读者展开相关知识。本书涵盖的食品营养内容包括营养素的基本知识、各类食物的营养价值、烹调对食物营养价值的影响、膳食结构、各类人群的营养需求、营养配餐等；食品安全内容主要讲述餐饮食品安全的危害，餐饮场所、餐饮从业人员食品安全管理，餐饮加工、服务环节的食品安全控制及现代食品安全管理体系。

本书以高校学生培养目标为出发点，选取适当的内容，在编排上设置学习目标、项目导读、知识拓展、案例分析、实践训练、同步测试等栏目，以增强趣味性。

本书适合作为高校烹饪专业、酒店管理专业、食品等专业的教材，也可以作为关注食品营养和食品安全的广大读者的参考用书。

本书在编写过程中参考了大量的相关文献及网上资料，在此对原作者表示衷心的感谢。由于编者水平有限，难免会有错误和疏漏，恳请广大读者批评指正。

周　洁

2017 年 9 月 6 日

模块一 食品营养

模块二　食品安全

食 品 营 养

人体需要的营养素

1. 知识目标

（1）掌握七大营养素的生理功能；

（2）掌握各类营养素与人体健康的关系及食物来源。

2. 技能目标

能够利用营养学知识解释生活中常见的营养疾病。

项目导读

从 2003 年开始，安徽阜阳一百多名婴儿陆续患上一种怪病，脸大如盘，四肢短小，当地人称之为"大头娃娃"。2004 年 3 月下旬，有关媒体的报道使安徽阜阳"空壳奶粉害人"事件引起社会关注。4 月 19 日，国务院总理温家宝作出批示，要求国家食品药品监督管理局对这一事件进行调查。很快，由国家食品药品监督管理局、国家质检总局、国家工商总局、卫生部组成的专项调查组先后奔赴阜阳。对阜阳当地 2003 年 3 月 1 日以后出生、以奶粉喂养为主的婴儿进行的营养状况普查和免费体检显示，因食用"空壳奶粉"造成营养不良的婴儿 229人，其中轻、中度营养不良的 189 人，目前尚有 28 名诊断为营养不良的婴儿正在医院接受治疗。阜阳市因食用"空壳奶粉"造成营养不良而死亡的婴儿 12 人。

安徽阜阳"空壳奶粉"残害婴幼儿事件震惊全国。随后，重庆、江苏、甘肃、浙江、四川等全国各地相继发现"空壳奶粉"。据记者了解，因"空壳奶粉"受害的儿童数量远不止此。

子项目一 蛋 白 质

内容阐述

蛋白质是生物体的重要组成部分，是生命的物质基础，各种生命现象都是通过蛋白质体现的。古希腊人称蛋白质为"普洛特"，是"第一重要"的意思。蛋白质的英文"protein"也有"最重要的"的意思，可见，蛋白质对生物体来说至关重要。

一、蛋白质的组成

蛋白质是一类化学结构复杂的高分子化合物，主要由碳、氢、氧、氮四种元素构成，一些蛋白质还含有硫、铁、锌等元素。各种蛋白质中的氮元素含量相对稳定，平均含量为16%。在任何生物样品中，每克氮相当于6.25克蛋白质，其折算系数为6.25。但不同蛋白质的含氮量是有差别的，故折算系数各有不同，见表1–1。在三大产能营养素中，只有蛋白质含氮，所以，蛋白质是人体中氮的唯一来源。

表1–1 不同食物蛋白质含氮量折算成蛋白质的折算系数

项目		折算系数	项目		折算系数
食物	全小麦	5.83	食物	玉米	6.25
	小麦胚芽	6.31		小米	6.31
	大米	5.95		花生	5.46
	燕麦	5.83		大豆	5.71
	鸡蛋（全）	6.25		肉类和鱼类	6.25
	乳及乳制品	6.38		平均	6.25

二、蛋白质的生理功能

1. 修补人体组织

蛋白质是一切生命的物质基础，是人体组织更新和修补的主要原料。正常成人体内的蛋白质含量为16%～19%，人体的各组织器官如内脏、神经、大脑、皮肤、毛发、指甲等都含有蛋白质，蛋白质对人的生长发育非常重要，可以说是饮食造就了人本身。

人每天从食物中摄取一定量的蛋白质，在消化道内分解成氨基酸被人体吸收利用，用于更新和修补组织，因此人体内的蛋白质始终在不断更新。例如，年轻人的表皮细胞28天更新一次，胃黏膜细胞两三天更新一次，所以如果一个人对蛋白质的摄入、吸收、利用都好，皮肤就有光泽。

2. 调节生理功能

人体的各种生理活动能够有条不紊地进行，依赖于机体中多种生物活性物质的调节。蛋白质是构成这些活性物质的主要组成成分或为活性物质提供必需原料，参与调节生理功能。如酶蛋白具有促进食物消化、吸收和利用的作用；血红蛋白具有运输氧气的作用；肌动蛋白和肌球蛋白共同作用，完成人体的运动功能；免疫蛋白具有维持机体免疫功能的作用。

3. 供给热量

蛋白质在人体内分解生成氨基酸后，经过脱氨基作用生成 α-酮酸，可进入三羧酸循环彻底氧化分解，释放能量。1 g 蛋白质在人体内彻底氧化会产生 16.7 kJ（4 kcal）的能量。人体每天所需要的能量有 10%～15%是由蛋白质提供的，但是蛋白质的这种功能可以由碳水化合物和脂肪代替，因此，供应能量并不是蛋白质的主要功能。

三、氮平衡与蛋白质营养不良

1. 氮平衡

正常成年人体内的蛋白质含量是相对稳定并处于动态平衡的，由于蛋白质是人体氮的唯一来源，所以常以氮平衡来表示蛋白质的平衡情况。氮平衡是指氮的摄入量和排出量的关系，是描述机体蛋白质及营养状况的重要指标。通过氮平衡可了解机体对特定蛋白质的消化吸收情况、蛋白质总代谢状况及机体对蛋白质的需要量。

食物蛋白质中所含的氮称为膳食氮。人体内蛋白质的分解产物主要是通过尿液、粪便、皮肤或其他途径排出的，这些氮分别称为尿氮、粪氮、皮肤氮或其他途径损失的氮。

氮平衡的表示方法：

$$B = I - (U + F + S)$$

式中，B——氮平衡；

I——摄入氮的量；

U——尿氮的量；

F——粪氮的量；

S——从皮肤或其他途径损失的氮的量。

当摄入氮和排出氮相等时为零氮平衡，健康成年人应维持零氮平衡并富余 5%。如摄入氮多于排出氮为正氮平衡，生长发育期的儿童、孕妇、疾病恢复期等均需要保证适当的正氮平衡，以满足蛋白质的需要；摄入氮少于排出氮则为负氮平衡，人在饥饿、疾病及老年时一般处于负氮平衡，应尽量避免。

2. 蛋白质营养不良

当蛋白质和能量的供给不能满足机体维持正常生理功能的需要时，就会发生蛋白质-能量营养不良症。蛋白质-能量营养不良是所有营养不良中最致命的一种。常见的蛋白质-能量营养不良有以下两种类型：

（1）水肿型营养不良

以蛋白质缺乏为主，但能量供给基本能够满足机体需要，以水肿为主要特征。水肿常见于腹部、腿部，也可能遍及全身，包括面部，最明显的是下肢水肿。水肿型营养不良的儿童主要表现为水肿、腹泻，常伴有感染、头发稀少易脱落、表情冷漠、情绪不好，生长会处于停滞状态。

（2）消瘦型营养不良

以能量不足为主，主要表现为皮下脂肪和骨骼肌显著消耗及内在器官萎缩。四肢瘦得"皮包骨"，腹部因脂肪流失呈舟状腹或因胀气呈蛙状腹，病人体重常低于标准体重的60%。

四、氨基酸

氨基酸是组成蛋白质的基本结构单位。食物中的蛋白质必须经过肠胃的消化分解，分解成氨基酸才能被人体吸收利用。人体对蛋白质的需求实际就是对氨基酸的需求。吸收后的氨基酸只有在数量和种类上都能满足人体的需要，身体才能利用它们合成自身的蛋白质。

1. 氨基酸种类

从各种生物体中发现的氨基酸已有180多种，但能构成人体蛋白质的只有20种。在这20种氨基酸中，有9种是人体不能合成或合成速度不能满足人体需要的，必须从食物中直接获得，这些氨基酸称为必需氨基酸。它们是苯丙氨酸、蛋氨酸、赖氨酸、苏氨酸、色氨酸、亮氨酸、异亮氨酸、组氨酸、缬氨酸。在人体内能够合成的氨基酸称为非必需氨基酸。非必需氨基酸也是人体需要的，但可由人体自身合成，不必由食物供给，食物中缺少也无妨。半胱氨酸和酪氨酸在体内可分别由蛋氨酸和苯丙氨酸转变而成，如果膳食中能直接提供这两种氨基酸，则人体对蛋氨酸和苯丙氨酸的需要量可分别减少30%和50%，故半胱氨酸和酪氨酸又被称为条件必需氨基酸或半必需氨基酸。

2. 氨基酸模式

人体蛋白质及食物蛋白质在必需氨基酸的种类和含量上存在差异，在营养学上用氨基酸模式来反映这种差异。氨基酸模式就是某种蛋白质中各种必需氨基酸的构成比例，即根据蛋白质中必需氨基酸含量，以含量最少的色氨酸为1，计算出其他氨基酸的相应比值。通常以人体必需氨基酸需要量作为参考蛋白，用以评价食物蛋白质的营养价值。几种常见食物蛋白质和人体蛋白质氨基酸模式见表1-2。

表 1-2　几种常见食物蛋白质和人体蛋白质氨基酸模式

氨基酸	人体	全鸡蛋	牛奶	牛肉	大豆	面粉	大米
异亮氨酸	4.0	3.2	3.4	4.4	4.3	3.8	4.0
亮氨酸	7.0	5.1	6.8	6.8	5.7	6.4	6.3
赖氨酸	5.5	4.1	5.6	7.2	4.9	1.8	2.3
蛋氨酸+半胱氨酸	3.5	3.4	2.4	3.2	1.2	2.8	2.3
苯丙氨酸+酪氨酸	6.0	5.5	7.3	6.2	3.2	7.2	3.8
苏氨酸	4.5	2.8	3.1	3.6	2.8	2.5	2.9
缬氨酸	5.0	3.9	4.6	4.6	3.2	3.8	4.8
色氨酸	1.0	1.0	1.0	1.0	1.0	1.0	1.0

3. 限制性氨基酸

为了保证人体合理营养的需要，一方面要充分满足人体必需氨基酸的数量；另一方面还必须注意各种必需氨基酸之间的比例。食物蛋白质氨基酸模式与人体蛋白质氨基酸模式越接近，必需氨基酸被机体利用的程度就越高，食物蛋白质的营养价值也相对越高，如动物性蛋白质中的蛋、奶、肉、鱼等及大豆蛋白被称为优质蛋白质。反之，食物蛋白质中一种或几种必需氨基酸相对含量较低，导致其他必需氨基酸在人体内不能被充分利用而浪费，造成蛋白质营养价值降低，这些决定其他氨基酸利用程度的必需氨基酸称为限制氨基酸。含量最低的称为第一限制性氨基酸，含量第二低的为第二限制性氨基酸，以此类推。植物性蛋白质往往相对缺少赖氨酸、蛋氨酸、苏氨酸、色氨酸等必需氨基酸，所以其营养价值相对较低。例如，一般谷物中的第一限制性氨基酸是赖氨酸，大豆中的第一限制性氨基酸是蛋氨酸。

将两种或两种以上食物蛋白质混合食用，其中所含有的必需氨基酸就可以取长补短，相互补充，达到较好的比例，从而提高蛋白质利用率，这种作用称为蛋白质互补作用。例如，玉米、小米、大豆单独食用时，其蛋白质生物价分别是 60、57、64，如按照一定比例将其混合食用，混合生物价可提高到 70 以上。为充分发挥蛋白质的互补作用，在膳食调配时应遵循三个原则：第一，食物的生物学种属越远越好；第二，搭配的种类越多越好；第三，食用时间越近越好。

五、食物蛋白质营养价值评价

各种食物中的蛋白质含量及氨基酸组成是不同的，人体对蛋白质的消化、吸收和利用程度也存在差异，因而不同食物的营养价值也不一样。营养学上通常根据蛋白质含量、消化吸收程度及人体利用程度综合评价蛋白质的营养价值。

1. 蛋白质含量

食物中的蛋白质含量是评价食物蛋白质营养价值的基础。如果食物中蛋白质含量少，即使食物蛋白质的必需氨基酸模式好，也不能够满足人体的需求，无法发挥蛋白质的作用。一般可以通过凯氏定氮法测定蛋白质中氮含量来确定食物中蛋白质含量。

2. 蛋白质消化率

食物蛋白质消化率反映食物蛋白质在消化道内被消化酶分解的程度及消化后的氨基酸和肽被吸收的程度。根据是否考虑粪代谢氮（无蛋白膳食时粪便中的氮含量）可将其分为表观消化率和真消化率。由于粪代谢氮的测定十分烦琐，难以准确测定，故在生产实际中往往不考虑粪代谢氮，而是计算表观消化率。

$$蛋白质表观消化率 = \frac{摄入氮 - 粪氮}{摄入氮} \times 100\%$$

$$蛋白质真消化率 = \frac{摄入氮 - （粪氮 - 粪代谢氮）}{摄入氮} \times 100\%$$

蛋白质消化率越高，机体吸收利用蛋白质的程度越高，营养价值也越高。但蛋白质在食物中的存在形式和结构差异、食物中存在的抗营养因子、烹调加工方法等因素都会影响蛋白质的吸收。一般来说，动物性食物中的蛋白质消化率高于植物性食物。

3. 蛋白质吸收率

蛋白质吸收率是指食物蛋白质在人体内被利用的程度。衡量蛋白质吸收率的指标很多，以下介绍几种常用的指标。

（1）生物价（BV）

生物价是反映食物蛋白质被机体消化、吸收、利用的程度的一项指标。生物价越高，说明蛋白质被机体利用的程度越高，蛋白质的营养价值也越高，最高值为 100。

$$生物价=\frac{储留氮}{吸收氮}\times100$$

生物价是评价食物蛋白质营养价值较常用的方法。常见的食物蛋白质生物价见表1-3。

表1-3　常见食物蛋白质的生物价

蛋白质	生物价	蛋白质	生物价
鸡蛋蛋白质	94	生大豆	57
鸡蛋白	83	熟大豆	64
鸡蛋黄	96	扁豆	72
脱脂牛奶	85	小米	57
鱼	83	玉米	60
牛肉	76	白菜	76
猪肉	74	红薯	72
大米	77	马铃薯	67
小麦	67	花生	59

（2）蛋白质净利用率（NPU）

蛋白质净利用率反映食物中蛋白质实际被利用的程度，以人体内储留的氮量与摄入氮量的比值来表示。蛋白质净利用率包含蛋白质的生物价和消化率两个方面，评价得更全面。

$$蛋白质净利用率=生物价\times消化率=\frac{氮储留量}{食物氮}$$

（3）蛋白质功效比值（PER）

蛋白质功效比值是以体重增加为基础的计算方法，是指在实验期内，动物平均每摄入1g蛋白质时增加的体重克数。例如，常作为参考蛋白质的酪蛋白的PER为2.8，即每摄入1g酪蛋白可使动物体重增加2.8g。

$$蛋白质功效比=\frac{试验期内动物增加体重（g）}{试验期内蛋白质摄入量（g）}$$

4. 氨基酸评分

氨基酸评分是目前广为应用的一种蛋白质营养价值评价方法，不仅适用于单一食物蛋白质的评价，还适用于混合食物蛋白质的评价。该法的基本步骤是将被测食物蛋白质的必需氨基酸组成与推荐的理想蛋白质或参考蛋白质氨基酸模式进行比较，并按下式计算氨基酸评分。

$$氨基酸评分=\frac{每克被测食物蛋白质（或每克氮）中必需氨基酸含量（mg）}{每克参考蛋白质（或每克氮）中必需氨基酸含量（mg）}\times100$$

六、蛋白质摄入量及食物来源

1. 蛋白质摄入量

以下是2013年中国营养学会制订的中国居民膳食营养素参考摄入量表中关于蛋白质的

推荐摄入量部分，其数值较 2000 年的标准稍有改变，见表 1-4。

表 1-4　中国居民膳食蛋白质推荐摄入量

体力活动	男性/g	女性/g
轻体力		
中体力	65	55
重体力		
孕妇	—	+0，+15，+30
乳母	—	+25

按照能量计算，普通成年人蛋白质的摄入量应占膳食总能量的 10%～15%，其中优质蛋白质应占一天摄入蛋白质总量的一半以上。

请你算一算：一个人一天蛋白质的摄入量。

某女士一天吃 6 两[①]米饭，一个煮鸡蛋，200 mL 牛奶，500 g 蔬菜，200 g 水果，50 g 坚果，50 g 豆腐，那么她一天摄入的蛋白质是多少？是否符合标准？

2. 蛋白质的食物来源

蛋白质广泛存在于动植物性食物中。动物性蛋白质主要来源于各种肉类、乳类、蛋类等动物性食物，含量较高，质量好，易被机体利用且生物价一般较高；植物性蛋白质主要源于谷类、大豆等植物性食物，利用率较低。因此在食用时应注意蛋白质的互补。

知识拓展

认识胶原蛋白

胶原蛋白是一种生物性高分子物质，在动物细胞中扮演结合组织的角色，是人体内含量最丰富的蛋白质，占全身总蛋白质的 30% 以上。胶原蛋白广泛存在于动物的皮和骨骼中，如牛蹄筋、猪蹄、猪皮、鸡翅、鸡皮、鱼皮及软骨。多吃这类食物可以在一定程度上补充胶原蛋白，但是这些普通食物中的胶原蛋白都是大分子蛋白质，并不能被人体直接吸收，而且这类食物大多脂肪含量较高。

胶原蛋白的作用：

1. 可以预防心血管病。研究表明，胶原蛋白可以降低血甘油三酯和胆固醇，并可提高人体内某些缺乏的必需微量元素，使其维持在相对正常的范围之内，具有理想的减肥、降血脂作用。此外，胶原蛋白在协助机体排出铝质、减少铝质在人体内聚集方面也有独特之处。铝对人体有害，研究表明，逐渐增多的老年痴呆症与铝的摄入有关，同时胶原蛋白有加速血红蛋白和红细胞生成的功效，能够改善人体循环，对冠心病、缺血性脑病有利。

2. 可以作为一种补钙食品。胶原蛋白的特征氨基酸羟基脯氨酸是血浆中把钙运输到骨细胞的运载工具，骨细胞中的骨胶原是羟基磷灰石的黏合剂，它与羟基磷灰石共同构成了骨骼

---

① 1 两=50 g。

的主体。因此，只要摄入足够的胶原蛋白，就能保证正常机体钙质的摄入量，富含胶原蛋白的食物可制成补钙的保健食品。

3. 可以为特殊人群使用。妇科疾病的根源来自内分泌失调，更年期的妇女更需要胶原蛋白供给身体所需，胶原蛋白能够改善妇科疾病的困扰，使更年期妇女能够更轻松面对各种不适。

4. 胶原蛋白中含有大量甘氨酸，甘氨酸在人体内不仅参与合成胶原，还是大脑细胞中一种中枢神经抑制性递质，对中枢神经会产生镇静作用，对焦虑症、神经衰弱等有良好的治疗作用。胶原蛋白食品在胃里可以抑制蛋白质因胃酸引起的凝聚作用，有利于食物的消化，有抑制胃酸和胃原酶分泌的作用，可减轻胃溃疡患者的疼痛，促进胃溃疡愈合。

5. 胶原蛋白是在人体免疫作用中负责重要功能的阿米巴细胞清扫异物的感知器，因此对预防疾病很有帮助，有利于提高免疫机能、抑制癌细胞、活化细胞机能、活化筋骨、治疗关节炎及酸痛。

6. 防止皮肤老化、去皱纹。随着年龄的增长，人体内的胶原蛋白会逐渐流失，导致支撑皮肤的胶原肽键和弹力网断裂，其螺旋网状结构随即被破坏，皮肤组织氧化、萎缩、塌陷，肌肤就会出现干燥、皱纹、松弛无弹性等衰老现象，所以，女性补充胶原蛋白是延衰的必需。

案例分析

2004 年在安徽阜阳农村爆发了"大头娃娃"事件。先后有百余名婴儿陆续患上了一种怪病：原本健康出生的孩子在喂养期间开始变得四肢短小、身体瘦弱，尤其是婴儿的脑袋显得偏大，当地人称这些孩子为"大头娃娃"，大部分孩子随着月龄增加体重不增或反而下降。多有浮肿，血清总蛋白浓度下降，低烧并发感染等其他疾病，有数名婴儿死亡。有关部门检测发现，这些孩子吃的奶粉蛋白质含量多在 1%～6%，经查发现不法商人以次充好，用米粉、淀粉等冒充奶粉销售。

请根据以上案例回答：

（1）"大头娃娃"属于何种类型营养不良？

（2）该种类型营养不良的主要原因是什么？

（3）防治"大头娃娃"的主要饮食措施有哪些？

能力训练

请采访你的家人、老师或同学每天食物摄入的情况，根据各种食物摄入量计算其中的蛋白质含量，评价其一天的蛋白质摄入量是否充足，能否满足身体的需要。

子项目二　脂　类

内容阐述

脂类是人体三大产能营养素之一，脂类包括脂肪和类脂，是一类不溶于水但易溶于乙醚、氯仿、丙酮等有机溶剂的有机化合物。脂类普遍存在于生物界，是人体重要的组成成分，对维持人的生命和人体健康具有极其重要的意义。

一、脂类的分类

脂类主要由碳、氢、氧三种基本元素组成，有些脂类还含有少量的磷和硫等元素。脂类包括脂肪及类脂，脂肪包括油和脂；类脂种类很多，包括磷脂、糖脂、固醇类、脂蛋白等。

脂肪（甘油三酯）由一分子甘油和三分子脂肪酸组成。人们通常所说的脂肪就是指油和脂，常温下呈固体状态的称为脂，呈液体状态的称为油，常见的如猪油、牛油、豆油、花生油等。

类脂是一类在结构上与脂肪相似的物质，主要包括磷脂、糖脂、固醇类、脂蛋白。营养学上比较重要的主要是磷脂和固醇类。

二、脂肪酸和必需脂肪酸

1. 脂肪酸的分类

脂肪酸是组成脂肪的重要物质，与脂肪的性质密切相关。脂肪酸的分类方法很多，常见的主要有以下几种：

（1）按碳链长短分类

脂肪酸按其碳链长短可分为长链脂肪酸（14碳以上）、中碳链脂肪酸（含6～12碳）和短链脂肪酸（5碳以下）。

（2）按饱和程度分类

按饱和程度分类，脂肪酸可以分为饱和脂肪酸和不饱和脂肪酸。

*饱和脂肪酸。脂肪酸是分子结构式中不含双键的脂肪酸，如软脂酸、硬脂酸等。科学研究证明，血浆中胆固醇的含量可受食物中饱和脂肪酸影响，饱和脂肪酸会增加肝脏合成胆固醇的速度，提高血胆固醇的浓度。人体摄入过多饱和脂肪酸会增加引发冠心病的危险。

*不饱和脂肪酸。脂肪酸的分子结构中含有双键的脂肪酸，根据含有双键的个数可分为单不饱和脂肪酸和多不饱和脂肪酸。多不饱和脂肪酸在人和哺乳动物组织细胞中一系列酶的催化下，可转变为前列腺素、白细胞三烯等物质，参与细胞代谢活动，具有特殊的营养功能。

（3）按营养角度分类

从营养角度分类，脂肪酸分为必需脂肪酸和非必需脂肪酸两类。

*必需脂肪酸。必需脂肪酸是指人体内不能制造或合成、必须每日从食物中摄取的脂肪酸，如亚油酸和α-亚麻酸。

*非必需脂肪酸。非必需脂肪酸是指人体内可以合成而不必每日从膳食中摄取的脂肪酸，如油酸、软脂酸等。

2. 必需脂肪酸

必需脂肪酸是机体生理所必需的但人体内不能合成、必须由食物供给的多不饱和脂肪酸。在人体内，必需脂肪酸发挥着重要的生理功能，具体表现在以下几个方面：

（1）必需脂肪酸是组织细胞的组成成分

磷脂是细胞膜的主要结构成分，必需脂肪酸在人体内参与磷脂合成，是磷脂的重要组成成分，对线粒体和细胞膜的结构特别重要。

（2）必需脂肪酸与脂类代谢关系密切

胆固醇只有与必需脂肪酸结合后才能在人体内正常运转和代谢。如果缺乏必需脂肪酸，胆固醇就会和一些饱和脂肪酸结合，而不能在体内进行正常运转和代谢，可能在血管壁上沉积，形成动脉粥样硬化。

（3）动物精子形成与必需脂肪酸有关

动物精子形成与必需脂肪酸密切相关。膳食中长期缺乏必需脂肪酸会导致生殖能力下降，出现不孕症。

（4）必需脂肪酸是合成前列腺素的前体物质

人体的许多器官中都含有前列腺素，前列腺素对心血管、呼吸系统、神经系统、肠胃等都有一定的调节功能。必需脂肪酸是合成前列腺素的前体，若缺乏必需脂肪酸，组织形成前列腺素的功能会减退。

（5）保护皮肤免受射线损伤

必需脂肪酸对 X 射线、高温等引起的一些皮肤损伤有一定的保护作用，因为组织再生需要亚油酸，受损组织修复也需要亚油酸。

（6）维持正常视觉功能

亚麻酸在人体内可以转化为二十二碳六烯酸（DHA），DHA 在视网膜光受体中含量丰富，是维持视紫红质正常功能的必需物质。

必需脂肪酸的最好食物来源是植物油类，特别是在棉籽油、大豆油、玉米油和芝麻油中含量丰富。世界粮农组织和世界卫生组织建议饮食中摄入的亚油酸和亚麻酸之比应在 5:1～10:1。应特别鼓励孕妇、乳母在妊娠和哺乳期摄入充足的必需脂肪酸，以满足胎儿和婴儿生长发育的需要。

三、磷脂和固醇

磷脂是含有磷酸根、脂肪酸、甘油和氮的化合物。人体内除甘油三酯外，磷脂是最多的脂类，主要形式有甘油磷脂、卵磷脂、神经鞘磷脂等。甘油磷脂存在于各种组织、血浆中，并有少量储存于体脂库中；卵磷脂又称磷脂酰胆碱，存在于蛋黄和血浆中；神经鞘磷脂存在于神经鞘中。

常见的固醇有动物组织中的胆固醇和植物组织中的植物固醇，其中胆固醇是最重要的固醇。肝脏是胆固醇代谢的中心，人体合成胆固醇的能力很强，人体每天合成胆固醇 1～1.2 g，在肝脏中合成量占人体总合成量的 80%。肝脏还能促使胆固醇转化为胆汁，人体内约有 80%的胆固醇是在肝脏中转变为胆汁酸的。胆固醇广泛存在于动物性食品之中，如肉类、内脏、脑、蛋黄等，人体自身也可以合成内源性胆固醇，所以一般不会缺乏。相反，由于它和高血脂、动脉粥样硬化、心脏病等心脑血管疾病密切相关，所以不宜食用过多。

四、脂类的生理功能

1. 储存和提供能量

脂类是人体三大产能营养素之一。1 g 脂肪在人体内氧化能产生 37.6 kJ（9.0 kcal）的热量，比蛋白质和碳水化合物的产能都高。一般合理膳食的总能量中有 20%～30%是由脂肪提供的。另外，当人体摄入的能量不能及时被利用或过多时，无论是蛋白质、脂肪还是碳水化合物都会以脂肪的形式储存下来。当人体内热量不足时，脂肪可以被动释放出热量以满足机体的需要。

2. 构成机体的组成成分

按体重计算正常人含脂类为 14%～19%，胖人约含 32%，过胖人的脂类含量可高达 60%。人体中的绝大部分脂肪以甘油三酯的形式储存于脂肪组织内，分布于腹腔、皮下、肌纤维之间。另外，类脂如磷脂、胆固醇也是构成人体细胞、脑细胞和神经组织的重要成分。

3. 提供脂溶性维生素并促进其吸收

食物脂肪中同时含有各种脂溶性维生素，如维生素 A、维生素 D、维生素 E、维生素 K等。脂肪不仅是这些脂溶性维生素的重要食物来源，还可以促进这些维生素在肠道内的吸收。

4. 供给必需脂肪酸

脂类可以为机体提供必需脂肪酸，以满足机体的正常生理需要。

5. 改善食物感官性状、增加饱腹感

脂肪作为食品烹调加工的重要原料，可以改善食物的色、香、味、形，起到使食物更美味和促进食欲的作用。脂肪由胃进入十二指肠时可刺激其产生肠抑胃素，使肠蠕动受到抑制，造成食物在胃中停留时间较长，消化吸收的速度相对缓慢，从而易产生饱腹感。

6. 维持正常体温

脂肪不仅可为人体直接提供能量，而且皮下脂肪组织还是热的不良导体，可以起到冬天隔热保温、夏天为组织体表散热的作用。

7. 保护内脏

脂肪作为填充衬垫，保护和固定人体的组织和器官，避免机械摩擦和移位，使手掌、足底、臀部等部位能够更好地承受压力。

五、脂类的营养价值评价

从营养学的角度来说，对食用脂肪的营养评价主要是依据脂肪的消化率、脂肪酸的种类与含量、脂溶性维生素的含量这三方面进行的。

1. 脂肪的消化率

脂肪的消化率与其熔点成反比，熔点在 50 ℃以上的脂肪不易消化吸收，熔点接近体温或低于体温的脂肪其消化率较高。脂肪的消化率与其所含的不饱和脂肪酸有关，双键数目越多，消化率就越高。如植物油的不饱和双键一般多于动物脂肪，熔点也较低，因此人体对植物油的消化率高于动物油。

2. 脂肪酸的种类与含量

一般来说，不饱和脂肪酸含量高的油脂，其必需脂肪酸含量也较高，营养价值相对较高。植物油所含的不饱和脂肪酸量高于动物脂肪，因此植物油的营养价值更高。

3. 脂溶性维生素的含量

脂溶性维生素主要是指维生素 A、维生素 D、维生素 E、维生素 K，一般认为，脂溶性维生素高的脂肪其营养价值越高。肝脏中的维生素 A 和维生素 D 含量丰富，特别是在某些海产鱼的肝脏中含量更高，乳类、蛋黄中的维生素 A 和维生素 D 含量也较丰富，植物油中含有丰富的维生素 E，这些食物脂肪的营养价值较高。

六、脂肪的食物来源和供给量

1. 脂肪的食物来源

膳食中脂肪的主要来源是植物油、动物性食物和油料作物的种子。必需脂肪酸的最好食物来源是植物油类，所以在脂肪的供应中，要求植物来源的脂肪不低于总脂肪量的 50%。胆固醇只存在于动物性食物中，畜肉中的胆固醇含量大致相近，肥肉比瘦肉高，内脏比肥肉高，脑中含量最高。磷脂含量丰富的食品有蛋黄、瘦肉、脑、肝肾、大豆、麦芽和花生等。

2. 膳食中脂肪的供给量

脂肪摄入过多可导致肥胖、心血管疾病、高血压和某些癌症发病率的升高。限制和降低脂肪的摄入已成为发达国家及我国很多地区预防此类疾病发生的重要措施。

中国营养学会参考各国不同人群的脂肪推荐摄入量，结合我国居民膳食结构的实际情况，提出成人脂肪适宜摄入量（AI），见表 1-5。

表 1-5　中国居民膳食脂肪适宜摄入量（AI）（脂肪占总能量的百分比）

年龄/岁	脂肪/%	SFA	MUFA	PUFA	（n-6）：（n-3）	胆固醇量/mg
成人	20～30	<10	10	10	（4-6）:1	<300

注：SFA 为饱和脂肪酸，MUFA 为不饱和脂肪酸，PUFA 为多不饱和脂肪酸。

知识拓展

哪些食物含有反式脂肪酸？

"反式脂肪酸"这个潜伏在人造奶油中、对健康有害的物质的名称正在被人们熟知。近日，中消协呼吁蛋糕店要标明奶油成分，让大家知道蛋糕奶油里是否含这种有害物质。

不仅是蛋糕中有"反式脂肪酸"，在夹心饼干、蛋黄派、薯片等零食中，这种有害物质都"披着马甲"潜伏着。奶油糕点、巧克力派、咖啡伴侣、起酥点心、方便食品等中均含有相当数量的反式脂肪酸。有统计显示，各类油脂食物中反式脂肪酸的含量为：人造奶油 7.1%～31.9%，起酥油 10.3%～38.4%，奶油面包 9.3%，奶酪 5.7%，油炸土豆片 0.8%～19.5%，人造黄油 4.1%。

消费者不禁发出疑问：难道这些零食都不能吃了吗？营养专家认为，反式脂肪酸确实不能过量食用，但也不必太过恐慌，每日少食即可。

案例分析

心脑血管疾病——人类健康的头号杀手

心脑血管疾病被称为"人类健康的头号杀手"，给人类健康带来了极大的危害。我国每年死亡于冠心病、脑中风及其并发症的人数超过 600 万人，占总死亡人数 1/3 以上，已位居十大死亡原因之首。冠心病发病人数每年以 20% 的速度递增。脑中风发病者中 75% 的人会致残。我国高血压症的患病人数超过 1 亿人，每年递增 350 万人。

发病者多为 40 岁以上的中老年人，脑力劳动者发病概率高于体力劳动者，常从事有紧迫感工作的人士易患此病，经常进食高热量、高脂肪、高胆固醇食物、脂肪摄入过多、脂质代谢紊乱导致异常的人易患心脑血管疾病。现代医学研究证实，日常饮食中摄取的脂肪酸不平衡也是导致心脑血管疾病发生的主要因素。

结合所学的相关知识，说一说在日常生活的饮食中如何合理地摄入脂肪酸?

能力训练

社会调查：请调查市面上各种烹调油的原料，了解它们的脂肪酸构成情况；请调查你喜欢吃的各种小食品含有油脂的情况，了解小食品中氢化植物油的使用情况，判断哪些食品可能含有反式脂肪酸。

子项目三　碳水化合物

内容阐述

碳水化合物，也称糖类，是由碳、氢、氧三种元素组成的多羟基醛或酮及其衍生物，是自然界分布最广、含量丰富的一类有机化合物。

一、碳水化合物的分类

碳水化合物根据分子结构可以分为单糖、寡聚糖和多糖三类，见表 1-6。

表 1-6　碳水化合物分类

分类	定　义	举　例
单糖	不能再水解的最简单的糖	葡萄糖、半乳糖、果糖
寡聚糖	聚合度≤10 的糖类	蔗糖、乳糖、麦芽糖
		棉籽糖、水苏糖、低聚果糖
		麦芽糊精
多糖	聚合度≥10 的糖类	淀粉、纤维素、果胶等

二、膳食纤维

膳食纤维也称食物纤维，是人体不能分解、消化、吸收、利用的一类多糖的总称。它们大都来自膳食中的植物性食物，多数是植物的支撑物和细胞壁等。膳食纤维可分为可溶性纤维和不溶性纤维两大类。可溶性膳食纤维包括果胶物质、树胶、黏胶（存在于柑橘类和燕麦类制品中）以及某些半纤维素（存在于豆类中）；不溶性纤维主要包括纤维素、某些半纤维素和木质素。膳食纤维的种类、食品来源和主要功能见表 1-7 和表 1-8。

表 1-7　膳食纤维的种类、食物来源和主要功能

种　类	主要食物来源	主要功能
不溶性纤维		
木质素	所有植物	正在研究之中
纤维素	所有植物（如小麦制品）	增加粪便体积
半纤维素	小麦、黑麦、大米、蔬菜	促进胃肠蠕动
可溶性纤维		
果胶、树胶、黏胶、少数半纤维素	柑橘类、燕麦制品和豆类	延缓胃排空时间，减缓葡萄糖吸收、降低血胆固醇

摘自 Perspective in Nutrition，第 3 版，第 82 页，2001.

表 1-8　膳食纤维对胃肠功能的重要性

项目	胃肠反应	纤维的理化性质	影　响
胃	排空减慢	水结合力，黏度	减慢营养素的传输
小肠	降低胆汁酸的重吸收，营养素的消化吸收	胆汁酸结合力，水结合力，黏度	增加胆汁酸和胆固醇的代谢，减慢脂肪和糖的消化和吸收
大肠	粪量与通过时间，微生物生长	多糖的可发酵性，水结合力	增加粪量，降低粪中毒物浓度，生成短链脂肪酸，促进微生物生长

一般认为，低能量膳食（7 531 kJ/d）摄入者每天应摄入膳食纤维 25 g，中等能量膳食（10 042 kJ/d）摄入者每天应摄入膳食纤维 30 g，高能量膳食（11 715 kJ/d）摄入者每天应摄入膳食纤维 35 g。

食物中的膳食纤维主要来源于植物性食物，粮谷的麸皮和糠含有大量纤维素、半纤维素和木质素，而精加工的谷类食品中膳食纤维含量较少；柑橘、苹果、香蕉、柠檬等水果和洋白菜、甜菜、苜蓿、豌豆、蚕豆等蔬菜含有较多的果胶。

三、碳水化合物的生理功能

1. 储存和提供能量

碳水化合物的主要功能就是储存和提供能量。每克葡萄糖在人体内氧化后可以产生16.7 kJ（4 kcal）的能量。人体每天所需能量的 55%～65% 是由碳水化合物提供的。人体内的碳水化合物主要以糖原形式储存在肝脏和肌肉中，一旦机体需要，糖原就会分解产生葡萄糖，为人体提供能量。

2. 构成机体组织的重要生命物质

碳水化合物是构成机体组织的重要物质，并参与细胞的组成和多种活动。细胞膜、遗传物质、神经组织中都含有碳水化合物。碳水化合物在细胞中主要以糖脂、糖蛋白和蛋白多糖的形式存在。

3. 节约蛋白质

当膳食中碳水化合物供应不足时，机体为了满足自身能量的需求，会通过糖异生作用将蛋白质转化为葡萄糖，从而提供能量；如果机体摄入了足够量的碳水化合物，则不需要动用蛋白质来提供能量，故碳水化合物有节约蛋白质的作用。

4. 抗生酮作用

脂肪在生物体内分解代谢时需要有碳水化合物协助才能彻底降解。当膳食中碳水化合物供应不足时，机体内的脂肪或食物脂肪就会被动员并加速分解为脂肪酸以提供能量。在代谢过程中，如果脂肪酸不能彻底氧化，就会产生过多的酮体，酮体因不能及时被氧化而在机体内蓄积，会导致产生酮血症和酮尿症。

5. 保肝解毒作用

碳水化合物经糖醛酸代谢途径生成的葡萄糖醛酸是人体内一种重要的结合解毒剂，在肝脏中能与许多有害物质如细菌毒素、酒精、砷等结合，以消除或减轻这些物质的毒性或生物活性，从而起到保肝解毒的作用。

6. 增强肠道功能

非淀粉多糖类如纤维素、果胶、抗性淀粉、功能性低聚糖等虽然不能在小肠消化，但能刺激肠道蠕动，增加结肠的发酵，增强肠道的排泄功能。

四、碳水化合物的供给量和食物来源

1. 膳食参考摄入量

根据我国居民膳食碳水化合物的实际摄入量，参考国际上对碳水化合物的推荐量，2000年由中国营养学会修订的《中国居民膳食营养素参考摄入量》标准中建议，除了 2 岁以下的婴幼儿以外，碳水化合物应提供 55%～65%的膳食总热量。

2. 食物来源

碳水化合物的主要食物来源为谷类、薯类、根茎类食物。粮谷类一般含碳水化合物 60%～80%，薯类中含量为 15%～29%，豆类中为 40%～60%。单糖和双糖的主要来源是蔗糖、糖果、各类甜食、糕点、水果、含糖饮料和蜂蜜等。

请你算一算：

下面这些食物中含有多少精制糖？

1 瓶 500 mL 的饮料、1 瓶 100 mL 的酸奶、1 听可乐。

知识拓展

血糖生成指数

血糖生成指数（GI）是表示某种食物升高血糖效应与标准食品（通常为葡萄糖）升高血糖效应之比，指的是人体食用一定食物后会引起多大的血糖反应。它通常反映了一种食物能够引起人体血糖升高多少的能力。血糖生成指数是由人体试验而来的，而多数评价食物的方法是化学方法，因此血糖生成指数也常被认为是一种生理学参数。

高 GI 的食物进入胃肠后消化快、吸收率高，葡萄糖释放快，葡萄糖进入血液后峰值高，也就是血糖升得高；低 GI 食物在胃肠中停留时间长，吸收率低，葡萄糖释放缓慢，葡萄糖进入血液后的峰值低、下降速度也慢，简单说就是血糖比较低。因此，用食物控制血糖生成指数，合理安排膳食，对于调节和控制人体血糖大有好处。一般来说，只要将摄入的一半食物从高血糖生成指数替换成低血糖生成指数，就能获得显著改善血糖的效果。

案例分析

有人说糖尿病人不能吃甜的东西，你认为这种说法对吗？根据你学的知识进行正确的膳食指导。

能力训练

请设计调查表，调查你的家人、老师或同学每天碳水化合物的摄入情况，精制糖的摄入占比是否符合标准。

子项目四 热 能

内容阐述

能量是人类赖以生存的基础，蛋白质、脂肪和碳水化合物三大产能营养素能够为人体提供所需的能量，完成机体在物质代谢过程中伴随的能量代谢，使机体维持正常的生理机能。

一、热能单位

能量在自然界的存在形式有太阳能、化学能、机械能、电能等。按照能量守恒定律，能量既不能创造也不能消失，但可以从一种形式转变为另一种形式。为了计量上的方便，对各种不同存在形式的"能"需要制定一个统一的单位，即焦耳或卡。营养学上所使用的热量单位多年来一直用卡（cal）或千卡（kcal）。现在国际上和我国通用的热量单位是焦耳，营养学上使用最多的是其 1 000 倍的单位，即千焦耳 kJ；兆焦耳又称大焦耳，用字母"MJ"表示，因人体热量的需要量较大，故在文献中多使用兆焦耳。两种能量单位的换算公式如下：

1 kcal=4.184 kJ   1 kJ=0.239 kcal

1 000 kcal=4.184 MJ   1 MJ=239 kcal

二、热能的来源

人体所需的热能来源于食物中的碳水化合物、脂肪和蛋白在人体内的氧化分解。这三种营养素在体内氧化的过程中都可以产生热量，故统称为"产能营养素"。

人体所需要的产能营养素即糖类（碳水化合物）、脂肪和蛋白质，都是吸收太阳能转变为化学能储存下来的物质。植物利用太阳获取能，并合成自身主要的营养物质；而动物则从植物中取得能，这两种方式产出的能均可为人类所利用。人类摄取食物中的热量以维持所有生命活动和从事劳动及社会活动，人体以热量做功的同时也有热能的释放，以维持体温。人体内碳水化合物的储备很少，热量的主要储存方式是脂肪。长期摄入过多热量会使人发生异常的脂肪堆积，因此摄入热量应与需要之间均衡。

人体所需热量来源于食物中的三大要素，三者构成比例不同，提供的热量数量也不相同。合理营养要求热量的来源中，蛋白质应占一天膳食总能量的 $10\%\sim15\%$，脂肪占 $20\%\sim30\%$，而 $55\%\sim65\%$ 的热量应由碳水化合物供给。

三、能量消耗

人体热能的需要与消耗是平衡的。一方面，人体不断地从外界摄取食物以获得所需要的热能；另一方面，人体又在各项生理、生活活动中不断地消耗热能，在理想的平衡状态下，个体的热能需要量等于其消耗量。成人热能需要量的多少，主要决定于维持基础代谢所需要的能量、食物热效应、人体体力活动所消耗的能量三方面。对于正处于生长发育过程中的儿童、青少年，热能需要量还应包括生长发育所需要的能量，孕妇还包括子宫、乳房、胎盘、胎儿生长及体脂储备所需要的能量，乳母则需要合成乳汁的能量，情绪、精神状态、身体状态也会影响到人体对能量的需要。

1. 基础代谢

基础代谢（BM）是指人体为了维持生命，各器官进行最基本生理机能的最低能量需要，即机体处于安静和松弛的休息状态下，空腹（进餐后 $12\sim16$ 小时）、清醒、静卧于 $18\sim25$ m² 的舒适环境中维持心跳、呼吸、血液循环、某些腺体分泌、维持肌肉紧张度等基本生命活动时所需要的热量。单位时间内的基础代谢称为基础代谢率（BMR），一般是以每小时、每平方米体表面积所散发的热量来表示。

影响基础代谢的因素主要有以下几方面：

（1）体表面积

人的身材不同，基础代谢总量也不同，基础代谢与人体的体表面积基本呈正比关系。人体的体表面积与体重及身高的关系可以利用以下公式计算：

$$S=0.006\ 59H+0.012\ 6\ m-0.160\ 3$$

式中，S——体表面积，m²；

　　　H——身高，cm；

　　　m——体重，kg。

根据公式先计算出体表面积，再按照年龄、性别在表 1-9 中查出相应的基础代谢率，就可以计算出基础代谢水平。

基础代谢=体表面积（m²）×基础代谢率 [kJ/（m²·h）或 kcal/（m²·h）]

表 1-9　中国人正常基础代谢率平均值　　　　　　　　　　kJ/（m²·h）

年龄/岁	11~15	16~17	18~19	20~30	31~40	41~50	>51
男	195.9	193.4	166.2	157.8	158.7	154.1	149.1
女	172.5	181.7	154.1	146.5	146.4	142.4	138.6

（2）年龄

在人的一生中，婴幼儿阶段是代谢最活跃的阶段，到青春期又出现一个较高代谢的阶段。成年以后，随着年龄的增长，代谢缓慢降低，其中也有一定的个体差异。

（3）性别

实际测定表明，在同一年龄、同一体表面积的情况下，女性的基础代谢率低于男性。

（4）环境温度与气候

环境温度对基础代谢有明显影响，在舒适环境（18℃～25℃）中，代谢最低；在低温和高温环境中，代谢会升高。

（5）激素

激素对细胞的代谢及调节都有较大影响。如甲状腺功能亢进可使基础代谢率明显升高；相反，患黏液水肿时，人的基础代谢率会低于正常水平。

2. 食物热效应

食物热效应是由进食引起能量消耗额外增加的现象。食物热效应与进食总热量无关，与食物的种类有关。例如进食碳水化合物可使能量消耗增加5%～6%，进食脂肪增加4%～5%，进食蛋白质增加30%～40%。一般混合膳食约增加基础代谢的10%。

食物热效应是食物在消化、吸收和代谢过程中的耗能现象。一般认为食物或营养素中所含的能量并非全部都可被机体利用，未被利用的部分将转变为热能向外散失，以利于机体维持体温的恒定。食物热效应只是增加机体的能量消耗，并非增加能量来源。当只够维持基础代谢的食物摄入后，机体内消耗的能量多于摄入的能量，外散的热多于食物摄入的热，将动用机体内的储备热能。因此，进食时必须考虑食物热效应额外消耗的能量，使摄入的能量与消耗的能量保持平衡。

3. 体力活动

除基础代谢外，体力活动也是人体能量需要的主要因素。生理情况相近的人其基础代谢消耗的热能是相近的，但体力活动消耗热能的情况却相差很大。人从事体力活动所消耗的热能主要与劳动强度和劳动持续时间有关，与工作熟练程度也有一定关系。一般根据能量消耗水平的不同，将人的体力活动劳动强度分为三个等级：

（1）轻体力劳动

工作时有75%的时间坐或站立，25%的时间站着活动，如办公室工作、修理电器钟表、售货员、酒店服务员、化学实验操作、讲课等。

（2）中等体力劳动

工作时有40%的时间坐或站立，60%的时间从事特殊职业活动，如学生日常活动、机动车驾驶、电工安装、车床操作等。

（3）重体力劳动

工作时有25%的时间坐或站立，75%的时间从事特殊职业活动，如非机械化农业、劳动、炼钢、舞蹈、体育运动、采矿等。

四、能量的食物来源及供给量

人体的能量来源是食物中的碳水化合物、脂肪和蛋白质，这三类营养素普遍存在于各种食物中。粮谷类和薯类食物含有丰富的碳水化合物，是膳食能量最经济的来源；油料作物富含脂肪；动物性食物一般比植物性食物含有更多的脂肪和蛋白质；大豆和坚果含有丰富的油脂和蛋白质；蔬菜和水果一般含能量较少。

为了保证膳食能量的平衡，按照三大产能营养素供能百分比计，蛋白质应占 10%～15%，脂肪应占 20%～30%，碳水化合物应占 55%～65%，打破这种适宜的比例会对人体健康产生不利影响。

请你算一算酒中的能量。

"酒是粮食精"这句俗语有几分道理，白酒、啤酒的原料都是粮食。酒可以算是高能量食物，1 g 酒精含有 30.7 kJ（7 kcal）能量，这样我们就不难理解啤酒肚是怎么来的了。

请大家计算一下：2 两 50°的白酒、3 瓶 500 mL 的啤酒含有的能量。

能力训练

1. 请如实记录自己某天午餐摄入的食物，查询食物成分表，计算该餐中的能量摄入量，并且评价是否符合标准。

2. 找几种自己喜欢的小食品，查看它们的营养标签，计算其中的能量，了解小食品占自己每天总能量摄入量的比例，说明以后该如何摄入小食品。

子项目五　矿物质与水

内容阐述

人体组织中几乎含有自然界存在的各种元素。这些元素中，现已发现有二十余种是构成人体组织、维持人体生理功能所必需的，称为必需元素。除碳、氢、氧和氮主要以有机化合物形式存在外，其余各种元素无论其存在形式如何、含量多少，统称为矿物质（无机盐）。

一、矿物质的分类

根据矿物质在人体内的含量和人体对其的需要量，将其分为常量元素和微量元素。

1. 常量元素

常量元素又称宏量元素，是指元素含量在 0.01% 以上，需要量在每天 100 mg 以上的矿物质，包括钙、磷、钠、钾、镁、硫、氯七种。

2. 微量元素

微量元素又称痕量元素，是指元素含量在 0.01%以下，需要量在每天 100 mg 以下的矿物质。微量元素在人体含量极少，每种微量元素的标准量不足人体总重量的万分之一，往往以毫克或微克衡量。1995 年，联合国粮农组织 FAO、世界卫生组织 WHO、国际原子能组织 IAEP 三个国际组织的专家委员会重新界定，将微量元素按其生物学作用分为三类：第一类是已经被确认是维持人体正常生命活动不可缺少的必需微量元素，包括铜、铬、铁、碘、钼、钴、硒和锌；第二类是必需性尚未完全确定的人体可能必需的元素，包括硅、锰、硼、钒及镍；第三类是具有潜在毒性，但低剂量可能具有人体必需功能的元素，包括铅、镉、汞、砷、铝、氟、锡和锂。

二、矿物质的特点

特点一，矿物质不能在人体内合成，必须从膳食和饮水中摄取。摄入机体内的矿物质经机体新陈代谢，每天都有一定量随粪便、尿液、汗液、皮肤黏膜脱落等而排出体外，因而需要不断地通过膳食予以补充。

特点二，矿物质在人体内分布极不均匀。不同元素在人体内含量的差别可达到2~3个甚至10个数量级，就是同一元素在不同的组织器官中含量也有较大差别。如碘主要集中于甲状腺，钙、磷主要集中于骨骼和牙齿，铁主要分布在红细胞中，锌主要分布在肌肉组织中等。

特点三，矿物质之间存在相互的协同和拮抗作用。如膳食中的钙磷比例不合适，可能会影响这两种元素的吸收；过量的镁会干扰钙的吸收、代谢；过量的锌会影响铜的代谢；过量的铜会抑制铁的吸收等。

特点四，某些矿物质摄入过多易产生毒性作用。微量元素在人体中的需要量很少，而且其生理剂量与中毒剂量范围较窄，摄入过多会产生毒性作用，如氟的过量摄入会引起氟骨病等。因此，对这些微量元素强化时应注意不能用量过大。

三、常量元素

1. 钙

钙是构成人体的重要成分，是人体内含量最多的无机元素，占人体总质量的1.5%~2%。正常成人体内含有1 000~1 200 g钙，其中99%集中于骨骼和牙齿；其余1%则以游离的或结合的离子形式存在于细胞外液、血液和软组织中，这部分钙统称为"混溶钙池"。

（1）生理功能

① 构成骨骼、牙齿和混溶钙池。人体内的钙主要分布在骨骼和牙齿中，对保证骨骼和牙齿的正常生长发育和维持骨健康起着重要的作用，并与混溶钙池保持着动态平衡。骨骼中的钙会不断释放进入混溶钙池，混溶钙池中的钙又会不断地沉积于骨组织中，从而保持人体血钙相对稳定。

② 维持所有细胞的正常生理功能。混溶钙池中的钙是维持所有细胞正常生理功能所不可缺少的物质，是生物膜的组成成分，对维持细胞内胶质的完整性及细胞膜的通透性有着重要的作用。

③ 促进体内酶的活动。钙离子对许多参与细胞代谢的酶具有重要的调节作用，如腺苷酸环化酶、鸟苷酸环化酶、磷酸二酯酶等都受钙离子的调节。

④ 促进调节神经和肌肉的兴奋性。血液中的钙与钾、钠、镁等常量元素保持一定的比例才能维持神经和肌肉的正常兴奋性、神经冲动的传导性以及维持心脏的搏动。如果血清中钙离子的浓度下降，神经和肌肉的兴奋性增加，人就会出现抽搐现象。

此外，钙还参与血液凝固、激素分泌、维持机体酸碱平衡等功能。

（2）钙的吸收与影响因素

人体对钙的吸收主要集中于小肠上端，因为此处有钙结合蛋白，吸收的钙最多。通常膳食中20%~30%的钙是由肠道吸收进入血液的，机体根据需要调节对钙的主动吸收，如青春期、乳母和孕妇，其对钙的吸收率为40%以上。钙的吸收与机体的需要程度密切相关，同时也受膳食中钙含量等因素的影响。

膳食中影响钙吸收的因素很多，有的在肠道中对钙的吸收有促进作用，但有的却会抑制人体对钙的吸收。

促进钙吸收的主要因素有：

① 维生素 D 促进钙吸收。膳食中维生素 D 的存在与含量的多少对钙的吸收有明显作用。尤其是婴幼儿，可通过定期补充维生素 A、维生素 D 制剂来促进机体对膳食中钙的吸收。另外，晒太阳也会促进皮肤合成维生素 D，从而促进钙的吸收。

② 蛋白质供给充足能促进钙吸收。适量的蛋白质和一些氨基酸，如赖氨酸、精氨酸、组氨酸等可以与钙结合形成可溶性的络合物，有利于蛋白质的吸收。但蛋白质摄入量过高时可增加尿钙的排出量，因此长期摄入高蛋白膳食可能导致钙的负平衡。

③ 乳糖促进钙吸收。乳糖被肠道菌分解发酵产生酸性物质，使肠道 pH 值降低，乳糖与钙结合还可以生成可溶性低分子物质，这些均对钙的吸收有利。含乳糖的婴儿奶粉中钙吸收率为 60%，不含乳糖的婴儿奶粉中钙吸收率只有 36%。

④ 酸性环境促进钙吸收。食物中的钙大多数能和其他成分形成结合物，在食物消化过程中，钙通常从结合物中游离出来，被释放成为一种可溶性的离子化状态，便于吸收，酸性环境如胃酸可增加它的溶解度，消化酶在适宜的酸性环境下可使钙从结合物中释放出来。

另外，食物中还有许多因素阻碍钙的吸收，如：a. 植物性食物中的植酸、草酸等与钙结合。粮食、蔬菜等植物性食物中含有较多的植酸、草酸、磷酸，可与钙形成难溶的盐类，使钙很难被吸收。b. 脂肪消化吸收不良时，未被消化吸收的脂肪与钙结合，形成难溶的钙皂，降低钙的吸收。c. 过多的膳食纤维影响钙的吸收。膳食纤维中的糖醛酸残基与钙螯合形成不溶性的物质，从而干扰钙的吸收。

（3）钙的供给量和食物来源

1）钙的供给量

我国居民钙的推荐摄入量，成人为 800 mg/d，其他人群如表 1-10 所示。

表 1-10　中国居民膳食钙参考摄入量 DRIs　　　　　　　　　　　　mg/d

组别	AI[①]	UL[②]	组别	AI	UL
0 岁～	300	—	14～	1 000	2 000
0.5 岁～	400	—	18～	800	2 000
1 岁～	600	2 000	50～	1 000	2 000
4 岁～	800	2 000	孕妇中期	1 000	2 000
7 岁～	800	2 000	晚期	1 200	2 000
11 岁～	1 000	2 000	乳母	1 200	2 000

2）主要食物来源

食物中的含钙量互有差异。乳及乳制品是钙的主要来源，其含钙量丰富，吸收率也高，发酵的酸奶更有利于钙的吸收。其次，水产品中的小虾皮含钙量特别丰富。再次是海带。此外，豆腐及其制品、排骨、绿叶蔬菜等含钙量也较丰富，见表 1-11。

① AI 是适宜摄入量。

② UL 是可耐受最大摄入量。

表 1-11　钙含量较丰富的常见食物　　　　　　　　　　mg/100 g

食物名称	含钙量	食物名称	含钙量	食物名称	含钙量	食物名称	含钙量
人奶	30	大豆	191	羊肉（瘦）	9	花生仁	284
牛奶	104	豆腐	164	鸡肉（带皮）	9	荠菜	294
干酪	799	黑豆	224	海带（干）	348	苜蓿（炒）	713
蛋黄	112	青豆	200	紫菜	264	油菜	108
大米	13	豇豆（干）	67	银耳	36	雪里蕻	230
标准粉	31	豌豆（干）	195	木耳	247	苋菜（红）	178
猪肉（瘦）	6	榛子	104	虾皮	991	柠檬	101
牛肉（瘦）	9	杏仁	71	蚌肉	190	枣	80

（4）缺乏与过量

我国膳食结构导致居民对钙的摄入量普遍较低，人体长期缺钙会导致骨骼、牙齿发育不良，凝血不正常，甲状腺机能减退。儿童缺钙会出现佝偻病，血钙降低较轻者会出现多汗、易惊、哭闹，重者会出现抽搐等症。中老年人缺钙易患骨质疏松症，女性较男性常见，尤其是绝经期后的妇女。孕妇缺钙不仅严重影响胎儿的正常发育，还容易在中年后患骨质疏松症。

过量的钙摄入可能会导致肾结石，持续摄入大量钙还可能导致骨硬化。实践证明，大量钙会明显抑制铁的吸收。另外，钙和锌之间相互有拮抗作用，高钙膳食对锌的吸收和锌平衡有影响。

2. 磷

磷是人体含量较多的元素之一，约占人体重的 1%，成人体内可含有 600～900 g 的磷。其中 85%～90% 的磷与钙一起以羟磷灰石结晶的形式储存在骨骼和牙齿中，10% 与蛋白质、脂肪、糖及其他有机物结合构成软组织，其余则分布于骨骼、皮肤、神经组织和其他组织及膜的成分中。软组织和细胞膜中的磷多数是有机磷酸酯，骨中的磷为无机磷酸盐。

细胞中普遍存在磷，因而在动物性食物和植物性食物中均含有丰富的磷，合理的膳食结构中磷的含量往往超过人体的正常需要量，不易引起缺乏。

（1）生理功能

1）构成骨骼和牙齿的重要成分

磷在骨骼和牙齿中的存在形式主要是无机磷酸盐，钙和磷可形成难溶性盐而使骨骼和牙齿的结构坚固，对骨骼和牙齿的形成及健康有着重要的作用。

2）组成生命物质的重要物质

磷是人体内重要遗传物质核糖核酸、脱氧核糖核酸的组成成分；磷存在于人体的每个细胞中，磷脂是构成所有细胞膜所必需的成分，能够促进生长发育和组织修复；磷还是人体内很多酶的辅酶或辅基的组成成分。

3）参与能量代谢

磷有助于人体对糖、脂肪和蛋白质的利用，调节糖原分解，参与能量代谢。如葡萄糖以磷酰化合物的形式为小肠黏膜吸收，葡萄糖的代谢必须先转化成葡萄糖-6-磷酸后，代谢反应才能往下进行。另外，高能磷酸化合物如三磷酸腺苷等，具有储存和转移能量作用，对细胞内能量的转化、代谢及作为能源物质在生命活动中有重要作用。

4）调节机体的酸碱平衡

磷酸盐可以与氢离子结合为磷酸氢二钠和磷酸二氢钠，并从尿中排出。磷酸盐接近中性，构成体内缓冲体系。从尿中排出的不同量和不同形式的磷酸盐可以调节体液的酸碱平衡。

（2）磷的吸收及影响因素

磷在人体内的吸收与排泄和钙大致相同，也是在小肠上部，吸收的主要形式是酸性磷酸盐，一般磷的吸收比钙高。食物中的磷大多以有机化合物的形式存在，摄入后在肠道磷酸酶的作用下游离出磷酸盐。此外，维生素 D 可促进磷的吸收，减少尿磷的排泄。

（3）磷的供给量及食物来源

2013 年中国营养学会提出了中国居民膳食磷参考摄入量，见表 1-12。

表 1-12　中国居民膳食磷参考摄入量 DRIs　　　　　　　　　　mg/d

年龄	AI	UL	年龄/岁	AI	UL
0 岁～	150	—	11—	1 000	3 500
0.5 岁～	300	—	14—	1 000	3 500
1 岁～	450	3 000	18—	720	3 500
4 岁～	500	3 000	孕妇	720	3 000
7 岁～	700	3 000	乳母	720	3 500

磷在食物中分布很广（表 1-13）。瘦肉、蛋、鱼、蛤蜊、动物的肝和肾中磷的含量都很高，海带、芝麻酱、花生、干豆类、坚果等中含量也很高。粮谷中的磷多为植酸磷，吸收和利用率较低。由于磷的食物来源广泛，一般膳食中不易缺乏。

表 1-13　磷含量较丰富的常见食物　　　　　　　　　　mg/（100 g）

食物	磷含量	食物	磷含量	食物	磷含量	食物	磷含量
南瓜子仁	1 159	花生炒	326	香菇干	258	猪肝	310
黄豆	465	葵花子 炒	564	紫菜	350	牛乳	73
籼米	112	核桃	294	银耳	369	河蚌	319
标准粉	188	瘦肉	189	鲫鱼	193	虾皮	582
大蒜头	117	猪肾	215				

摘自：《中国食物成分表》第二版。

3. 钾

钾是一种人体必需的营养素。人体内的钾 70% 存在于肌肉内，10% 在皮肤中，其余在红细胞、脑髓和内脏中，骨骼中较少。

（1）生理功能

1）维持碳水化合物、蛋白质的正常代谢。葡萄糖和氨基酸经过细胞膜进入细胞合成糖原和蛋白质时，必须有适量的钾离子参与。三磷酸腺苷的生成过程也需要有一定量的钾，如果钾缺乏，糖、蛋白质的代谢将会受到影响。

2）维持细胞内正常的渗透压。由于钾主要存在于细胞内，因此钾在维持细胞内渗透压方面有重要作用。

3）维持神经肌肉的正常功能。细胞内的钾离子和细胞外的钠离子联合作用，可激活 Na^+–K^+–ATP 酶，产生能量，维持细胞内外钾钠离子的梯度浓度差，发生膜电位，使膜有电信号能力。当血液中钾离子浓度低时，膜电位上升，细胞膜极化过度，应激性降低，发生松弛性瘫痪。当血液中钾离子浓度高时，可使膜电位降低，致细胞不能复极而丧失应激性，发生肌肉麻痹。

4）维持心肌的正常功能。心肌细胞内外的钾离子浓度与心肌的自律性、传导性和兴奋性密切相关。钾缺乏时，心肌兴奋性增高；钾过高时，心肌自律性、传导性和兴奋性受抑制，二者均可引起心律失常。

5）维持细胞内外正常的酸碱平衡。钾代谢紊乱时，可影响细胞内外酸碱平衡。当细胞失钾时，细胞外液中钠与氢离子可进入细胞内，引起细胞内酸中毒和细胞外碱中毒；反之，细胞外钾离子内移，氢离子外移，可引起细胞内碱中毒和细胞外酸中毒。

6）降低血压。血压与膳食钾、尿钾、总体钾或血清钾呈负相关关系。补充钾对高血压及正常血压者有降低血压的作用。

（2）钾的供给量和食物来源

据研究，要维持正常体内钾的储备、血浆及间质中钾离子的正常浓度，每日至少应摄入钾 1 600 mg。因此，估计钾的需要量为 1 600～2 000 mg/d。中国营养学会提出成人膳食钾的适宜摄入量为 2 000 mg/d。

大部分食物都含有钾，但蔬菜和水果是钾最好的来源。每 100 g 谷类中含钾 100～200 mg，豆类中含钾 600～800 mg，蔬菜和水果中含钾 200～500 mg，肉类中钾含量为 150～300 mg，鱼类中钾含量为 200～300 mg。每 100 g 食物中钾含量在 800 mg 以上的有紫菜、黄豆、香菇等。

四、微量元素

1. 铁

铁是人体内含量最多的一种必需微量元素，健康人体内的铁总量为 4～5 g，可分为功能性铁和储存铁。功能性铁主要存在于血红蛋白、肌红蛋白、血红素酶类、辅助因子及运载铁中，其余的铁主要以铁蛋白和含铁血黄素的形式储存于肝、脾和骨髓中。

（1）铁的生理功能

1）参与机体内氧的运输、氧与二氧化碳的交换和组织呼吸过程。铁在机体内的生理功能主要是作为血红蛋白、肌红蛋白、细胞色素等的组成部分，参与机体内氧的运输、氧与二氧化碳的交换和组织呼吸过程。血红蛋白能与氧进行可逆性的结合，当血液流经氧压较低的组织时，氧合血红蛋白又将离解成血红蛋白和氧，以供组织利用，并将各组织中的二氧化碳送至肺部排出体外，从而完成氧与二氧化碳的运转、交换和组织呼吸的任务。

2）维持正常的造血功能。铁与红细胞的形成和成熟有关，铁在骨髓造血细胞中与卟啉结合形成高铁血红素，再与珠蛋白合成血红蛋白。缺铁时，新生的红细胞中血红蛋白量不足，可能影响 DNA 的合成及红细胞的分裂增殖，还可使红细胞寿命缩短、自身溶血增加。

3）铁与免疫关系密切。铁可以提高机体的免疫力，增加中性粒细胞和吞噬细胞的功能。但当感染时，过量铁往往会促进细菌的生长，对抵御感染不利。

此外，铁还有许多重要功能，如催化 β–胡萝卜素转化为维生素 A、参与嘌呤和胶原的合成、抗体的产生、脂类从血液中转运以及药物在肝脏的解毒等。

（2）铁的吸收及影响因素

铁的吸收部位实际是从胃开始直至全部小肠，但吸收率最高的部位是十二指肠。按吸收的机制一般把膳食中铁分为两类，即血红素铁（二价铁）和非血红素铁（三价铁）。

血红素铁吸收：血红素铁经特异受体进入肠道消化吸收后，很少再受其他膳食因素的干扰。血红素铁主要来自动物性食物。

非血红素铁吸收：非血红素铁基本上由铁盐组成，必须转化为亚铁后方可被吸收，因而影响非血红素铁吸收的因素很多。

对血红素铁有促进作用的因子有维生素 C、肉、鱼、海产品、有机酸等。

膳食中抑制非血红素铁吸收的物质有植酸、多酚、钙等，粮谷和蔬菜中存在的植酸、草酸、鞣酸等可与非血红素铁形成不溶性的铁盐而阻止铁的吸收，这是谷类食物铁吸收率低的主要原因。

（3）铁的供给量及食物来源

铁在人体内可被身体反复利用，一般除肠道分泌和皮肤、消化道、尿道上皮脱落会损失少量铁外，铁的排出量很少。膳食中吸收少量铁加以补充，即可满足机体需要。中国营养学会 2013 年制定的《中国居民膳食铁参考摄入量》中建议，成年男子摄入铁的量为 12 mg/d，女子为 20 mg/d，可耐受最高摄入量为 50 mg/d。

铁广泛存在于各种食物中，但分布极不均衡，吸收率相差也极大。一般动物性食物中铁的含量和吸收率较高，因此膳食中铁的良好来源主要是动物肝脏、动物全血、畜禽肉类、鱼类等。蛋类铁的吸收率较低，仅为 3%，牛奶也是贫铁食物。常见食物中的铁含量见表 1–14。

表 1–14　常见食物中的铁含量　　　　　　　　　　mg/（100 g）

名称	含量	名称	含量	名称	含量
稻米	2.4	黑木耳	185.0	带鱼	1.1
标准粉	4.2	银耳	30.4	荠菜	8.5
富强粉	2.6	猪肉（瘦）	2.4	小油菜	7.0
小米	4.7	猪肝	25.0	大白菜	4.4
玉米	1.6	猪血	15.0	菠菜	2.5
大豆	11.0	牛肝	9.0	干红枣	1.6
干豆	7.6	羊肝	6.6	葡萄干	3.8
红小豆	5.2	鸡肝	8.2	核桃仁	3.5
绿豆	3.2	鸡蛋	2.7	西瓜子（炒）	8.3
豆腐干	7.9	蛋黄	7.0	南瓜子（炒）	6.7
酱豆腐	12.0	虾子	69.8	杏仁	3.9
芝麻酱	58.0	海带	150.0	桂圆	44.0

摘自：《中国食物成分表》第二版。

2. 碘

碘是人体必需的微量元素，正常人体内含碘 20～50 mg，其中 70%～80%存在于甲状腺组织内，是甲状腺激素合成中必不可少的成分。其余分布在骨骼肌、肺、卵巢、肾、淋巴结、肝、睾丸和脑组织中。甲状腺中的碘量随年龄、摄入量及腺体活动性的不同而有差异。

（1）生理功能

碘在机体内主要参与甲状腺素的合成，其生理功能也是通过甲状腺素的作用表现出来的。至今尚未发现碘的独立功能。甲状腺素的生理功能主要有以下几点：

① 参与能量代谢。在蛋白质、脂类和碳水化合物的代谢过程中，甲状腺素促进氧化和氧化磷酸化过程；促进分解代谢、能量转换，增加氧耗量，参与维持和调节体温。

② 促进代谢和身体的生长发育。所有的哺乳动物都必须有甲状腺素以维持细胞的分化与生长。发育期儿童的身高、体重、肌肉、骨骼的增长和性发育都必须有甲状腺素的参与，碘缺乏会导致儿童生长发育受阻，缺碘是侏儒症的一个重要病因。

③ 促进神经系统发育。在脑发育阶段，神经元的迁移和分化、神经突起的分化和发育，尤其是树突、树突棘、触突、神经微管及神经元联系的建立、髓鞘的形成和发育都需要甲状腺素的参与。妊娠前及整个妊娠期缺碘或甲状腺素缺乏均可导致脑蛋白质合成障碍，使脑蛋白质含量减少，细胞体积缩小，脑重量减轻，直接影响智力发育。因此，在地方性甲状腺肿严重的地区，可发生以神经肌肉功能障碍为主要表现的克汀病，缺碘对大脑造成的损害是不可逆转的。

④ 垂体激素作用。甲状腺激素对维持垂体正常的形态、功能和代谢是至关重要的。当血浆中甲状腺激素增多时，垂体受到抑制，促使甲状腺激素分泌减少；当血浆中甲状腺激素减少时，垂体又能促进甲状腺激素分泌，对稳定甲状腺的功能很有必要，对碘缺乏病的治疗辅助作用也很大。

（2）缺乏与过量

机体因缺碘导致的一系列障碍统称为碘缺乏症。碘缺乏的典型症状为甲状腺肿大，碘缺乏造成甲状腺素合成分泌不足，引起垂体促甲状腺激素代偿性合成分泌增多，从而刺激甲状腺组织增生、肥大。孕妇缺碘可影响胎儿神经、肌肉的发育并导致胎儿死亡率上升。婴幼儿缺碘可引起生长发育迟缓、智力低下，严重者会发生呆小症（克汀病），表现为智力落后、生长发育落后、聋哑、斜视、甲状腺功能减退、运动功能障碍等。

较长时间的高碘摄入可导致高碘性甲状腺肿、碘性甲状腺功能亢进等，但只要限制高碘食物摄入量，即可预防该病的发生。

（3）供给量及食物来源

人体对碘的需求量取决于对甲状腺素的需要量。维持正常代谢和生命活动所需的甲状腺素是相对稳定的，合成这些激素所需要的碘量为 50～75 μg。根据 2013 年中国营养学会制定的《中国居民膳食营养素参考摄入量》，成人碘推荐摄入量为每天 120 μg；可耐受最高摄入量为每天 1 000 μg。

人体碘的来源 80%～90%来自食物，10%～20%来自饮水与食盐。食物中碘含量的高低取决于各地区土壤及土质等背景含量。甲状腺肿流行地区的食物含碘量常低于非流行地区的同类食物。

海洋生物含碘丰富，是碘的良好来源，如海带、紫菜、海鱼、蚶干、蛤干、干贝、海参、海蜇、龙虾等。而远离海洋的内陆山区或不易被海风吹到的地区，土壤和空气中含碘量低，这些地区的食物含碘量也不高。陆地食品的含碘量，动物性食物高于植物性食物，蛋、奶含碘量相对较高，其次为肉类，淡水鱼的含碘量低于肉类。

3. 锌

锌作为人体必需的微量元素，广泛分布于人体的所有组织和器官中，成人体内的锌含量为 2～2.5 g，主要分布在肝、肾、肌肉、视网膜、前列腺、骨骼和皮肤中。就其含量而言，视网膜中的锌含量最高。血液中的锌 75%～85%分布在红细胞中，3%～5%分布在白细胞中，其余在血浆中。锌对人体的生长发育、免疫功能、物质代谢和生殖功能等均有重要作用。

（1）生理功能

① 锌是人体内许多金属酶的组成成分或酶的激活剂。锌是人体内两百多种酶的组成成分，人体内重要的含锌酶有碳酸酐酶、胰羧肽酶、DNA 聚合酶、醛脱氢酶、谷氨酸脱氢酶、苹果酸脱氢酶、乳酸脱氢酶、丙酮酸氧化酶等。它们在组织呼吸、能量代谢及抗氧化过程中有着重要作用。锌还是维持 RNA 多聚酶、DNA 多聚酶、逆转录酶等活性酶所必需的微量元素。

② 促进机体的生长发育和组织再生。锌是调节基因表达即调节 DNA 复制、转录和翻译的 DNA 聚合酶的必需组成部分，因此，缺锌动物的突出症状是生长、蛋白质合成、DNA 和 RNA 代谢等发生障碍，细胞分裂减少，导致生长停滞，因此，锌对于正处在生长发育期的婴儿、儿童和青少年都非常重要。另外，不论儿童还是成年人缺锌都会使创伤组织愈合困难。

锌对胎儿的生长发育也很重要。在妊娠期间甚至短时间缺锌都会导致后代发生先天性畸形，包括骨骼、大脑、心脏、眼、胃肠道和肺等，胎儿的死亡率也会大大增加。

此外，锌还参与体内黄体激素、促卵泡激素、促性腺激素等有关激素的代谢，所以，锌对促进性器官发育和性机能的正常发育具有重要的调节作用。

③ 提高机体免疫力。锌在 DNA 合成中的作用使它在参加包括免疫反应细胞在内的细胞复制中起着重要作用。锌可促进淋巴细胞有丝分裂，增加淋巴 T 细胞的数量和活力。缺锌可引起胸腺萎缩、胸腺激素减少、胸腺和脾脏质量减轻、T 细胞功能的数量和介导的免疫功能改变，使免疫力降低。同时，缺锌还可能使有免疫力的细胞增殖减少，胸腺因子活性降低，DNA 合成减少，细胞表面受体发生变化。因此，机体缺锌时可削弱免疫机制，降低抵抗力，使机体易受细菌感染。

④ 维持细胞膜的完整性。精子细胞、白细胞、脑细胞、小肠细胞和肾细胞等的细胞膜中都含有较高浓度的锌。锌可与细胞膜上的各种基团、受体等作用，增强膜稳定性和抗氧自由基的能力，防止脂质过氧化，从而保护细胞膜的完整性。

此外，锌还能与唾液蛋白结合成味觉素，对味觉及食欲起促进作用，缺锌会导致味觉迟钝，影响食欲。锌对皮肤的健康也有着重要作用，缺锌会引起上皮细胞角质化和食道的角质化，出现皮肤粗糙、干燥等现象。

（2）缺乏与过量

儿童长期缺锌会导致侏儒症，主要表现为生长停滞。青少年除生长停滞外，还会出现性成熟推迟、性器官发育不全、第二性征发育障碍等。如果孕妇缺锌，会不同程度地影响胎儿的生长发育，以致出现胎儿畸形。不论儿童还是成年人缺锌，均可引起味觉减退及食欲不振，出现异食癖，还会出现皮肤干燥、免疫力下降等症状。严重缺锌时，即使肝脏中有一定的维生素 A 储备，也会出现暗适应能力下降等症。

一般来说人体不易发生锌中毒，但盲目过量补锌或食用因镀锌罐头污染的食物和饮料等可能会引起锌过量或锌中毒。成人摄入 2 g 以上的锌即可发生锌中毒，引起急性腹痛、腹泻、恶心、呕吐等症状。过量的锌还会干扰铜、铁和其他微量元素的吸收和利用，影响中性粒细胞和巨噬细胞活力，抑制细胞杀伤能力，损害免疫功能。接触大剂量的锌甚至会导致贫血、生长停滞和突然死亡。锌中毒的症状通常在停止锌的接触或摄入后短期内即可消失。

（3）供给量及食物来源

2013 年中国营养学会制定的《中国居民膳食营养素参考摄入量》建议，成人男子的锌推荐摄入量为每天 12.5 mg；成年女性每天 7.5 mg。可耐受最高摄入量为每天 45 mg。儿童、孕妇、乳母可根据需要量的增加而增加摄入量。

锌的来源广泛，但食物中锌的含量差异较大，吸收利用率也有很大差异。贝类海产品、红色肉类、动物内脏都是锌极好的食物来源。植物性食物中的含锌量较低，精细的粮食加工过程也可能导致锌大量丢失。

4. 硒

硒是人体必需的微量元素，这一认识是 20 世纪后半叶营养学最重要的发现之一。成人体内的硒总量在 3～20 mg，广泛分布于人体各组织器官和体液中，肾中的硒浓度最高，肝脏次之，血液中的硒相对较低，脂肪组织中含量最低。

（1）生理功能

① 抗氧化作用。硒作为谷胱甘肽过氧化物酶的成分，在人体内起抗氧化作用。谷胱甘肽过氧化物酶在体内的主要作用是催化过氧化氢还原为水，利用谷胱甘肽将过氧化物还原成羟基酯酸，使脂肪酸正常氧化。通过谷胱甘肽过氧化物酶的抗氧化作用来消除体内脂质过氧化物，阻断活性氧和自由基的损伤作用，使细胞膜中的脂类免受过氧化氢和其他过氧化物的作用，从而保护细胞膜和细胞，防止过多的过氧化物损害机体代谢和危及机体的生存，从而延缓衰老乃至预防某些慢性疾病的发生。

② 保护心血管和心肌的健康。硒对保护心血管及心肌的健康有重要的作用。在我国，与缺硒有密切关系的克山病就是以心肌损害为特征，主要表现为原纤维型的心肌细胞坏死与线粒体型的心肌细胞坏死，这是由于缺硒后脂质的过氧化反应增强，造成生化紊乱，引起心肌纤维坏死、心肌小动脉及毛细血管损伤。研究发现，硒与维生素 E 对心肌纤维、小动脉及微血管的结构及功能均有重要作用，能明显降低心血管病的发病率。

③ 降低重金属中毒。硒与金属有很强的亲和力，是一种天然的重金属解毒剂，在人体内与金属相结合能形成金属–硒–蛋白质复合物而起到解毒作用，并能促进金属排出体外。

④ 抗肿瘤作用。补硒可使肝癌、肺癌、前列腺癌和结直肠癌的发生率及总癌发生率和死亡率明显降低，原先体内硒水平越低的个体，补硒效果越好。

（2）缺乏与过量

硒在食物中的存在形式不同，其生物利用率也不同。维生素 A、维生素 C、维生素 E 可促进人体对硒的吸收，重金属和铁、铜、锌等会抑制人体对硒的吸收。

硒缺乏已经被证实是发生克山病的重要原因。克山病在我国最初发生于黑龙江省克山地区，临床主要症状为心脏扩大、心功能失常、心力衰竭等，死亡率高达 85%。此外，缺硒与大骨节病也有相关性，大骨节病有克山病的"姊妹病"之称，补硒可以缓解一些症状，对病人骨骺端改变有促进修复、防止恶化的较好效果。

硒摄入量过多也会导致机体中毒。20 世纪 60 年代，我国湖北恩施地区和陕西紫阳县都发生过吃含硒量过高的食物引发急性中毒的病例。硒中毒可使人体出现不同的症状，包括毛发脱落、皮肤损伤、指甲异常、疲乏无力、恶心呕吐、神经系统异常、肢端麻木等症，严重者会致死。

（3）供给量及食物来源

中国营养学会 2013 年提出的每日膳食硒参考摄入量，18 岁以上者推荐摄入量 60 μg/d，可耐受最高摄入量 400 μg/d。

食物中硒含量受土壤中硒含量影响很大，因此对于同一种食物，产地不同会导致硒含量相差较大。一般来说，海洋食物和动物的肝、肾及肉类是硒的良好来源。谷类和其他种子依赖于它们生长土壤的硒含量，蔬菜和水果中的硒含量很少。

5. 氟

正常成年人体内的氟总量为 2～3 g，其中 96%存在于骨骼和牙齿中，少量分布在毛发、指甲及其他组织中。人体内的氟含量与环境和膳食中的氟水平密切相关，高氟地区的人体内氟含量高于一般地区人群。

（1）生理功能

① 氟在骨骼和牙齿的形成中有重要作用。适量的氟有利于钙和磷的利用，因此氟可加速骨骼生长、维持骨骼的坚硬和牙齿结构的稳定。

② 氟有预防龋齿、降低其患病率的作用。氟可以和牙釉质中的羟磷灰石发生作用，在牙齿表面形成一层坚硬且具有抗酸性腐蚀的保护层。

（2）缺乏与过量

氟缺乏时，由于釉质中不能形成羟磷灰石而得不到保护，牙釉质易被微生物、有机酸和酶侵蚀而发生龋齿。此外，钙和磷的利用也会受到影响，从而导致骨质疏松症。

过量的氟会引起氟骨病和氟斑牙，氟骨病的临床表现为腰腿及关节疼痛、脊柱变形、骨软化或骨质疏松，氟斑牙表现为牙齿失去光泽，出现白垩色、黄色、棕褐色或黑色斑点，牙面凹陷剥落，牙齿变脆，易于碎落。防治氟骨病和氟斑牙的有效措施就是改善饮水。

（3）供给量及食物来源

中国营养学会推荐氟的成人摄入量为 1.5 mg/d，可耐受最高摄入量为 3.0 mg/d。除茶叶、海鱼、海带、紫菜等少数食物含氟较高外，其余食物含氟量都较低。另外，饮用水是氟的主要来源，饮用水中的氟含量取决于地理环境中氟元素的含量水平。

五、水

水是一切生物体的重要组成部分，是人类赖以维持最基本生命活动的物质，对维持机体的正常功能和代谢具有重要作用。水在人体内不仅构成身体的成分，而且还具有调节生理功能的作用。人体组织中含量最多的成分就是水，不均匀地分布于细胞、细胞外液和机体的各种组织中，一般在代谢活跃的组织和器官中水的含量都较多。人体内的水因年龄、性别和体型的胖瘦而存在明显个体差异。新生儿含水最多，约占体重的 80%；婴幼儿次之，约占体重的 70%；随着年龄的增长体内含水量会逐渐减少，10～16 岁以后含水量减至成人水平；成年男子的含水量约为体重的 60%，女子为 50%～55%；40 岁以后随肌肉组织含量的减少，体内含水量也逐渐减少，一般 60 岁以上男性含水量为体重的 51.5%，女性为 45.5%。另外，水的含量与机体脂肪含量成反比，因为脂肪组织的含水量较低，仅为 10%～30%，而肌肉的含水量可高达 70%，所以肥胖者体内的含水量少于瘦者。人体各组织器官的含水量见表 1–15。

表 1–15 人体各组织器官的含水量（以重量计）

组织器官	水分/%	组织器官	水分/%
血液	83.0	脑	74.8
肾	82.7	肠	74.5
心	79.2	皮肤	72.0
肺	79.0	肝	68.3
脾	75.8	骨骼	22.0
肌肉	75.6	脂肪组织	10.0

1. 生理功能

（1）构成细胞核体液的重要组成成分

成人体内的水分含量约为体重的 65%，血液中的含水量达 80% 以上，水广泛分布在组织细胞内外，构成人体的内环境。

（2）参与人体新陈代谢

水的溶解能力很强，并有较大的电解力，可使水溶物质以溶解状态和电解质离子状态存在；水具有较大的流动性，在消化、吸收、循环、排泄过程中，可协助加速营养物质的运送和废物的排泄，使人体内新陈代谢和生理化学反应得以顺利进行。

（3）调节人体体温

水的比热值较大，1 g 水升高或降低 1 ℃需要约 4.2 J 的能量，大量的水可吸收代谢过程中产生的能量，使体温不至于显著升高。水的蒸发热较大，在 37 ℃体温的条件下，蒸发 1 g 水可带走 2.4 kJ 的能量。因此在高温下，体热可随水分经皮肤蒸发散热，以维持人体体温的恒定。

（4）润滑作用

在关节、胸腔、腹腔和胃肠道等部位中都存在一定量的水分，能对器官、关节、肌肉、组织起到缓冲、润滑、保护作用。

2. 水的需要量及来源

正常人每日水的来源和排出处于动态平衡。水的来源和排出量每日维持在 2 500 mL 左右。人体内水的来源包括饮水和食物中的水及内生水三部分。水的需要量主要受代谢情况、年龄、体力活动、温度、膳食等因素的影响，故变化很大。通常每人每日饮水约为 1 200 mL，其中来自食物中的含水约为 1 000 mL，内生水约 300 mL。内生水主要源于蛋白质、脂肪和碳水化合物代谢时产生的水。

知识拓展

如何补充矿物质？

日常生活中该如何吃才能更好地摄入矿物质呢？首先，当然是必须平衡和全面地摄入富含矿物质的各种食材。但需要注意的是，在食材选择的过程中，其加工程度应当受到人们的重视，因为食材的加工关系到矿物质的流失。

日本千叶市稻毛医院佐藤务医师的职责是知道患者的矿物质和维生素摄入情况，他在接受采访时表示：即使在这个不缺吃穿的年代里，人们的矿物质摄入依然十分不充分。

矿物质变少的原因之一是化肥的大量使用导致土壤变质，蔬菜中含有的矿物质相比过去有了大幅度的降低。据日本厚生劳动省的调查和目前日本食品标准成分表的数据，菠菜中含有的铁与 1950 年相比只剩下约 15%，洋葱中含有的钙的量也几乎减半。

另一大原因是加工食品的不断兴盛。这是因为矿物质一般为水溶性物质，加工食品在加工的过程中经过脱水处理，导致矿物质大量流失，长期吃大量的加工食品很容易出现矿物质的摄入不足。对此专家认为，想要通过饮食摄入足够的矿物质，最好购买新鲜的蔬菜、水果和鱼肉等进行烹饪，避免矿物质在加工的过程中流失。佐藤同时认为，一部分食品添加剂也会对矿物质的吸收有所阻碍，应当尽可能避开摄入。

佐藤在接受采访时指出，光摄入矿物质还不够，矿物质相互间存在一定的相互促进或相互制约的关系，必须注意搭配才能在摄入矿物质的基础上把矿物质吸收进身体中。

拿与骨骼健康密切相关的钙来说，搭配维生素 D 的摄入才能有效促进钙的吸收。帝京大学千叶综合医疗中心医生冈崎亮指出："不管摄入多少钙，如果维生素 D 不足就不能充分吸收钙质，吃再多，不吸收也是没用的。"他表示，三文鱼等富含脂肪的天然食材中含有丰富的维生素 D，多晒晒太阳也有助于维生素 D 在体内的自然合成。

钙质与女性的骨质疏松症发病风险密切相关，但越来越多的女性因爱美而避免晒太阳，很容易导致维生素 D 的不足而无法吸收足够的钙，导致骨质疏松症高发的倾向越来越明显。

另外，肝脏可与蔬菜进行搭配，蔬菜中的维生素 C 有助于促进铁分的吸收。

如果保持健康的饮食还是矿物质不足，又该怎么办呢？这时候，在专业医生的指导与建议下适当摄入保健食品进行补充是必要的。冈崎指出，一部分人的吸收不良好，如果在饮食结构健康的基础上仍无法获得足够的矿物质，那么可以咨询专业的营养师或者临床营养医生，针对个人情况补充一些必要的保健食品。

需要特别注意的是，矿物质虽然是必要的营养物质，但是摄入过多也会给人体健康带来损害。以钠为例，如果摄入过多就会导致高血压和脑卒中发病风险的直线升高。因此，是否需要额外补充矿物质不可依靠个人的主观判断，而应该听从专业人员的诊断和建议。

案例分析

某中学生小华，男，16 岁，来自某碘缺乏山区，其家人将其送到城市亲戚家中，以便在城里上高中。城市亲戚担心他碘缺乏，带他找营养师咨询。营养师应如何判断小华是否有碘缺乏症？建议其做实验室检验时，应首选何种检测方法？

能力训练

查找相关材料，分析营养性缺铁贫血的主要症状有哪些，怎样进行相关人群的膳食指导。

子项目六 维 生 素

项目导读

哥伦布是 16 世纪意大利伟大的航海家，他常常带领他的船队在大西洋上探险。

那时的航海生活既艰苦又危险。船员们在船上只能吃到黑面包和咸鱼等一些简单的食物，而且船员们还很容易生一种怪病。这种病非常恐怖，船员们把它叫作"海上凶神"。

有一次，船队航行还没到一半的路程，船上就有十几个船员病倒了。哥伦布望着一片茫茫的海水，不禁为他们的命运担忧：周围只有荒岛，那些病重的船员到哪儿能治病呢？那十几个生病的船员为了不拖累大家，便向哥伦布请求将他们留在附近的荒岛上，等船队返航的时候再将他们的尸体运回家乡。哥伦布被他们无私奉献的精神深深感动了，虽然很舍不得他们，但想想这也是无可奈何的唯一办法，只好答应了他们的请求，给他们留下一些食物，带领船队继续远航。

几个月过去了，哥伦布的船队终于胜利返航了。船就快到病重船员所在的荒岛上了，哥伦布的心中十分悲哀。他想：要见到的不再是能说会笑的船员了，而是一堆死气沉沉的尸骨。想到这，他禁不住流下了眼泪。就在哥伦布伤心不已的时候，隐隐听到一些若有若无的人声。他抬头一望，只见有十几个蓬头垢面的人向大海狂奔而来，这不是那些船员吗？哥伦布又惊又喜：他们没死！他们还活着！在船刚刚靠岸尚未停稳之时，他就跳下船与这些蓬头垢面的人紧紧拥抱在了一起……哥伦布惊奇地问道："你们是怎么活下来的？"为首的一个船员说道："你们走了以后，我们很快就把留下的食物吃光了。为了维持生命，我们只好在岛上采摘一些能食用的野果子吃。这样，我们才一天天活下来。"

哥伦布大胆地猜测：秘密一定就在野果子里！一回到意大利，他就迫不及待地把船员们起死回生的奇迹讲给医生们听。医生们通过研究了解到：野果子和其他一些水果、蔬菜中都富含一种名叫维生素 C 的物质，正是维生素 C 救了那些船的命。所谓的"海上凶神"就是坏血病，它是由于人体内长期缺乏维生素 C 引起的。当人体内补充了适量的维生素 C，坏血病就不治而愈了。

看来，任何一种发现都是通过深入的探索研究得到的。只有平时注意观察，用心体会，我们才能有新的发现。

内容阐述

维生素是促进人体生长发育和调节生理功能必需的一类低分子有机化合物。这类物质既不是人体组织的主要成分，也不能提供能量，在人体内的含量甚微，但在体内调节物质代谢和能量代谢中发挥着重要作用。

维生素的种类很多，化学结构差异极大，通常按照溶解性质将其分为脂溶性和水溶性两大类。脂溶性维生素包括：维生素 A、维生素 D、维生素 E 和维生素 K；水溶性维生素包括：维生素 B 族、维生素 C，B 族中主要有维生素 B_1、维生素 B_2、烟酸、维生素 B_6、维生素 B_{12}、生物素、叶酸等。

一、脂溶性维生素

1. 维生素 A（视黄醇）

维生素 A 是人类最早发现的维生素，是指具有视黄醇结构，并具有生物活性的一大类物质。维生素 A 有维生素 A_1 和维生素 A_2 两种。维生素 A_1 存在于哺乳动物及咸水鱼的肝脏中，即视黄醇；维生素 A_2 存在于淡水鱼的肝脏中。维生素 A_2 的活性只有维生素 A_1 的 40%。

维生素 A 只存在于动物体内，植物中一般不含维生素 A，但有些植物体内存在黄、红色素中的胡萝卜素，其中最重要的是 β–胡萝卜素，它常与叶绿素并存，也能分解成为维生素 A。凡能分解形成维生素 A 的类胡萝卜素统称为维生素 A 原。维生素 A 和胡萝卜素易溶于脂肪，不溶于水，对热、酸和碱稳定，但易受氧气、强光、紫外线的破坏，脂肪酸败也会引起其严重破坏。

（1）生理功能

① 维持正常视觉功能。维生素 A 可促进视觉细胞内感光色素的形成。全反式视黄醛可以被视黄醛异构酶催化为 4–顺视黄醛，4–顺视黄醛可以和视蛋白结合成为视紫红质。视紫红质遇光后其中的 4–顺视黄醛变为全反视黄醛，因为构象的变化引起对视神经的刺激作用，从而引发视觉。而遇光后的视紫红质不稳定，迅速分解为视蛋白和全反视黄醛，重新开始整个循环过程。维生素 A 可调试眼睛适应外界光线的强弱的能力，以降低夜盲症和视力减退的发生，维持正常的视觉反应，有助于对多种眼疾如眼球干燥与结膜炎等的治疗。

② 维护上皮细胞的完整和健全。维生素 A 是维护上皮细胞完整性的重要物质，它可以增强呼吸道、消化道等组织器官黏膜的防御功能，同时促进抗体生成和提高免疫细胞功能，因此，维生素 A 又称为"抗感染维生素"。

③ 促进生长发育和生殖。维生素 A 参与细胞的 RNA、DNA 的合成，对细胞的分化、组织更新有一定影响。维生素 A 参与调节机体多种组织细胞的生长和分化，包括神经系统、心血管系统、眼睛、四肢和上皮组织等。维生素 A 与改变淋巴细胞的生长和分化有关。维生素 A 还参与软骨内成骨的发育，缺乏维生素 A 时长骨的形成和牙齿的发育均会受到影响。维生素 A 缺乏时还会导致男性睾丸萎缩，精子数量减少、活力下降，也可影响胎盘发育。缺乏维生素 A 的儿童生长停滞、发育迟缓、骨骼发育不良，缺乏维生素 A 的孕妇所生的新生儿体重会减轻。

④ 增强抵抗力。维生素 A 作为一种营养素，从多个方面影响免疫系统的功能。维生素 A 缺乏时，皮肤、黏膜的局部免疫力降低而易于诱发感染；缺乏维生素 A 还可提高发病率和死亡率，其主要原因在于感染加重，而足够的维生素 A 可以强化免疫系统，对胃肠道、肺部感染有很好的预防和治疗作用。18% 的艾滋病病毒感染者缺乏维生素 A，维生素 A 缺乏使 CD_4 的数量减少，而补充中等剂量的维生素 A 能延长病人的生存时间。

（2）缺乏与过量

维生素 A 缺乏病以儿童和青少年常见，男性多于女性。轻度的维生素 A 缺乏症的症状和体征容易被忽略。患有维生素 A 缺乏症时，身体各器官的表现如下：

① 眼部症状。缺乏维生素 A 最早的症状是眼部干涩，暗适应能力下降，严重时可导致夜盲症。严重缺乏维生素 A 时，还会引起眼部角膜软化、溃疡、穿孔，导致失明。

② 皮肤症状。轻者皮肤较为干燥，严重时出现毛囊上皮角化、毛囊性丘疹，尤以四肢为明显，称为"蟾皮病"。

③ 骨骼系统。缺乏维生素 A 时，儿童可表现为骨组织停止生长，发育迟缓。出现齿龈增生角化，牙齿生长缓慢，其表面可出现裂纹并容易发生龋齿。

④ 生殖系统。维生素 A 缺乏会造成精子减少、性激素合成障碍、影响女性受孕和怀胎，甚至导致胎儿流产、畸形，甚至死亡。

⑤ 免疫功能。维生素 A 缺乏可使机体细胞免疫功能低下，患儿易发生反复呼吸道感染及腹泻等。

维生素 A 过量则可致严重中毒、慢性中毒，甚至死亡。成人一次补充维生素 A 剂量超过 100 万单位，小儿一次超过 30 万单位，可引起急性中毒；长期大量服用，如每日 10 万单位以上，连服六个月可引起慢性中毒，在六个月至三岁的婴儿中发生率最高。急性中毒多表现为颅内压增高、脑积水、假性脑瘤。假性脑瘤的症状有骚动、头晕、嗜睡、恶心、呕吐、腹泻、皮肤脱落、健忘等，一般停药 1~2 周后可消失。慢性中毒可表现为食欲不振、疲劳、全身不适、关节疼痛、头痛、易激动、呕吐、腹泻、皮肤发痒、干燥和脱落、颅内压增高等。

（3）维生素 A 摄入量和主要食物来源

2013 年中国营养学会制定的《中国居民膳食营养素参考摄入量》建议，成人男子维生素 A 推荐摄入量为每天 800 μgRE；成年女性每天 700 μgRE。维生素 A 最好的食物来源是各种动物肝脏、奶油、蛋黄、鱼肝油、鱼卵、全奶、禽蛋等。β-胡萝卜素的良好来源是绿色、黄色或红色的蔬菜和水果，如冬寒菜、菠菜、空心菜、莴笋叶、芹菜叶、胡萝卜、辣椒、红心红薯、南瓜、芒果、杏子、柑橘和柿子等。

2. 维生素 D

维生素 D 为固醇类衍生物，具抗佝偻病作用，又称抗佝偻病维生素。目前认为维生素 D 也是一种类固醇激素，维生素 D 家族中最重要的成员是维生素 D_2（麦角钙化醇）和维生素 D_3（胆钙化醇）。人体内维生素 D_3 的来源是皮肤表层和真皮内的 7-脱氢胆固醇经紫外线照射转变而来，故一般成年人只要经常接触阳光，在一般膳食条件下是不会缺乏维生素 D_3 的。维生素 D_2 是植物体内麦角固醇经紫外线照射而来，其活性只有维生素 D_3 的 1/3。由于 7-脱氢胆固醇和麦角固醇经紫外线照射可转变为维生素 D，故称其为维生素 D 原。

维生素 D 为白色晶体，溶于脂肪及脂溶剂，对热、碱较稳定。在 130 ℃的条件下加热 90 min，其活性仍能保存，故通常的烹调加工不会造成维生素 D 的损失。维生素 D 油溶液中加入抗氧化剂后更稳定。维生素 D 在酸性环境中易分解，故脂肪酸败可以引起其中维生素 D 的破坏。

（1）生理功能

① 促进小肠黏膜对钙吸收。运至小肠的 1, 25-（OH）$_2$-D$_3$ 进入小肠黏膜细胞，在该处会诱发一种特异的钙结合蛋白质的合成，这种蛋白质的作用是能把钙从刷状缘处主动转运，透过黏膜细胞进入血液循环。

② 促进骨组织钙化。维生素 D 能促进和维持血浆中适宜的钙、磷浓度，满足骨钙化过程的需要。

③ 促进肾小管对钙、磷的重吸收。通过促进重吸收减少钙、磷的流失，从而保持血浆中钙、磷的浓度。

（2）缺乏与过量

缺乏维生素 D 可表现出一系列病症。这些疾病可能是由于人体摄入维生素 D 不足，并且没有接受足够多的阳光照射导致的，也有可能是体内发生的紊乱导致维生素 D 吸收受限而引起维生素 D 缺乏症，还有可能是因为肝脏、肾脏或者遗传因素紊乱使维生素 D 转换为具有活性的代谢产物的这一过程受损。维生素 D 缺乏还可引发骨矿化受损及多种与骨骼相关的疾病，儿童可能出现佝偻病，成人可能出现骨软化和骨质疏松症。

通过膳食来源的维生素 D 一般不会引起中毒，但摄入过量的维生素 D 补充剂或强化维生素 D 的乳制品则有发生维生素 D 过量和中毒的可能。目前认为维生素 D 的每日摄入量不宜超过 25 μg。

维生素 D 中毒表现为厌食、恶心、多尿、烦躁、皮肤瘙痒、血钙、血磷增高，尿中的钙、磷也增高，钙可大量沉积在一些软组织，如心、肾、肝、血管中，引起功能障碍，甚至引起肾钙化、心脏及大动脉钙化，严重的维生素 D 中毒可能导致死亡。

（3）维生素 D 摄入量和主要食物来源

2013 年中国营养学会制定的《中国居民膳食营养素参考摄入量》建议，成人维生素 D 推荐摄入量为每天 10 mg。天然食物中维生素 D 的来源并不多，海鱼、动物肝脏、蛋黄、奶油和干酪中相对较多，鱼肝油中的天然浓缩维生素 D 含量很高。

3. 维生素 E

维生素 E 是一种脂溶性维生素，又称生育酚，是人体最主要的抗氧化剂之一，自然界中共有 8 种维生素 E：α-生育酚、β-生育酚、γ-生育酚、δ-生育酚、α-三烯生育酚、β-三烯生育酚、γ-三烯生育酚、δ-三烯生育酚。其中 α-生育酚的生物活性最高。

维生素 E 为黄色油状液体，溶于脂肪和乙醇等有机溶剂中，不溶于水，对热、酸及碱均比较稳定，在一般烹调过程中损失不大，但在高温条件下如油炸时，由于氧气氧化和油脂氧化酸败，维生素 E 的活性明显降低。

（1）生理功能

① 抗氧化和预防衰老。维生素 E 对氧极为敏感，是人体天然的抗氧化剂，它能阻止不饱和脂肪酸的氧化，减少有害的脂质形成，从而保护细胞免受自由基的危害。此外，维生素 E 也能防止维生素 A、C 和 ATP 的氧化，保证它们在人体内发挥正常的生理作用。维生素 E 有极好的抗氧化作用，能有效清除人体内的自由基，减少体内脂褐质类物质形成，保护机体组织，延缓细胞老化，减少皮肤色素的沉着，防止老年斑的形成和出现。

② 保持红细胞的完整性。膳食中缺乏维生素 E 时，可引起红细胞数量减少及其生存时间缩短，引起溶血性贫血，故临床上维生素 E 被用于治疗溶血性贫血。

③ 与生殖机能有关。维生素 E 缺乏时易使动物的生殖系统受到损害，雄性动物精子形成被严重抑制，雌性动物孕育异常，易造成流产和不孕症。

此外，维生素 E 还与人体内某些物质合成有关，如维生素 C 和辅酶 Q 的合成；维生素 E 还能抑制肿瘤细胞的生长和增殖，维持正常的免疫功能；对神经系统和骨骼肌具有保护作用。

（2）缺乏与过量

维生素 E 缺乏在人们的生活中很少见，但可能出现在低体重的早产儿、血 β-脂蛋白缺乏症和脂肪吸收障碍的患者中。缺乏维生素 E 时人们可能出现视网膜褪变、蜡样质色素积聚、溶血性贫血、肌无力、神经退行性病变、小脑共济失调和振动感觉丧失等。

在脂溶性维生素中，维生素 E 的毒性相对较小，人体使用大剂量维生素 E 也尚未发现有明显的中毒症状，但有可能出现肌无力、视觉模糊、复视、恶心、腹泻以及维生素 K 的吸收和利用障碍等现象。人体每天摄入维生素量以不超过 400 mg 为宜。

（3）维生素 E 摄入量和主要食物来源

中国营养学会制定的《中国居民膳食营养素参考摄入量》中，成人维生素 E 推荐摄入量为每天 10 mg。天然维生素 E 广泛存在于各种油料种子及植物油中，谷类、坚果类和绿叶蔬菜中都含有一定量的天然维生素 E。特别是种子的胚芽中。玉米、小麦胚油、豆油、芝麻、葵花籽油、菜籽油、花生油和棉籽油含维生素 E 也很丰富，肉、蛋、奶和鱼肝油等中也含有一些。但相比较而言，动物油脂中生育酚的含量普遍低于植物油，猪油板油中的生育酚含量最高在 20 mg/100 g 左右，炼制后的猪油中生育酚含量降低到 5 mg。

4. 维生素 K

维生素 K 也称凝血维生素，是肝脏中凝血酶原和其他凝血因子合成过程中必不可少的。

（1）理化性质

维生素 K 有三种形式，维生素 K_1（叶绿醌）存在于绿叶植物中；维生素 K_2（甲萘醌）存在于发酵食品中，由细菌合成；维生素 K_3 由人工合成，具有天然维生素 K 的基础结构，生物活性最高。这三种维生素 K 都抗热和水，但易受酸、碱、氧化剂和光的破坏。天然维生素 K 是黄色油状物，人工合成的是黄色结晶粉末。由于天然食物中维生素 K 对热较稳定，并且不溶于水，在正常的烹饪过程中只损失很少部分。

（2）生理功能

维生素 K 的主要生理功能是参与人体正常凝血过程。维生素 K 有助于某些凝血因子如凝血酶原、凝血因子等在肝脏的合成，促进血液凝固。

（3）缺乏与过量

维生素 K 缺乏时会引起凝血时间延长。天然维生素 K 不会产生毒性，甚至大量服用也无毒。由于人体对维生素 K 的需要量较低，大多数食物基本能够满足机体的需要，人体一般不会缺乏维生素 K。但母乳中的维生素 K 含量低，甚至不能满足 6 个月以内的婴儿的需求，应注意补充。

（4）供给量及食物来源

我国推荐的每日膳食中维生素 K 的参考摄入量，成年人每日摄入量为 80 mg。

人体中维生素 K 的来源主要有两个方面：一方面由肠道细菌合成，占 50%～60%；另一方面来源于食物，占 40%～50%。维生素 K 广泛分布于植物性食物和动物性食物中，绿叶蔬菜中的含量最高，其次是乳及肉类，水果及谷类含量低。

二、水溶性维生素

1. 维生素 C

维生素 C 又名抗坏血酸、抗坏血病维生素，是一种水溶性维生素。维生素 C 的结构中虽然不含有羧基，但具有有机酸的性质。

（1）理化性质

维生素 C 为无色或白色结晶，无臭、有酸味，极易溶于水，微溶于丙酮和低级醇类，不溶于乙醇，不溶于脂肪和其他脂溶剂。维生素 C 溶液的性质极不稳定，很容易以各种形式进行分解，是最不稳定的一种维生素。维生素 C 极易氧化，特别是有铜离子存在时可加速维生素 C 的氧化。加热、暴露于空气中，碱性溶液及金属离子 Cu^{2+}、Fe^{2+} 等都能加速其氧化。在酸性或冷藏条件下稳定。

（2）生理功能

1）参与体内的多种氧化–还原反应，促进生物氧化过程

维生素 C 可以以氧化型或还原型存在于体内，所以它既可作为供氢体，又可作为受氢体参与人体的生物氧化过程。

维生素 C 是机体内一种很强的抗氧化剂，可使细胞色素 C、细胞色素氧化酶及分子氧还原，并与一些金属离子螯合，虽然不是辅酶，但可以增加某些金属的活性。维生素 C 可直接和氧化剂作用，以保护其他物质免受氧化破坏。它也可以还原超氧化物、羟基及其他活性氧化剂，这类氧化剂可能影响 DNA 的转录或损伤 DNA、蛋白质或膜结构。维生素 C 在人体内是一个重要的自由基清除剂，能分解皮肤中的色素，防止发生黄褐斑等，发挥抗衰老作用，能阻止某些致癌物的形成。维生素 C 作为人体内水溶性的抗氧化剂，可与脂溶性抗氧化剂有协同作用，在防止脂类过氧化方面起一定作用。

2）促进组织中胶原的形成，保持细胞间质的完整

胶原主要存在于骨、牙齿、血管、皮肤中，它能保持这些组织的完整性，并促进创伤与骨折愈合。胶原能使人体组织富有弹性，同时可对细胞形成保护，避免病毒入侵。在胶原的生物合成中，需要有维生素 C 的参与。毛细血管壁膜及连接细胞的显微组织也由胶原构成，需要有维生素 C 的促进作用。因此，维生素 C 对促进创伤的愈合、促进骨质钙化、保护细胞的活性并阻止有毒物质对细胞的伤害、保持细胞间质的完整、增加微血管的致密性及降低血管的脆性等方面有着重要作用。

3）提高机体抵抗力，具有解毒作用

维生素 C 作为抗氧化剂可促进机体中抗体的形成，提高白细胞的吞噬功能，增强机体对疾病的抵抗力。维生素 C 还与肝内、肝外的毒物及药物的代谢有关，维生素 C 使氧化型谷胱甘肽还原为还原型谷胱甘肽，还原型谷胱甘肽可解除重金属或有毒药物的毒性，并促进其排出体外。

4）与贫血有关

维生素 C 能利用其还原作用，促进肠道中的三价铁还原成二价铁，有利于非血红素铁的吸收，因而对缺铁性贫血有一定作用，缺乏维生素 C 易引发贫血，严重者会引起造血机能障碍。

另外，叶酸在人体内必须转化为有活性的四氢叶酸才能发挥其生理作用，维生素 C 能促进叶酸形成四氢叶酸，有效降低婴儿患巨幼红细胞贫血的可能性。

5）预防动脉粥样硬化

维生素 C 可促进胆固醇的排泄，防止胆固醇在动脉内壁沉积，并可溶解已有的粥样沉积，有效防治动脉粥样硬化。

6）防癌

维生素 C 可阻断致癌物亚硝胺在体内的合成，可维持细胞间质的正常结构，防止恶性肿瘤的生长蔓延。

（3）维生素 C 的缺乏

人类所需要的维生素 C 不能体能合成，必须从食物中摄取。缺乏维生素 C 会发生坏血病，

出现牙齿松动、骨骼变脆、毛细血管及皮下出血，人会感到浑身乏力、食欲减退。

超量长时间摄取维生素 C 也会产生恶心、腹部痉挛、腹泻、红血球损害，出现肾和膀胱结石症状。

（4）供给量及食物来源

我国建议维生素 C 的每日推荐摄入量：儿童为 60～90 mg，青少年及成年人为 100 mg。

维生素 C 主要来源于新鲜水果和蔬菜，水果中以红枣、山楂、柑橘类含量较高，蔬菜中以绿色蔬菜如辣椒、菠菜等含量丰富。

2. 维生素 B_1

维生素 B_1 因其分子中含有硫和胺，又称硫胺素；因还有预防和治疗脚气病的功效，也可称为抗脚气病因子、抗神经炎因子，是维生素中最早发现的一种。

维生素 B_1 常以磷酸盐的形式出现，硫胺素磷酸盐为白色结晶，极易溶于水，微溶于乙醇，不溶于其他有机溶剂。气味似酵母，不容易被氧化，比较耐热。在酸性环境中极为稳定，加热不易分解，在 pH＜5 时，加热至 120 ℃仍可以保持其生理活性，在 pH 值为 3 时，即使高温蒸煮至 140 ℃，一小时被破坏的也很少，但在中性或酸性环境中却很容易被破坏。加工过程的高温灭菌、紫外线照射、亚硫酸盐的存在可能破坏食物中的硫胺素，如亚硫酸盐在中性或碱性媒介中能加速硫胺素的分解和被破坏，所以在保存硫胺素含量较高的食物时，不宜用亚硫酸盐作为防腐剂或以二氧化硫作为熏蒸剂。另外，软体动物、鱼类的肝脏中含硫胺素酶，能分解破坏硫胺素，可通过加热使之被破坏。含有多羟基酚（如单宁、咖啡因、绿原酸）的食物可使硫胺素失活，但在一般的烹调过程中硫胺素的损失不多。

（1）生理功能

① 参加细胞中的糖代谢。维生素 B_1 是糖代谢中辅酶的重要成分。焦磷酸硫胺素（TPP）是维生素 B_1 的活性形式，是碳水化合物代谢中氧化脱羧酶的辅酶，参与糖代谢中丙酮酸的氧化脱羧作用。维生素 B_1 若缺乏，糖代谢至丙酮酸阶段因不能进一步氧化而造成丙酮酸在体内堆积，降低能量供应，从而影响人体正常生理功能并对机体造成广泛损伤。因此，硫胺素是体内物质代谢和热能代谢的关键物质。

② 对于神经细胞膜对兴奋的传导起着重要作用。维生素 B_1 对神经生理活动有调节作用。神经组织能量不足时人体会出现相应的神经肌肉症状，如多发性神经炎、肌肉萎缩及水肿，甚至会影响心肌和脑组织功能。

（2）维生素 B_1 缺乏

人体中维生素 B_1 的缺乏主要是由于摄入不足、需要量增加或机体吸收利用发生障碍，长期食用大量的精米或精白面，同时膳食中又缺乏其他维生素 B_1 含量高的食物，就容易造成维生素 B_1 的缺乏。在煮粥、煮豆、蒸馒头时，若加入过量的碱也会大量破坏维生素 B_1；高能量膳食中的绝大部分能量来自碳水化合物，也容易造成维生素 B_1 缺乏；高温环境下、精神高度紧张时、孕妇、乳母对维生素 B_1 的需要量会相应地增加；肝脏损害、饮酒会影响人体内维生素 B_1 的形成。

维生素 B_1 缺乏会引起脚气病，其初期表现为疲乏、精神淡漠、食欲差、恶心、忧郁、急躁、沮丧、下肢麻木和心电图异常等，根据缺乏程度、持续时间的不同，一般可分成以下几种情况：

① 干性脚气病，以多发性神经炎症状为主，出现周围神经炎，表现为脚趾麻木并有蚁行

感、肌肉酸痛、压痛、膝反射能力减弱、行走困难，后期可出现肌肉萎缩、共济失调甚至瘫痪。

② 湿性脚气病，以心脏症状和水肿为主，表现为心悸、气促、心动过速和水肿。

③ 急性爆发性脚气病，以心力衰竭为主，伴有膈神经和喉神经瘫痪症状。

④ 婴儿脚气病，多发生于 2～5 个月的婴儿，且多是维生素 B_1 缺乏的母乳所喂养的婴儿，发病突然，病情急。初期食欲不振、呕吐、兴奋、心跳快、呼吸急促和困难，晚期表现为心力衰竭。

（3）维生素 B_1 的供给量和食物来源

中国营养学会推荐维生素 B_1 的膳食参考摄入量（RNI）为：成年男子 1.4 mg/d，成年女子 1.2 mg/d。

维生素 B_1 广泛存在于天然食物中，动物的内脏、瘦肉、豆类、花生及未加工的谷类等都含有较丰富的维生素 B_1，蔬菜水果等含有少量的维生素 B_1。

3. 维生素 B_2

维生素 B_2 又称核黄素，在自然界中主要以磷酸酯的形式存在于黄素单核苷酸（FMN）和黄素腺嘌呤二核苷酸（FAD）两种辅酶中。

纯净的核黄素为橘色晶体，味苦，微溶于水，在中性和酸性溶液中稳定，但在碱性环境中会因加热而被破坏。游离的核黄素对光敏感，特别是在紫外线照射下可发生不可逆降解而失去生物活性。食物中的核黄素一般为与磷酸和蛋白质结合的复合化合物，对光比较稳定。

（1）生理功能

① 参与体内生物氧化与能量代谢。维生素 B_2 在体内构成黄素酶辅基，这些酶为电子传递系统中的氧化酶及脱氢酶。维生素 B_2 以黄素单核苷酸和黄素腺嘌呤二核苷酸的形式与特定的蛋白结合形成黄素蛋白，黄素蛋白是机体中许多酶系统的重要辅基的组成部分，通过呼吸链参与体内氧化还原反应和能量代谢，是生物氧化过程中传递氢的重要物质，保证物质代谢尤其是蛋白质、脂肪、碳水化合物的代谢正常进行，并促进生长、维护皮肤和黏膜的完整性。

② 参与维生素 B_6 和烟酸的代谢。FMN 和 FAD 分别作为辅酶参与维生素 B_6 转变为磷酸吡哆醛、色氨酸转变为烟酸的过程，对于维持维生素 B_6 在人体内的正常代谢、利用食物中色氨酸来补充人体对烟酸的需要具有重要作用。

③ 参与构筑体内抗氧化防御系统。有维生素 B_2 形成的 FAD 作为谷胱甘肽还原酶的辅酶，被谷胱甘肽还原酶及其辅酶利用，参与人体内的抗氧化防御系统，并有利于稳定其结构，还可以将氧化型谷胱甘肽转化为还原型谷胱甘肽，维持体能还原型谷胱甘肽的正常浓度。

④ 与体内铁的吸收、储存和动员有关。人体缺乏维生素 B_2 时，铁的吸收、存储和动员常会受到干扰，严重时可导致缺铁性贫血。

（2）维生素 B_2 的生理功能及缺乏症

① 维生素 B_2 是人体内多种氧化酶系统不可缺少的构成成分。

② 维生素 B_2 还与人体内铁的吸收、储存与动员有关，在防治缺铁性贫血中有重要作用。

③ 参与细胞的正常生长。

④ 其他。维生素 B_2 与肾上腺皮质激素的产生和骨髓中的红细胞生成有关。近年有研究认为维生素 B_2 还与视网膜对光的感应有关。

（3）维生素 B_2 的供给量和食物来源

① 供给量：《中国居民膳食核黄素推荐摄入量》规定，成人男、女分别为 1.4 mg/d 及 1.2 mg/d。

② 主要食物来源：维生素 B_2 广泛存在于动物与植物性食品中，在动物性食品含量较高，其中又以肝、肾、心为最多，奶类、鸡蛋类中也较高；植物性食品中豆类含量较多，各种绿色叶菜亦含有一定数量；而粮谷类含量较低，尤其是研磨过精的粮谷。

一些食物中维生素 B_2 含量见表 1–16。

表 1–16　一些食物中维生素 B_2 含量　　　　　　　　mg/（100g）

食　　物	含　　量	食　　物	含　　量
大米	0.05	油菜	0.11
小麦粉	0.08	橘子	0.02
挂面	0.03	梨	0.03
馒头	0.07	猪肉	0.16
黄豆	0.20	猪肝	2.08
大白菜	0.03	牛奶	0.14
菠菜	0.11	鸡蛋	0.32

4. 维生素 B_6

维生素 B_6 又称吡哆醇，是一组含氮的化合物，属于水溶性维生素，实际上包括吡哆醇（PN）、吡哆醛（PL）、吡哆胺（PM）三种衍生物，均具有维生素 B_6 的生物活性，这三种形式之间通过酶可以相互转换。它们以磷酸盐的形式广泛分布于动植物体内。

维生素 B_6 为白色结晶物质，易溶于水及乙醇，在空气中稳定，在酸性介质中稳定，但在碱性介质中对热不稳定，易被碱破坏。在溶液中，各种形式的维生素 B_6 对光均较敏感，但降解程度不同，主要与 pH 值有关，在中性、碱性的环境中易被光破坏。

（1）生理功能

① 维生素 B_6 作为许多酶的辅酶参与物质代谢。维生素 B_6 是参与机体代谢最多的一种维生素。现已知有上百种酶需要维生素 B_6 作为辅酶来参与物质代谢，与蛋白质、脂肪、碳水化合物的代谢有密切关系。维生素 B_6 作为磷脂化酶的一个基本成分，参与肌糖原和肝糖原的磷酸化反应，维生素 B_6 还参与亚油酸合成花生四烯酸和胆固醇的过程。神经鞘磷脂的合成，神经递质、肾上腺素、胃促分泌素以及血红素卟啉前体的合成都需要维生素 B_6 的参与。维生素 B_6 除参与神经递质、糖原、神经鞘磷脂、血红素、类固醇和核酸的代谢外，还参与所有氨基酸代谢，为氨基酸代谢中需要的一百多种酶的辅酶。维生素 B_6 对许多种氨基酸的转氨酶、脱羧酶、脱水酶、消旋酶和异构酶是必需的。在机体组织细胞利用色氨酸自身合成烟酸的过程中，其转化过程受维生素 B_6 的影响，肝脏中维生素 B_6 水平降低时会影响烟酸的合成。

② 提高机体免疫功能。维生素 B_6 参与抗体的形成。另外，细胞的增长、DNA 的分裂、RNA 遗传物质的形成都需要维生素 B_6 的参与，它可以帮助脑及免疫系统发挥正常的作用。给老年人补充足够维生素 B_6 有利于淋巴细胞的增殖。维生素 B_6 缺乏将会损害 DNA 的合成，而 DNA 的合成过程对维持适宜的免疫功能非常重要。

（2）维生素 B_6 的缺乏

维生素 B_6 在动植物性食物中分布比较广泛，人体肠道也可以合成一部分，在一般情况下，人体不易发生缺乏。单纯的维生素 B_6 缺乏很少见，一般会伴随其他 B 族维生素的缺乏共同出现。维生素 B_6 缺乏的典型临床症状是脂溢性皮炎，可导致眼、鼻与口腔周围皮肤脂溢性皮炎，并可扩展至面部、前额、耳后、阴囊及会阴处。临床可见有口炎、舌炎、唇干裂，个别会出现神经、精神症状，即易急躁、抑郁及人格改变。此外，维生素 B_6 缺乏会影响到孕妇腹中胎儿脑细胞的发育。儿童缺乏维生素 B_6 的影响较成人大，可出现烦躁、抽搐、癫痫样惊厥及脑电图异常等临床症状。

（3）维生素 B_6 的供给量和食物来源

2013 年中国营养学会在《中国居民膳食营养素参考摄入量》中对维生素 B_6 的供给量做了规定，但仅提出适宜摄入量（AI）的数值，成人为 1.4 mg/d。

维生素 B_6 的食物来源很广泛，动植物中均含有，见表 1-17。

表 1-17　食物中的维生素 B_6 含量　　　　　　　　　　　　　　　　mg/（100 g）

品　　种	含　　量	品　　种	含　　量
牛肝	0.84	榛子仁	0.54
鸡肝	0.75	花生仁	0.40
鸡肉	0.32～0.68	核桃	0.73
牛肉	0.44	黄豆	0.81
猪肉	0.32	胡萝卜	0.70
鱼	0.43～0.90	扁豆	0.56
蟹	0.30	青萝卜	0.26

摘自：《营养与食品卫生学》，王红梅，2000 年。

5. 维生素 B_{12}

维生素 B_{12} 含钴，又称钴胺素、抗恶性贫血维生素，为钴胺类化合物，是唯一含金属元素的维生素。

维生素 B_{12} 为红色针状结晶，它具有吸湿性，易溶于水和乙醇，但不溶于丙酮、氯仿之类的有机溶剂。在中性及微酸条件下对热稳定，但能被光照、强酸和碱溶液所破坏。同其他维生素一样，维生素 B_{12} 在食物中含量也非常微少。当年英国的史密斯首次分离提纯维生素 B_{12} 时，从 4 000 kg 牛肝中只获得 1g 红色结晶。

（1）生理功能

① 作为辅酶参与蛋氨酸合成。维生素 B_{12} 在人体内以两种辅酶形式即辅酶 B_{12}（即 5′-脱氧腺钳钴胺素）及甲基 B_{12}（甲基钴胺素）发挥生理作用，参与体内生化反应。辅酶 B_{12} 及甲基 B_{12} 为人体组织中最主要的辅酶形式。前者在线粒体内，后者在胞浆内，为合成蛋氨酸所必需。它们对光不稳定，光解后形成水钴胺素。在氰存在的条件下变成氰钴胺素。

② 促进叶酸变为有活性的四氢叶酸。维生素 B_{12} 能促使叶酸变为有活性的四氢叶酸，并进入细胞以促使核酸和蛋白质的合成，有利于红细胞的发育、成熟。机体内若缺乏维生素 B_{12}，就会引起巨幼红细胞性贫血。

③ 维生素 B_{12} 对维持精神系统的功能有重要作用。辅酶 B_{12} 参与精神组织中髓鞘脂的合

成，同时它又能保证还原型谷胱甘肽的浓度而有利于糖的代谢，维生素 B_{12} 缺乏会引起神经障碍，幼儿可出现智力减退。

（2）维生素 B_{12} 的缺乏

维生素 B_{12} 少量缺乏或缺乏早期并没有典型的临床症状。一般表现为：疲劳、注意力不集中、记忆力下降、易激怒和抑郁。维生素 B_{12} 的缺乏会导致巨幼红细胞型贫血及神经系统疾患，严重可以致死。

（3）维生素 B_{12} 的供给量和食物来源

中国营养学会于 2000 年 10 月根据美国的调查资料，提出维生素 B_{12} 的每日适宜摄入量（AI）建议值，建议成年人的 AI 值为 2.4 μg/d，孕妇 2.6 μg/d，乳母 2.8 μg/d。

膳食中的维生素 B_{12} 来源于动物性食品，主要为肉类、动物肝脏、鱼、禽、贝壳类及蛋类，乳及乳制品中含有少量。植物性食品中基本不含维生素 B_{12}。

6. 烟酸

烟酸也称作维生素 PP，耐热，能升华。烟酸又名尼克酸、抗癞皮病因子，在人体内还包括其衍生物烟酰胺或尼克酰胺。烟酸是人体必需的 13 种维生素之一，是一种水溶性维生素，属于维生素 B 族。烟酸在人体内转化为烟酰胺，烟酰胺是辅酶 I 和辅酶 II 的组成部分，参与体内脂质代谢、组织呼吸的氧化过程和糖类无氧分解的过程。

烟酸是不吸湿、稳定的白色结晶，味苦，在 230 ℃升华而不分解，能溶于水与乙醇，但不溶于乙醚；而烟酰胺则呈白色粉状，水溶性高，1 g 烟酰胺可溶于 1 mL 水和 15 mL 乙醇中，也不溶于乙醚。烟酸不易被光、空气和热的作用而破坏，在碱性环境中也稳定，在植物组织中常以烟酸形式存在，在动物组织中则以烟酰胺形式存在。两种形式有同等活性。

（1）生理功能

烟酸主要以辅酶的形式存在于食物中，经消化后在胃及小肠中吸收。吸收后以烟酸的形式经门静脉进入肝脏。

① 构成辅酶 I（Co I）或烟酰胺腺嘌呤二核苷酸（NAD）及辅酶 II（Co II）或烟酰胺腺嘌呤二核苷酸磷酸（NADP）。烟酸在体内与腺嘌呤、核糖和磷酸结合构成辅酶 I 和辅酶 II，在生物氧化还原反应中起到电子传递载体或递氢体的作用。

② 葡萄糖耐量因子的组成成分。烟酸与铬一样，是葡萄糖耐量因子的组成部分。烟酸在其中的作用还不清楚。

③ 保护心血管。大剂量的烟酸对复发性、非致命的心肌梗死有一定的保护作用，但烟酰胺无此作用，其原因不详。

（2）烟酸的缺乏

烟酸的缺乏可引起癞皮病，此病起病缓慢，常有前驱症状，如体重减轻、疲劳乏力、记忆力差、失眠等。如不及时治疗，则出现皮炎（Dermatitis）、腹泻（Diarrhea）和痴呆（Depression），因这几类病症的英文名称都以 D 开头，又称癞皮病"3D"症状。

（3）供给量和食物来源

烟酸的参考摄入量应考虑能量的消耗和蛋白质的摄入情况。能量消耗增加，烟酸的摄入量也应适当增加；蛋白质摄入量增高，其中的色氨酸在人体内可以转化为烟酸。故烟酸的供给量应与热量成正比。我国营养学会 2013 年推荐烟酸的 RNI：成年男性为 15 mgNE/d，女性为 12 mgNE/d。

膳食中烟酸的参考摄入量采用烟酸当量（NE）为单位，换算公式为：NE（mg）=烟酸（mg）+1/60 色氨酸（mg）。

烟酸及烟酰胺广泛存在于动植物组织中，但多数含量较少，其中含量丰富的为酵母、花生、全谷、豆类及肉类，特别是肝脏。一些植物（如玉米）中的含量并不低，但其中的烟酸与碳水化合物或小分子的肽共价结合，而不能被人体吸收利用。所以，以玉米为主食的人群易发生癞皮病，但加碱处理后游离烟酸可以从结合型中释放而易被机体利用。

为预防烟酸缺乏，膳食中必须有足够的蛋白质和 B 族维生素供给，并注意食物中烟酸的质和量。异烟肼是烟酸的拮抗物，长期服用异烟肼者要注意补充富含烟酸的食物。

具有消化功能障碍、经常腹泻或大量服用磺胺药物和广谱抗生素者，要及时补充烟酸以防止继发性缺乏。在缺氧条件下生活或劳动者都需要增加烟酸的供给量。

7. 叶酸

叶酸的名字来源于拉丁文 "folium"（意思是叶子）。由米切尔（H. K. Mitchell，1941）及其同事从菠菜叶中提取纯化出来，命名为叶酸。叶酸作为重要的一碳载体，在核苷酸合成、同型半胱氨酸的甲基化等诸多重要生理代谢功能方面有重要作用。叶酸在快速的细胞分裂和生长过程（如婴儿发育、怀孕）中有尤其重要的作用。叶酸能促进骨髓中的幼细胞发育成熟，形成正常形态的红细胞，从而避免贫血。

叶酸纯品是橙黄色结晶，无味、无嗅，微溶于热水，不溶于醇、乙醚等有机溶剂。在碱性或中性溶液中对热稳定，易被酸和光破坏，在酸性溶液中温度超过 100 ℃即分解。在室温下储存食物中的叶酸很易损失。食物中的叶酸经烹调加工后损失率可高达 50%～90%。

（1）生理功能

叶酸在人体许多代谢的生化过程中起着重要的作用。叶酸对氨基酸、嘧啶和嘌呤代谢中极重要的单碳转递起着关键性作用，对核蛋白的合成起辅酶作用，对嘌呤环中碳 2 及 8 的合成都是不可缺少的。

单谷氨酸叶酸中的喋酰基可在二氢叶酸还原酶的催化作用下变成 7，8-二氢叶酸（FH_2），再进一步还原成 5，6，7，8-四氢叶酸（FH_4）。许多细胞内的酶反应也必须有 FH_4 参与。含有 4 氨组的叶酸类似物（氨甲喋呤）对 FH_2 还原酶有强烈抑制作用，影响 FH_2 及 FH_4 的合成作用，产生细胞毒作用，因此可被利用为抗癌（包括抗白血病）药物。

FH_4 的喋啶部分可与多种单碳碎片结合，这些碎片参与体内许多生化过程，特别是嘌呤、嘧啶及 DNA 的合成。在脱氧尿嘧啶核苷酸（dUMP）的甲基化为脱氧胸腺嘧啶核苷酸（dTMP）的过程中就需要 FH_4 传递单碳基。如因叶酸或维生素 B_{12} 缺乏，dTMP 的合成受到限制，即可导致 DNA 合成障碍而产生巨幼细胞贫血。在 DNA 合成过程中，半胱氨酸转变为蛋硫氨酸也需要维生素 B_{12} 和叶酸的辅酶作用。

叶酸对组氨酸的代谢也很重要。FH_4 缺乏时能引起亚胺甲基谷氨酸（FIGLU）的积聚。亚胺甲基谷氨酸是组氨酸的代谢产物，需要 FH_4 将它转变为谷氨酸。正常人的尿内含有极少量或不含亚胺甲基谷氨酸。当叶酸缺乏时，尿内亚胺甲基谷氨酸的排泄量增多，但并不引起症状，此可以作为叶酸缺乏的佐证。

（2）叶酸的缺乏

在正常的情况下，人体所需的叶酸除从食物摄取外，人体的肠道细菌也能合成部分叶酸，一般不会产生叶酸缺乏。但在一些情况下，如膳食供应不足、吸收障碍、生理需要量增加、酗酒等时也会造成体内叶酸的缺乏。

叶酸缺乏首先将影响细胞增殖速度较快的组织，尤其是更新速度较快的造血系统。叶酸缺乏时红细胞中核酸合成会发生障碍，从而影响红细胞的发育和成熟，表现为红细胞成熟延缓、细胞体积增大、不成熟的红细胞增多，同时引起血红蛋白的合成减少，脆性增加，称为巨幼红细胞贫血；另外，还可出现皮炎、腹泻、精神衰弱、萎靡不振等症状，诱发动脉粥样硬化及心血管疾病。儿童叶酸缺乏可造成生长发育不良。叶酸缺乏还可以使同型半胱氨酸向蛋氨酸转化出现障碍，进而导致同型半胱氨酸血症。

孕妇在孕早期缺乏叶酸是引起胎儿神经管畸形的主要原因。神经管闭合发生在胚胎发育的第3～4周，此时叶酸缺乏可引起神经管未能闭合而导致脊柱裂和无脑畸形为主的神经管畸形。所以孕妇应该在孕前1～3个月内注意摄入和补充叶酸，但不应该大剂量地服用，叶酸过量会影响锌的吸收而导致锌的缺乏，使胎儿发育迟缓、低出生体重儿增加，还可诱发惊厥。

（3）叶酸的供给量及食物来源

每日叶酸摄入量维持在 3.1 ug/kg 体重的水平，使体内有适量的储存。中国营养学会于2000年制定了《中国居民膳食叶酸参考摄入量》标准，规定成人（18周岁以上）为400 ug/d。常见食物中叶酸含量见表1-18。

表1-18 我国部分常用食物的叶酸含量　　　　　　　　　　ug/（100 g）

名称	含量	名称	含量	名称	含量
猪肝	236.4	绿豆	16.5	芹菜	41.7
猪肾	49.6	菠菜	347.0	西红柿	132.1
瘦猪肉	8.3	小白菜	115.7	香菇	41.3
牛肉	3.0	油菜	148.7	豇豆	66.0
羊肉	2.0	蒜苗	90.7	豌豆	82.6
鸡肝	80.0	韭菜	61.2	橘	52.9
鸡肉	5.0	茼蒿菜	114.4	香蕉	29.7
鸡蛋	75.0	卷心菜	39.6	苹果	6.3
鸭蛋	24.4	生菜	49.6	菠萝	24.8
带鱼	2.0	洋葱	32.9	葡萄	9.9
草鱼	1.5	莴笋	18.2	山楂	24.8
鲤鱼	1.5	西葫芦	40.7	草莓	33.3
胖头鱼	2.3	青椒	14.6	西瓜	4.0
黄花鱼	4.2	红苋菜	330.6	杏	8.2
虾	26.4	竹笋	95.8	梨	8.8
海米	24.8	绿豆芽	24.8	桃	3.0
鲜牛奶	5.5	黄瓜	12.3	蜂蜜	52.6
奶粉	42.7	扁豆（四季豆）	49.6	核桃	102.6
黄豆	381.2	辣椒	69.4	花生	104.9
青豆	28.1	茴香	120.9	大米	32.7

续表

名称	含量	名称	含量	名称	含量
腐竹	147.6	小萝卜	22.5	面粉	24.8
红小豆	23.1	菜花	29.9	玉米粉	41.3
豆腐	66.1	土豆	15.7	小米	38.7
豆腐干	57.9	胡萝卜	33.1		

注：中国农业大学食品学院测定。

知识拓展

补充维生素要注意的禁忌

维生素 A：服用维生素 A 时需忌酒。维生素 A 的主要功能是将视黄醇转化为视黄醛，而乙醇在代谢过程中会抑制视黄醛的生成，严重影响视循环和男性精子的生成功能。

维生素 AD：服用维生素 AD 时忌粥。粥或米汤中含有脂肪氧化酶，能溶解和破坏脂溶性维生素，导致维生素 AD 和维生素 D 流失。

维生素 B_1：蛤蜊和鱼类中含有一种能破坏维生素 B_1 的硫胺类物质，因此服用维生素 B_1 时应忌食鱼类和蛤蜊。

维生素 B_2：高纤维类食物可增加肠蠕动，并加快肠内容物通过的速度，从而降低维生素 B_2 的吸收率；高脂肪膳食会提高维生素 B_2 的需要量，从而加重维生素 B_2 的缺乏。因此，服用维生素 B_2 时应忌食高脂肪食物和高纤维类食物。

维生素 B_6：食物中的硼元素与人体内的消化液相遇后，若再与维生素 B_6 结合就会形成络合物，从而影响维生素 B_6 的吸收和利用。因此，服用维生素 B_6 时应忌食含硼食物。一般含硼丰富的食物有黄瓜、胡萝卜、茄子等。

案例分析

一名 60 岁的老年人（男性），腰背部和下肢疼痛，在活动时疼痛加剧，上楼梯或从座位上站起来时吃力，病情严重时走路困难。

1. 根据以上症状分析该老年人可能是哪种营养素缺乏疾病。
2. 应该如何补充营养素？给出膳食建议。

知识结构图表

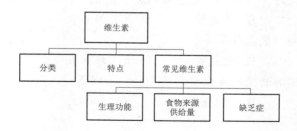

能力训练

查找相关资料，分析一下哪些人群容易缺乏维生素D，缺乏维生素D会出现哪些营养缺乏症，怎样对这类人群进行膳食指导。

项目小结

本章介绍了各种营养素的生理功能、食物来源和供给量等知识。通过本章的学习，学生能够掌握各种营养素的生理功能、特性、食物来源、供给量及缺乏病。了解食物蛋白质、脂肪营养价值的评价，了解影响矿物质和维生素的生物有效性因素，了解膳食中各种营养素和能量供给量对人体健康的影响。

案例讨论

1. 王某，女性，25岁，半年前无明显诱因头晕、乏力，家人发现其面色不如以前红润，经常感冒发烧，但能正常上班。最近症状加重，到医院就诊。

（1）请判断其可能是什么病症。

（2）在治疗过程中，医生嘱其增加维生素C的摄入量，请问维生素C的作用是什么？

（3）能有效防治该症的食物有哪些？（列举三种吸收较好的食物）

2. 张女士20岁。最近一个来月感到眼部不适、发干，有畏光、流泪等症状，因此到医院就诊。医生通过相关信息、体格检查和实验室检测诊断为干眼症。请回答：

（1）该病是由于缺乏何种维生素引起的？

（2）该病症的早期症状是什么？

（3）请给予张某全面的膳食建议。

同步测试

一、选择题

1. 下列不属于产能营养素的是（   ）。

   A. 蛋白质　　　　　　B. 脂肪　　　　　　　C. 碳水化合物　　　　D. 维生素

2. 在人体可以转化为酪氨酸的氨基酸是（   ）。

   A. 色氨酸　　　　　　B. 赖氨酸　　　　　　C. 苯丙氨酸　　　　　D. 蛋氨酸

3. 计算氨基酸模式时，下列哪种氨基酸的含量为1？（   ）。

   A. 亮氨酸　　　　　　B. 苏氨酸　　　　　　C. 赖氨酸　　　　　　D. 色氨酸

4. 大豆的第一限制性氨基酸是（   ）。

   A. 色氨酸　　　　　　B. 赖氨酸　　　　　　C. 缬氨酸　　　　　　D. 蛋氨酸

5. 成年人每日胆固醇的摄入量应控制在（   ）以下。

   A. 100 mg　　　　　　B. 300 mg　　　　　　C. 500 mg　　　　　　D. 800 mg

6. 目前认为膳食饱和脂肪酸供能应低于一日总能量的（　　　）。

    A. 5%   B. 7%   C. 10%   D. 15%

7. 混溶钙池是指（　　　）。

    A. 骨骼钙   B. 牙齿钙

    C. 血浆钙   D. 软组织、细胞外液和血液中的钙

8. "克汀病"是由于缺乏（　　　）导致的。

    A. 钙   B. 铁   C. 碘   D. 锌

9. 下列含碘丰富的食物是（　　　）。

    A. 海带   B. 菠菜   C. 茄子   D. 竹笋

10. 青春期发育迟缓可能是缺乏（　　　）。

    A. 钙   B. 铁   C. 锌   D. 铜

11. 缺乏维生素 A 会引起（　　　）。

    A. 干眼病   B. 癞皮病   C. 脚气病   D. 佝偻病

12. 煮饭加碱，损失最多的营养素是（　　　）。

    A. 蛋白质   B. 脂肪   C. 碳水化合物   D. 维生素 B_1

13. 维生素 C 的良好来源是（　　　）。

    A. 谷类   B. 新鲜蔬菜和水果   C. 肉类   D. 乳类

14. 每日人体内代谢产生的内生水约为（　　　）。

    A. 1 200 ml   B. 1 000 ml   C. 300 ml   D. 100 ml

二、简答题

1. 什么是蛋白质的互补作用？蛋白质互补的原则是什么？

2. 脂类有哪些重要的生理功能？

3. 碳水化合物的重要生理功能有哪些？

4. 钙有哪些重要生理功能？

5. 食物中影响钙吸收的因素有哪些？

6. 水的重要生理功能有哪些？

7. 维生素分为哪两大类？各自的特点是什么？

延伸阅读

1. www.51ttyy.com。

2. www.food.39.net。

3. 中国营养健康网。

4.《顾中一说：我们到底应该怎么吃？》（顾中一著，科学技术文献出版社，2015 年 1 月出版）

各类食物的营养价值

学习目标

1. 知识目标

（1）了解各类食物的结构特点及加工烹调对食品营养价值的影响；

（2）掌握谷类、薯类、豆类、蔬菜、水果、肉、奶等各类食品的化学组成、营养价值及影响其营养价值的多种因素。

2. 技能目标

（1）了解各类食物营养价值的测定指标；

（2）掌握蛋白质互补的原则和评价方法。

项目导读

食品是供给人体热能及各种营养素的物质基础，食品的种类繁多，依据其性质和来源可大致分为：动物性食品（如畜禽肉类，鱼、虾等水产食品，奶和蛋等）；植物性食品（如粮谷类、豆类、蔬菜、水果等）。

食品的营养价值通常是指食品中所含营养素和热能满足人体营养需要的程度。营养价值的高低取决于食品中所含营养素种类是否齐全、数量多少、相互比例是否适宜、是否易消化吸收及加工烹调的影响。

子项目一　植物性食物的营养价值

内容阐述

一、粮谷类和薯类

粮谷类是供给人体热能最主要的来源，如小麦、黑麦、水稻、玉米、小米、高粱等，供给人体 70% 的热能和大约 50% 的蛋白质。粮谷类食品在我国人口膳食中的构成比为 49.7%，占有重要地位。同时，粮谷类供给的无机盐和 B 族维生素也在膳食中占相当大的比重。

薯类除了提供丰富的碳水化合物外，还有较多的膳食纤维、矿物质和维生素，兼有谷物和蔬菜的双重作用。近年来，薯类的营养价值和药用价值逐渐被人们所重视，这里主要介绍马铃薯和红薯。

（一）粮谷类食品的营养价值

1. 粮谷类的结构

粮谷类籽粒都有相似的结构，均由三部分组成，即含有一个位于中心且富含蛋白质和淀粉的胚乳、保护性外壳皮层，以及位于种子底部附近的胚或胚芽，如图 2-1 所示。

以小麦籽粒为例，皮层亦称麸皮，由外向里依次为表皮、外表皮、内表皮、种皮、珠心层、糊粉层。糊粉层又称内皮层，富含维生素和矿物质。

胚乳含有大量的淀粉和蛋白质，易被人体消化吸收，是制粉过程中主要的提取部分。胚乳含量越多，出粉率越高。胚乳中蛋白质的数量和质量是影响面粉品质的决定因素，应在制粉中尽量提出，使麦皮少含粉，粉内少含麸皮。

胚又称胚芽，含相当高的蛋白质（25%）、糖（18%）、油脂（48%）和灰分（5%），不含淀粉，含有较多的 B 族维生素，其中以维生素 B_1 含量最多。胚芽还含有多种酶类，最重要的是麦芽淀粉酶、蛋白酶、脂肪酶和填酸酶。富含维生素 E，可达 500 mg/kg。碳水化合物主要是蔗糖和棉子糖，胚芽中含有较多不饱和脂肪酸，容易氧化变质，混入

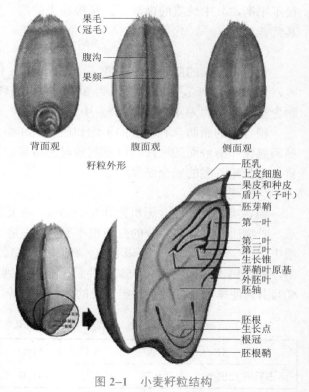

图 2-1　小麦籽粒结构

面粉中会使面粉不易保存并影响粉色，所以在加工高精度面粉时不应把胚芽混入面粉中。

2. 粮谷类的营养

粮谷类产品受品种、地理和气候及其他因素不同的影响，其组分含量也有所不同。一般含水 10%～14%、碳水化合物 58%～72%、蛋白质 8%～13%、脂肪 2%～5%、不易消化的纤维素 2%～11%，每 100 g 含有 1 256～1 465 kJ 的热量。

（1）碳水化合物

碳水化合物是粮谷类籽粒中含量最高的化学成分，约占籽粒总质量的 70%，主要包括淀粉、纤维素以及各种游离糖和戊聚糖。

植物淀粉一般可分为直链淀粉和支链淀粉两种，直链淀粉含量为 20%～25%，可以被 β-淀粉酶完全水解成麦芽糖，而支链淀粉只有 54% 能被 β-淀粉酶水解，故支链淀粉较难消化。

糯米粮食的淀粉几乎全部是支链淀粉，故较难消化。纤维素是构成籽粒细胞壁的主要成分，占籽粒总质量的 1.9%～3.4%。

（2）蛋白质

粮谷类籽粒中的蛋白质含量一般为 8%～16%，平均为 13%左右。粮谷类蛋白质的含量与品种、气候及生长条件有很大关系。一般来讲，在我国硬麦的蛋白质含量高于软麦；北方冬小麦含量最高，北方春小麦其次，南方冬小麦最低。粮谷类籽粒的各个部分都含有蛋白质，但分布很不均匀。蛋白质含量从高到低的顺序依次为胚乳（72%）、糊粉层（15%）、胚（8%）、种皮（4%）。

蛋白质的营养品质与其氨基酸的含量和构成有直接关系。粮谷类蛋白质中的氨基酸含量很不平衡，其中赖氨酸最缺乏，是粮谷类的第一限制性氨基酸，通常通过添加赖氨酸来强化其营养价值。

（3）脂肪

粮谷类籽粒的脂肪含量很低，一般为 2%～5%。在粮谷类籽粒各部分中，胚芽中含量最多，为 6%～15%；麸皮次之，为 3%～5%，胚乳最少，为 0.8%～1.5%。但玉米籽粒中的脂肪含量较多，约为 4%左右，荞麦中达 7%。

粮谷类的脂肪含有较多的不饱和脂肪酸和小量的植物固醇、卵磷脂。由于不饱和脂肪酸易因氧化和酶解而酸败，所以在制粉时应尽量除去脂类含量高的胚芽和麸皮，以减少脂类含量，延长粮谷类的安全储藏期。

（4）无机盐

粮谷类籽粒一般含无机盐 1.5%～3%，绝大部分以无机化合物的形式存在，如表 2-1 所示。矿物质在籽粒各部分的分布很不平衡，在胚乳中占 0.30%～0.40%，胚中占 5%～7%，皮层中占 7%～10%，由此可以看出，麸皮的矿物质含量比胚乳要高 20 倍左右。粮谷类含磷较多，但含钙不多，约为 0.05%，并且是以氧化钙的形式存在，几乎大部分不能被机体利用，60%由粪便排出。各种粮谷类籽粒的含铁量不等，一般为 1～5 mg/（100 g）。

表 2-1　小麦中的矿物质（灰分）成分

成　　分	P_2O_5	K_2O	MgO	CaO	Fe_2O_3	SiO_2	SO_2
占籽粒比例/%	0.79	0.52	0.20	0.05	0.04	0.03	0.01

（5）维生素

粮谷类籽粒中主要含有 B 族维生素、泛酸和维生素 E，维生素 A 的含量很少，几乎不含维生素 C 和维生素 D。

各种维生素在粮谷类籽粒不同部分中的分布很不均匀，水溶性 B 族维生素主要集中在胚和糊粉层；脂溶性维生素 E 主要集中在胚芽内，胚乳中极少。

3. 常见谷物的营养价值

（1）小麦

小麦含有 12%～14%的蛋白质，而面筋占总蛋白质的 80%～85%，主要是麦胶蛋白和麦麸蛋白，它们遇水后膨胀成富有黏性和弹性的面筋质。此外，小麦粉中还含有脂肪、B 族维生素和维生素 E，由于脂肪、维生素和矿物质主要分布在小麦粒的胚芽和糊粉层中，因此小麦粉加工精度越高，面粉越白，其中所含的淀粉越多，而维生素和矿物质含量就越低。标准粉和普通粉除筋力和色泽不如精粉外，其营养价值均高于精粉。

（2）荞麦

荞麦的营养价值比米、面都高。荞麦的蛋白质中氨基酸构成比较平衡，维生素 B_1、维生素 B_2 和胡萝卜素含量相当高，还含有多种独特成分，如苦味素、荞麦碱、芦丁等黄酮物质，可以预防心血管疾病、糖尿病、青光眼、贫血等疾病。

（3）大米

大米的蛋白质主要为谷蛋白。大米的营养价值与其加工精度有直接关系，相比糙米，精白米中蛋白质减少 8.4%，脂肪减少 56%，纤维素减少 57%，钙减少 43.5%，维生素 B_1 减少 59%，维生素 B_2 减少 29%，尼克酸减少 48%。

（4）玉米

玉米中含有的蛋白质为 8%～9%，主要为玉米醇溶蛋白，玉米蛋白质中赖氨酸和色氨酸含量约为 4.5%。玉米所含的维生素 E 和不饱和脂肪酸主要集中在玉米胚芽中，主要为不饱和脂肪酸，还有谷固醇、卵磷脂等。

（5）小米

小米中蛋白质主要为醇溶谷蛋白，其中赖氨酸含量很低，而蛋氨酸、色氨酸和苏氨酸较其他谷类高。小米中含有较多的硫胺酸、核黄素和 β-胡萝卜素等多种维生素。

（6）高粱米

高粱米中蛋白质含量 9.5%～12%，主要为醇溶谷蛋白，其中亮氨酸含量较高，但其他氨基酸的含量较低。由于高粱米中含有一定量的鞣质和色素，因此蛋白质的吸收利用率较低。高粱米中的脂肪和铁含量比大米高。

（7）黑米

黑米中蛋白质高于大米，所含锰、锌、铜等矿物质大都较大米高 1～3 倍，更含有大米所缺乏的维生素 C、叶绿素、花青素、胡萝卜素及强心甙等特殊成分，因而黑米比普通大米更具营养，是稻米中的珍品，被称为"补血米""长寿米"。我国民间有"逢黑必补"之说。

（二）薯类食品的营养价值

薯类包括马铃薯、红薯、木薯等，是中国人日常膳食的重要组成部分。传统观念认为，薯类主要提供碳水化合物，通常把它们与主食相提并论。但是现在发现薯类除了提供丰富的碳水化合物外，还有较多的膳食纤维、矿物质和维生素，兼有谷物和蔬菜的双重作用。近年来，薯类的营养价值和药用价值逐渐被人们所重视。

1. 马铃薯

马铃薯又叫土豆、山药蛋、洋芋、荷兰薯等，属块茎类作物，既可作为蔬菜，也可作为主食，营养丰富，素有"第二面包""第三主食"的美誉。目前在我国，马铃薯的种植面积和总产量虽然都居世界首位，但利用率并不高，具有较大的开发利用前景。

（1）马铃薯的营养价值

马铃薯块茎中的水分占 63%～87%，其余大部分为淀粉和蛋白质。马铃薯中的淀粉占 8%～29%，由直链淀粉和支链淀粉组成，支链淀粉占 80% 左右。除了淀粉外，马铃薯还含有葡萄糖、果糖、蔗糖等碳水化合物，故其具有甜味，经过贮藏后糖分会增加。马铃薯中蛋白质含量为 0.8%～4.6%。含有人体必需的 8 种氨基酸，尤其是谷类作物中缺乏的赖氨酸和色氨酸含量丰富，是植物性蛋白质良好的补充。马铃薯脂肪含量低于 1%。

马铃薯含有丰富的维生素，尤其是维生素 C 和胡萝卜素含量每百克分别可达 25 mg 和 40 μg 视黄醇当量，可与蔬菜媲美，是天然抗氧化剂的来源。此外，维生素 B_1、维生素 B_2、维生素 B_6 含量也很丰富。马铃薯块茎中的矿物质含量为 0.4%～1.9%，以钾含量最高，占 2/3 以上。其他无机元素如磷、钙、镁、钠、铁等的含量也较高，在人体内代谢后呈碱性，对平衡食物的酸碱度有重要作用。

（2）马铃薯的药用保健价值及其合理利用

马铃薯富含淀粉和蛋白质，脂肪含量低，其含有的维生素和矿物质有很好的防治心血管疾病的功效。如马铃薯含有丰富的钾，对于高血压和中风有很好的防治作用，含有的维生素 B_6 可防止动脉粥样硬化。马铃薯块茎中含有的多酚类化合物如芥子酸、香豆酸、花青素、黄酮等，具有抗氧化、抗肿瘤和降血糖、降血脂等保健作用。

马铃薯有着丰富的营养价值和保健作用，但是马铃薯本身也含有一些毒素，食用不当会造成食物中毒。龙葵素是马铃薯中的一类毒素，主要存在于发芽马铃薯的芽中，可导致溶血和神经症状。

2. 红薯

红薯又名甘薯、红苕、红芋、白薯、番薯、甜薯和地瓜等，是我国人民喜爱的粮、菜兼用的大众食品，有极高的营养和保健价值。

（1）红薯的营养价值

红薯块根中的水分占 60%～80%，淀粉占 10%～30%，可用于加工各种淀粉类产品。红薯中膳食纤维的含量较高，可促进胃肠蠕动，预防便秘，并有很好的降胆固醇和预防心血管疾病的作用。红薯中蛋白质含量为 2%左右，赖氨酸含量丰富，红薯与米面混吃正好可发挥蛋白质的互补作用，提高营养价值。

红薯中含有丰富的维生素，尤其是胡萝卜素和维生素 C 的含量每百克分别可高达 125 μg 视黄醇当量和 30 mg，这些抗氧化营养素的存在是红薯具有抗癌功效的重要原因。此外，红薯中还含有较多的维生素 B_1、维生素 B_2 和烟酸，矿物质中钙、磷、铁等元素含量较多。

（2）红薯的药用保健价值及其合理利用

我国明代著名医药家李时珍在《本草纲目》中记载"红薯补虚乏，益气力，健脾胃，强肾阴"，并指出红薯性味甘平，有补脾胃、养心神、益气力、活血化瘀、清热解毒等功效。从现代营养学的观点看，红薯对癌症和心血管疾病这两大危害人类健康的疾病均有较好的防治作用。日本科学家发现，在具有防癌保健作用的 12 种蔬菜中，红薯的防癌功效名列榜首，被誉为"抗癌之王"。

红薯含有的能量较低而饱腹感强，微量营养素含量丰富，所以还是一种理想的减肥食品。红薯不宜一次大量食用，尤其是不宜生吃。因为红薯含有较多的糖，会刺激胃酸的分泌，胃收缩后胃液返流至食管有烧心感。吃烤红薯则可减轻这种症状。将红薯洗净切成小块，与粳米同煮红薯粥，对老年人更为适宜。

二、豆类食品的营养价值

大豆是我国七大粮食作物之一和四大油料作物之一，兼有粮、油两者之长。大豆含有丰富的营养成分，大约含 40%的蛋白质、18%的脂肪、17%的碳水化合物；此外，还含有丰富的维生素，营养价值非其他植物食品可比。

（一）大豆的营养

1. 大豆的种子结构

大豆的种子由种皮、子叶、种胚组成，成熟的大豆种子只有种皮和胚两部分，是典型的双子叶无胚乳种子，如图 2-2 所示。

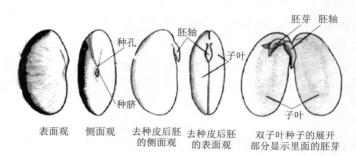

图 2-2　大豆种子结构

大豆种皮除糊粉层含有一定量的蛋白质和脂肪外，其他部分都是由纤维素、半纤维素、果胶质等组成。胚主要以蛋白质、脂肪、碳水化合物为主。

2. 大豆的营养

大豆的主要营养成分有：蛋白质、脂肪、碳水化合物、矿物质、磷脂和维生素等，其含量与大豆的品种、产地、收获时间等有密切关系。

大豆的蛋白质含量一般在 40%左右，个别的品种可达 50%以上。大豆中的蛋白质有86%～88%属于水溶性蛋白质，主要是球蛋白，占水溶性蛋白质的 85%。大豆蛋白质是一种优质的完全蛋白质。氨基酸含量全面，其中赖氨酸的含量特别丰富，而粮谷类食品缺少的正是赖氨酸，因此，在粮谷类食品中添加适量的大豆蛋白质或大豆制品可弥补其缺乏的赖氨酸，使粮谷类食品的营养价值得到进一步的提高。

大豆所含油脂、脂肪酸的种类很多，其中不饱和脂肪酸（主要是亚油酸和亚麻酸）的含量很高，达 60%以上，同时含有丰富的磷脂。大豆的油脂具有较高的营养价值，并且对大豆的风味、口感等方面有很大的影响。大豆制品中含有一定量的油脂，能使其口感滑润、细腻、有香气，否则会感到粗糙涩口。

大豆中的碳水化合物含量约为 25%，主要有蔗糖、棉子糖、水苏糖、淀粉和阿拉伯半乳糖等多糖。除蔗糖和淀粉外，其他都难以被人体所消化，其中有些在人体肠道内还会被微生物利用并产生气体，使人有胀气感。

大豆里的维生素以硫胺素含量较多，还有核黄素、尼克酸、维生素 E，干大豆没有维生素 C，但大豆发芽后维生素 C 含量高。

大豆还含有钙、磷、钾、镁、铁、铜、锌、铝等十余种矿物质。因此，大豆在我们的膳食里不仅是植物蛋白质的来源，而且是优质脂肪、矿物质、维生素的良好来源。

（二）豆制品的营养

豆制品的种类很多，主要有豆腐、豆腐干、豆浆、豆芽、发酵豆制品等。各种大豆制品因加工方法的差异和含水量的高低，其营养价值差别也很大。

豆腐是用黄豆做原料制成的，根据硬度不同分为嫩豆腐和老豆腐。豆腐的营养价值高于黄豆，由于取出了纤维组织，故提高了消化率。豆腐点卤凝固时用的是石膏（硫酸钙）或卤水（氯化钙），因此豆腐内钙的含量也有所提高，100 g 豆腐约含钙 25 mg，但维生素和脂肪会有所流失。

豆浆的营养成分在供给蛋白质上并不亚于鲜乳，铁含量［2.5 mg/（100 g）］超过鲜乳［0.2 mg/（100 g）］十余倍，其不足之处是脂肪和碳水化合物不多，供给的热量较鲜乳低。此外，钙、核黄素比鲜乳少；缺乏维生素 A 和 D 也是其很大的缺陷。若能补充其不足的营养成分，豆浆就可以代替牛乳喂养婴儿。

大豆经发芽后，其抗坏血酸含量一般为 17～20 mg/（100 g），发芽短者含量更高，可达 30 mg/（100 g），因此，豆芽可作为冬季或某些地区缺乏蔬菜时良好的抗坏血酸来源。

三、蔬菜水果的营养价值

蔬菜、水果由许多不同的化学物质组成，这些物质大多数是人体所需要的营养成分，是保持人体健康必不可少的。大多数新鲜蔬菜和水果的水分含量很高，蛋白质、脂肪含量低，同时蔬菜和水果含有一定量的碳水化合物及丰富的矿物质和维生素。水果和蔬菜在膳食中不仅占有较大的比例，而且对增进食欲、帮助消化、维持肠道正常功能及丰富膳食的多样化等方面具有重要的意义。

蔬菜、水果的化学组成与营养

1. 水分

水分是果蔬中含量最高的化学成分，蔬菜和水果中的水分含量很高，一般占 80% 以上，有些种类和品种在 90% 左右，黄瓜、西瓜等瓜类蔬菜的含水量高达 96% 以上，甚至会达到 98%。

2. 碳水化合物

果蔬中的碳水化合物主要以单糖和双糖的形式存在，含糖量为 0.5%～25%。果蔬中含糖量不仅在不同种类和品种间有很大的变动，而且主要存在形式也不同。

在仁果类中，苹果、梨等以果糖为主，葡萄糖和蔗糖次之，苹果所含果糖最多，含量可高达 11.8%。

在核果类中，桃、李、杏等以蔗糖含量较多，可达 10%～16%，而樱桃的蔗糖含量特别少。柑橘类果实均含有大量的蔗糖，特别是在柠檬中含有 0.7% 的蔗糖。

在浆果类中，葡萄、草莓、猕猴桃等主要含有葡萄糖和果糖，蔗糖含量少于 1%，欧洲种葡萄、红穗状醋栗等均不含蔗糖。

蔬菜类中的含糖量一般比果实中低，含糖量较高的蔬菜有胡萝卜、番茄、甜薯、南瓜等。

未成熟果实及根茎类、豆类蔬菜中含淀粉较多，如板栗含淀粉为 16%～42%、马铃薯 14%～25%、藕 12%～19%。

蔬菜和水果是膳食纤维的重要来源，水果中的果胶一般是高甲氧基果胶，蔬菜中的果胶为低甲氧基果胶，果胶通常以原果胶、果胶和果胶酸三种不同的形态存在于果蔬的组织中。原果胶不溶于水，它与纤维素等将细胞与细胞紧紧地结合在一起，使果蔬显得坚实脆硬。果蔬中含果胶较多的有山楂、苹果、柑桔、胡萝卜、南瓜、番茄等。

3. 维生素

各种新鲜蔬菜都含有维生素 C，特别是叶菜类和花菜类的维生素 C 含量最丰富，根菜类次之。蔬菜中如辣椒、雪里蕻、甘蓝、花椰菜、菠菜等的维生素 C 含 35 mg/（100 g）左右或更多。维生素 C 在鲜枣、山楂、猕猴桃、荔枝、柑桔等水果中含量较多。仁果及核果类含维生素 C 均在 10 mg/（100 g）以下。

新鲜果蔬中含有大量的胡萝卜素，如甘蓝、菠菜、胡萝卜、南瓜、芒果、柑橘、枇杷、甜瓜、西瓜等。

维生素 B_1 在豆类蔬菜、芦笋、干果类中含量最多。维生素 B_1 是维持神经系统正常活动的重要成分之一，人体长期缺乏会患脚气病和肠胃功能障碍。

4. 矿物质

蔬菜水果是人体的无机盐的重要来源，对维持机体的酸碱平衡也很重要，如钙、镁、钾、钠、铁、铜、磷、碘等。无机盐是产生和保持人体生理功能必不可少的营养物质，是其他食品难以相比的。许多绿叶蔬菜如油菜、小白菜、雪里蕻、芹菜等都是钙和铁的良好来源，不但矿物质含量高，利用率也较高。有些蔬菜如菠菜、苋菜、洋葱、韭菜等含钙虽多，但同时也含有较多的草酸，草酸与钙结合会形成不溶性的草酸钙，影响人体对钙的吸收和利用。

5. 有机酸

水果蔬菜中含有各种有机酸，主要有苹果酸、柠檬酸、酒石酸和草酸等。果蔬的酸味主要来自有机酸，果蔬保持一定的酸度对维生素 C 的稳定性具有保护作用。不同的果蔬所含有机酸种类、数量及其存在形式不同。柠檬酸、苹果酸、酒石酸在水果中含量较高，蔬菜中的含量相对较少。柑橘类、番茄类含柠檬酸较多，仁果类、核果类含苹果酸较多，葡萄含酒石酸较多，草酸普遍存在蔬菜中，果蔬中的有机酸种类如表 2-2 所示。

表 2-2 果蔬中的有机酸种类

果蔬种类	主要有机酸
桃	苹果酸、柠檬酸
葡萄	酒石酸、苹果酸
菠菜	草酸、苹果酸、柠檬酸
甘蓝	柠檬酸、苹果酸、琥珀酸、草酸
笋	草酸、酒石酸、乳酸、柠檬酸、葡萄醛酸

6. 芳香物质和色素

果蔬具有的香味来源于果蔬中的芳香物质，果蔬中的芳香物质是成分繁多而含量极微的油状挥发性化合物，也称精油，主要成分为醇、酯、酮、醛、萜、挥发性有机酸、内酯和含硫化合物等。

果蔬中的色素种类繁多、结构复杂，它们或显现或被掩盖，多数情况下几种色素同时存在，共同决定着果蔬的颜色。果蔬中的色素主要有叶绿素、类胡萝卜素、花色素和黄酮类色素等。这些色素的分布和含量随果蔬种类、生长发育阶段和环境条件等不同而有很大不同和变化。在许多果蔬的成熟、衰老过程中，叶绿素由于被分解而转黄的变化很明显，因此果蔬是否变黄常被用来作为成熟度和贮藏质量变化的标准。

知识拓展

在生活中如何运用蛋白质互补作用？

蛋白质是构成人体所有细胞的基本物质。此外，人体中最重要的活性物质如酶、激素、抗体等也都是由蛋白质组成的。因此，它是维持生命不可缺乏的营养素。

蛋白质主要存在于禽类（如鸡、鸭、鹅）、畜类（如猪、牛、羊）、鱼类、蛋类、奶类等动物性食品中；植物性食物中以豆类含量最多。这些食物进入人体后经消化被分解成最小的单位即氨基酸，才能被身体吸收利用。动、植物食物蛋白质含有二十多种氨基酸，但有 8 种氨基酸是人体不能合成的，必须从食物中摄取，称为必需氨基酸。

不同的食物含有不同的必需氨基酸，奶类、蛋类的蛋白质含有较多的必需氨基酸，各氨基酸之间配比合理，才能完全为身体利用来合成人体的蛋白质。其氨基酸分值定为 100，生理价值高。米的蛋白质分值为 65，其中赖氨酸含量较低，不能全部合成人体蛋白质。大豆的蛋白质含赖氨酸高。

安排膳食时如能同时吃入几种不同食物的蛋白质，则氨基酸之间常可盈缺互补，从而提高膳食中蛋白质的生理价值，这就是蛋白质互补作用。例如面粉与大豆及其制品同吃，大豆蛋白质中丰富的赖氨酸可补充小麦蛋白质中赖氨酸的不足，从而使面、豆同食时蛋白质的生理价值提高。在生活中类似的例子很多，如素什锦以豆制品、蘑菇、木耳、花生、杏仁配在一起；腊八粥以大米、小米、红豆、绿豆、栗子、花生、枣等一起煮食，可以达到蛋白质互补作用，比单吃一种食物时蛋白质的利用率高。

案例分析

据 2016 年 1 月国内新闻报道，北京居民的粮谷类食品摄入量大幅下降，低于全国水平。日前，市疾病预防控制中心专家做客首都之窗时提出，北京居民本身在粮谷类食品摄入不足的情况下，吃的主食还都是精细的部分。专家建议市民多吃粗粮，增加深色蔬菜的摄入。

对北京居民一日三餐的营养问题，市疾病预防控制中心营养与食品卫生主任医师黄磊介绍，随着经济的发展，改革开放以后主副食发生了很多的变化。"肉类吃得多了，蔬菜和水果吃得多了，只是粮谷类下降得太多了。"

黄磊说，全国的谷物消费平均水平是 355 g，按照中国居民平衡膳食应该是 300～500 g，北京城区有相当多的人谷物消费是低于 300 g 的。作为中国的传统膳食，粮谷类应该作为主食，摄入粮谷类的数量要足够。

北京市民吃得过于精细，米面加工得越精细，维生素和矿物质损失得就越多。虽然与 20 年前比，我们米面吃得多了，但很少有其他的粗粮作为主食。

专家提出居民存在深色蔬菜摄入不足的问题。"与 2002 年相比我们摄入的蔬菜总量是增加了，但是居民对绿叶类的蔬菜摄入减少。总量是增加的，但是深色蔬菜摄入是较少的。"黄磊建议，居民应该注意多食用绿叶蔬菜，比如韭菜、木耳菜、苋菜、菠菜等。

试讨论什么原因造成北京居民深色蔬菜摄入不足？

子项目二　动物性食物的营养价值

一、畜禽肉类的营养价值

畜禽肉包括动物机体的肌肉、脂肪组织、结缔组织、内脏、脑等部分，是人体需要的优质蛋白质、脂肪、矿物质和维生素的主要来源。我国居民常食用的畜肉有猪肉、牛肉、羊肉、驴肉、兔肉等；禽肉有鸡肉、鸭肉、鹅肉、鸽子肉等。

（一）蛋白质

畜禽肉类蛋白质含量因畜禽种类不同而不同，为 10%～20%。畜肉中，猪肉蛋白质含量平均为 13.2%，牛肉可达 20%，羊肉介于猪肉和牛肉之间；禽肉中，鸡肉的蛋白质含量较高，约为 20%，鸭肉的蛋白质含量约 16%，鹅肉的蛋白质含量约为 18%。

畜禽肉的蛋白质为完全蛋白，其必需氨基酸种类齐全，含量丰富，构成及比例接近人体需要，易于被人体充分利用，营养价值较高，是优质蛋白。

（二）脂肪

畜禽脂肪多积聚于皮下、肠网膜、心、肾周围结缔组织及肥肉之中，其含量因动物种类、育肥情况而有很大差别，一般平均含量为 10%～30%。脂肪的成分多为硬脂酸、软脂酸和油酸，总体以饱和脂肪酸为主。肥肉中的脂肪约占 90%。禽肉中，鸡肉脂肪含量约为 2%，但水禽类明显增高，为 7%～11%。畜禽肉类脂肪中还含有少量卵磷脂和胆固醇。畜禽肉类脂肪的熔点和人体体温相近，其中猪油稍低，牛油、羊油略高，故其消化率较低。畜禽肉类脂肪组成中不饱和脂肪酸，如亚油酸、α-亚麻酸及花生油烯酸的含量较植物油低，而饱和脂肪酸含量比植物油高。由于饱和脂肪酸可使血胆固醇升高，所以冠心病患者要少食动物脂肪。

（三）矿物质

畜禽肉类中含矿物质一般为 0.8%～1.2%，含钙较少，含铁、磷较多。肝在动物内脏中营养价值最高，含有磷、硫、钙、铁、铜等。肾脏中含铁较高。畜肉中具有最显著营养作用的矿物质是铁，铁在肉中主要以血红素铁形式存在，其生物学有效性远优越于非血红素铁。

（四）维生素

畜禽肉类可提供多种维生素，主要是 B 族维生素如维生素 B_1、维生素 B_2、烟酸等和维生素 A。猪肉中富含维生素 B_1，牛肉中叶酸含量较高。动物内脏的维生素含量较高，肝脏的维生素 A 含量较高，尤其以羊肝为最高。禽肉中还含有维生素 E。

（五）含氮浸出物

含氮浸出物为非蛋白质的含氮物质，如游离氨基酸、磷酸肌酸、核苷酸类及肌苷、尿素等。这些物质能左右肉的风味，是肉香气的主要来源。

禽类所含的含氮浸出物比畜类高，因此禽类炖汤味道更加鲜美。另外，含氮浸出物随动物的年龄而异，幼禽肉汤中含氮浸出物比老禽肉汤中含量少，所以幼禽肉的汤汁不如老禽肉汤汁鲜美，这也是一般人喜欢用老母鸡煨汤而用仔鸡爆炒的原因。就不同禽类来比较，野禽肉比家禽肉含有更多的浸出物质，能使肉汤带有强烈的刺激味，甚至使肉汤失去香味，因此野禽肉最好用煎、炒、焖的烹调方法食用。

二、水产品的营养价值

水产类包括各种海鱼、河鱼和其他各种水产动植物，如虾、蟹、蛤蜊、海参、海蜇和海带等。它们是蛋白质、无机盐和维生素的良好来源。我国水产品资源丰富，所产鱼类达 1 500 种以上，鱼类的营养成分随鱼龄、品种、鱼体部位、生产季节及地区而异。尤其蛋白质含量丰富，比如 500 g 大黄鱼中蛋白质含量约等于 600 g 鸡蛋或 3.5 kg 猪肉中的含量。水产品中藻类的一般营养成分与水产动物的差异较大，粗蛋白和粗脂肪的含量较低，糖的含量较高。

（一）蛋白质

鱼类是蛋白质的良好来源，一般鱼类中的蛋白质含量为 15%～20%，如桂花鱼含蛋白质为 18%、对虾为 20.6%、河虾为 17.5%、河蟹为 14.6%、紫菜为 20.3%等。鱼类蛋白质的氨基酸组成与人体组织蛋白质的组成相似，因此生理价值较高，属优质蛋白。鱼类肌纤维较细短，间质蛋白较少，且结构疏松，水分含量较多，故肉质柔软细嫩，比畜、禽更易被人体消化吸收，其消化吸收率为 85%～90%，比较适合病人、老年人和儿童食用。水产动物的必需氨基酸含量与组成都略优于禽畜产品，它们的必需氨基酸含量占氨基酸总量的比例比较如下：贝类等于或略低于优质蛋白鸡蛋、牛肉、羊肉与猪肉；虾蟹类、鱼类和中华鳖则高于禽畜食品，其中杂色蛤与中华鳖的蛋白质含量最高。

（二）脂肪

鱼类的脂肪含量为 1%～10%，一般为 3%～5%。鱼类的脂肪含量与组成和畜肉明显不同，不但含量低，且多为不饱和脂肪酸，因此熔点低，极易为人体消化吸收，其消化吸收率可达 95%以上。但鱼类脂肪易被空气氧化，故难保存。鱼类的胆固醇含量一般为 60～114 mg/（100 g）。水产动物含人类所需的亚油酸、亚麻酸、花生四烯酸等必需脂肪酸和 EPA、DHA，因此不仅是优质食物，而且是保健营养品。EPA 和 DHA 具有很强的生理活性，是人类和动物生长发育所必需的物质，能够抗血栓，防止血小板聚合，可用于预防和治疗心肌梗塞、冠心病、脉管炎、脑动脉硬化等多种疾病。同时，DHA 能促进脑细胞的生长发育，经常吃海洋动植物，多吸收 DHA，能活化大脑神经细胞，改善大脑机能。海水鱼的 DHA 含量明显高于淡水鱼类。

（三）无机盐

海产类的无机盐含量比肉类多，鱼肉中的无机盐含量为 1%～2%，主要为钙、磷、钾和碘等。鱼肉含有丰富的碘，淡水鱼含碘为 5～40 μg/（100 g），海水鱼则达到 50～100 μg/（100 g）。鱼肉一般含钙比畜肉要高，虾皮中钙可高达 991 mg/（100 g），海产鱼的含钙量比淡水鱼高。加工成罐头的沙丁鱼和大麻哈鱼是钙和磷的丰富来源，因为罐制过程中鱼骨已经软化，一般可连同肉同时食用而被人体吸收。牡蛎富含铜和锌，锌与大多数酶系统活动有关，缺少锌可推迟男子生殖功能的发育成熟，所以人们常常通过食用牡蛎类食品来促进生殖功能的发育。

海水鱼中还含有锰、钴和硒等微量元素。

（四）维生素

鱼类也是一些维生素的重要来源，如鳝鱼、海鱼、河（海）蟹中的核黄素和尼克酸特别丰富。海鱼的肝及肠含有丰富的维生素 A、D，是膳食和药用鱼肝油维生素的来源。鱼类中维生素 B_1 的含量普遍较低，因为鱼肉中含有硫胺酶，能分解破坏维生素 B_1。鱼类中几乎不含维生素 C，水产植物中则含有较多的胡萝卜素。

三、乳类及制品的营养价值

乳类是营养丰富的食品，乳中含有丰富的蛋白质和脂肪，还含有婴幼儿生长所需要的各种营养成分。牛乳中乳糖含量比母乳少，若代替母乳喂养婴儿，需经适当的调配使其成分接近于母乳。乳类也是老年人、病人及从事脑力劳动和体力劳动等成年人的营养食品。

在动物乳中以牛乳最为重要。此外，还有羊乳和马乳。乳类食品主要能提供优质蛋白质、脂肪、维生素 A、核黄素及矿物质（特别是钙），也提供乳糖，营养全面，易于消化吸收，而且是碱性食物。

（一）乳的营养

乳的成分主要有水分、蛋白质、脂肪、乳糖、无机盐类、磷脂、维生素、酶、免疫体、色素、气体以及其他微量成分。

牛乳中主要成分的含量为：水分 87%～89%；干物质 11%～14%（其中脂肪 3%～5%；蛋白质 2.7%～3.7%；乳糖 4.5%～5%；无机盐 0.6%～0.75%）。正常牛乳的化学成分基本是稳定的，但各种成分也有一定的变化范围，其中变化最大的是乳脂肪，其次是蛋白质，乳糖的含量变化很少。因此，我们可以根据乳的成分变化情况判别乳的质量好坏。

1. 水分

水是乳的主要组成部分，占 87%～89%。水的主要作用是作为固体物的溶媒，溶解无机盐类和气体。

2. 脂肪

牛乳中的脂肪含量由于乳牛的品种、个体牛的健康状况、疾病、饲料及饲养管理等因素的变化而不同，一般含脂肪 3%～5%。

乳脂肪中溶有磷脂、固醇、色素及脂溶性维生素等。乳脂肪与其他动植物脂肪不同，含有 20 种左右的脂肪酸，含 14 碳以下的低级挥发性脂肪酸达 14%左右，其中水溶性挥发性脂肪酸，如丁酸、己酸、辛酸等达 8%左右，而其他油脂只有 1%左右。由于这些脂肪酸在室温下呈液态，易挥发，因此使乳脂肪具有特殊的香味和柔软的质体，但也容易受光线、热、氧、金属（如铜）等的作用使脂肪氧化而产生脂肪氧化味。

3. 蛋白质

牛乳中的蛋白质含量为 2.7%～3.7%，分为两大类：酪蛋白（占乳蛋白质的 80%～83%）和乳清蛋白（占乳蛋白质的 17%～20%）。

牛乳中的必需氨基酸含量很高，其蛋白的可消化性也很高，但是其消化率会因加工而削弱。牛乳的过热处理会造成赖氨酸利用率的下降，若处于 pH 值高于 7 的环境下会发生脱氨基和脱磷酸反应，会对牛乳的营养价值造成不利影响。

4. 碳水化合物

人乳中的碳水化合物主要形式为乳糖，它的浓度范围为 4.5%～5%。乳糖是一种有益的膳食能源，可以促进食物中钙的吸收。乳糖有调节胃酸、促进胃肠蠕动和消化腺分泌的作用，还能助长乳酸菌的增长，抑制腐败菌的生长，对改善婴儿肠道菌丛的分布状况有重要意义。

5. 乳中无机盐

牛乳中的无机盐含量为 0.6%～0.75%，主要有钾、钠、钙、镁、磷、硫、氯及微量成分，其中钙含量为 110 mg/（100 g），易于被人体吸收利用。

牛乳中的铁含量较低，若以牛乳喂养婴儿，应同时补充含铁高的食物。牛乳中富含多种其他元素，如铜、锌、镁、硒、锰和碘等，虽然量很少，但对人体的发育形成和代谢调节起着重要作用。

6. 乳中维生素

牛乳中几乎含有人体所需要的各种维生素。维生素 A 和胡萝卜素的含量较高，其含量决定于饲料中胡萝卜素的含量。牛乳中的维生素 E 含量也高，维生素 E 对热很稳定，并能防止维生素 A 和脂肪的氧化。牛乳是维生素 B_2 的一种很好的来源，初乳中维生素 B_2 含量特别高，较常乳中含量高出近四倍。维生素 B_2 受日光照射会遭受破坏，因此，牛乳要避免日光照射，以保护其中的核黄素不受破坏。

牛乳中还含有相当数量的维生素 B_1，尼克酸的含量较少，因牛乳蛋白质中色氨酸含量高，尼克酸可以由色氨酸在人体内合成，故牛乳又具有抗癫皮病的效果。

（二）乳制品的营养

鲜乳经过加工后可制成许多产品，主要有炼乳、乳粉、奶油、干酪、发酵乳制品及冰淇淋等。

1. 酸乳制品

酸乳制品是将新鲜牛乳加热消毒后接种乳酸菌或加入乳酸发酵剂发酵而成的产品。该制品营养丰富，容易消化吸收。由于牛乳中的乳糖被发酵成乳酸，故对于那些不能摄取饮食中乳糖（乳糖不耐症）的人来说，酸乳是可以接受的，不会出现腹痛、腹泻的现象。

乳酸菌在人体肠道内繁殖产生乳酸，可抑制一些腐败菌的繁殖，调整肠道菌丛，防止腐败菌产生毒素对人体产生不利的影响。有的酸乳制品在发酵过程中，产生乳酸的同时也产生酒精，因此也能增进消化腺的机能、促进食欲、增加肠的蠕动和机体物质的代谢。某些乳酸菌还能形成族维生素，总的来说，酸乳制品在增进人体健康方面具有一定的作用，同时对某些疾病还有治疗效果。

2. 乳粉

乳粉是鲜乳经消毒、脱水、干燥最终制成粉末状态的乳制品。乳粉的种类很多，根据使用原料乳不同可分为全脂乳和脱脂乳；根据加糖与否可分为加糖乳粉和不加糖乳粉；还有添加某些必要的维生素、矿物质和氨基酸及其他营养成分，专为喂养婴儿或病弱者食用的所谓强化乳粉，这种乳粉的利用率高，容易消化吸收，不仅能促进婴儿的正常生长发育，还可以提高其抗感染的能力。

3. 炼乳

甜炼乳是在鲜乳中加入约 15% 的蔗糖，经减压浓缩到原体积的 40% 左右直接装罐。甜炼乳中蔗糖、蛋白质和无机盐的含量不适宜喂养婴儿特别是初生儿。

淡炼乳或称无糖炼乳，是将牛乳浓缩到 1/2～1/2.5 后装罐密封，然后再进行灭菌的一种炼乳。外观呈稀奶油状，在胃酸和凝乳酶的作用下易形成柔软的凝块，较易消化，适合喂养婴儿。

（三）加工烹调对乳类营养价值的影响

乳类加工烹调时一个共同的操作过程为热处理，热处理与各种乳制品的质量有很大关系，也是加工中的一个重要问题。

在乳品工业中人们非常关心的一个实际问题是乳清蛋白值的加热变化。如牛乳蒸煮味的产生、抗氧性的发现、凝固性的降低、赋予牛乳以软凝块化、防止淡炼乳在保藏过程中变稠、脱脂乳粉烘烤型的改进等现象，都直接或间接地与乳清蛋白的加热变性有关。

四、蛋类及制品的营养价值

蛋类包括鸡蛋、鸭蛋、鹅蛋、鹌鹑蛋和鸽蛋等，其中以鸡蛋数量最多，其次为鸭蛋、鹌鹑蛋、鹅蛋。蛋类使用方便，营养丰富，是一类重要的营养食品。

蛋均由蛋壳、蛋白和蛋黄三部分构成，其中蛋黄占 30%～35%，蛋清占 55%～65%，蛋壳占 11%。蛋壳是包裹在蛋内容物外面的一层硬壳，主要成分是碳酸钙和磷酸钙，它使蛋具有固定形状并起着保护蛋白、蛋黄的作用，但很脆，不耐碰或挤压。蛋白也称为蛋清，位于蛋白膜的内层，是一种典型的胶体物质。蛋白的导热能力很弱，能防止外界气温对蛋的影响，起着保护蛋黄及胚胎的作用，同时供给胚胎发育所需的水分和养料。蛋黄由蛋黄膜、蛋黄内容物和胚盘三个部分组成。

（一）蛋的营养

1. 蛋白质

禽蛋含有营养价值较高的蛋白质，属于完全蛋白质。蛋类蛋白质的含量是比较高的，鸡蛋的蛋白质含量为 11%～13%，鸭蛋为 12%～14%，鹅蛋为 12%～15%。

禽蛋中必需氨基酸的含量及比例比较平衡。其蛋白质中不仅所含必需氨基酸的种类齐全，含量丰富，而且必需氨基酸的数量及相互间的比例也很适宜，与人体的需要比较接近或比较相适应。因此，普遍认为蛋类的蛋白质是一种理想的蛋白质。

2. 脂肪

禽蛋含有丰富的脂肪，含量为 12%左右，磷脂含量较高。这些脂肪几乎都在蛋黄里，约占蛋黄的 30%，其中 20%为真正脂肪，10%为磷脂类。蛋中的脂肪熔点较低，在常温条件下呈乳融状态，很容易消化，其消化率可达 94%。蛋中含有丰富的必需脂肪酸。

此外，蛋黄中还含有在营养学上特别重要的营养素，即磷脂和胆固醇。其中磷脂对人体的生长发育非常重要，主要为卵磷脂、脑磷脂和神经磷脂，这些磷脂对脑组织和其他神经组织的发育有极其重要的作用。蛋类胆固醇含量高，主要集中在蛋黄中。

3. 矿物质

鸡蛋中的矿物质除钙的含量比较少外，其他矿物质元素都较丰富。磷的含量最为丰富，另外铁的含量也较多，但以非血红素铁的形式存在，由于卵黄高磷蛋白对铁的吸收具有干扰作用，故蛋黄中铁的生物利用率较低。

4. 维生素

蛋中含有丰富的维生素。在鸡蛋中除维生素 C 含量甚微之外，其他各种维生素均有一定的含量，含量较多的是维生素 A、维生素 B_1、维生素 B_2 及维生素 D 等。作为维生素 D 的天然来源，鸡蛋仅次于鱼肝油，但维生素 D 的含量与季节、饲料组成和鸡受光照时间有关。

（二）蛋制品的营养

1. 皮蛋

皮蛋又称松花蛋，是用石灰、碱、盐等配制的料汤制作而成的蛋制品。在加工过程中，水分减少，使蛋内的营养价值相对提高，尤其使蛋白中蛋白质的含量和糖的含量相对增多。禽蛋加工成皮蛋后，大幅度改善了其色、香、味，使其具有特殊滋味和气味，促进人的食欲，有开胃、助食、助消化的作用。在制作过程中，各种材料的特性和作用使蛋内脂肪和蛋白质被分解，产生易于消化的低分子产物，不仅使皮蛋具有独特的鲜味和风味，而且更易于人体消化吸收。但皮蛋的制作过程可使 B 族维生素被破坏。

2. 蛋粉

干蛋粉是指全蛋粉、蛋黄粉和蛋白粉，是利用高温在短时间内使蛋液中的大部分水分脱去，制成的含水量为 4.5% 左右的粉状制品。蛋粉在正常干燥或贮藏条件下营养损失变化很小，全蛋和蛋黄的色泽和风味保持不变。蛋粉中含有维生素 A，尤其蛋黄粉中含量更多。维生素在空气中易氧化，日光照射易被破坏，因此蛋粉应贮藏在暗处，否则维生素会被破坏，蛋粉颜色变浅，使成品质量受到影响。

3. 咸蛋

咸蛋是将蛋浸泡在饱和盐水中或用混合食盐、黏土敷在蛋壳的表面，腌制一个月左右即成的蛋制品。其营养成分与鲜蛋相似，易于消化吸收，味道鲜美，具有独特风味。

知识拓展

在不同种类食品的选择上，有些营养学家形象地说"吃四条腿的（畜类肉）不如两条腿的（禽类肉），吃两条腿的不如没腿的（鱼类）"，你认为这种说法科学吗？

吃畜肉不如吃禽肉，吃禽肉不如吃鱼肉。畜肉中，猪肉的蛋白质含量最低，脂肪含量最高，即使是你以为不含脂肪的瘦肉，其中看不见的隐性脂肪也占 28%。禽肉是高蛋白、低脂肪的食物，鱼肉不仅总的脂肪含量低，所含脂肪的化学结构更接近橄榄油，主要是不饱和脂肪酸，可以保护我们的心脏。而以油脂的含量来说，四条腿的动物（猪、牛、羊等）多于两条腿的动物（鸡、鸭等），两条腿的动物又多于没有腿的动物（海鲜）。总的来讲，没腿的、少腿的动物比多腿的营养价值要高，所以尽量多吃少腿的。

研究发现，有规律地食用鱼肉对人体具有保护作用，比如每两天吃 80 克鱼的人比一星期吃鱼不超过一次的人患病概率减少 30%。世界卫生组织下属的国际癌症研究机构呼吁：人人多吃鱼肉，少吃红肉。

医学研究发现，爱斯基摩人罹患心血管疾病的比例很低，原来是因为他们的饮食中有大量富含 EPA 及 DHA 的海鱼类；在日本的调查也发现，沿海渔村的居民罹患心血管疾病的比例较内地农民低。

案例分析

最近美国科学家对鸡汤功效所做的研究表明，鸡汤在缓解感冒症状如鼻塞和喉咙疼痛、提高人体的免疫功能，最终帮助患者战胜感冒方面有着一定的作用。

该项研究显示，喝鸡汤能抑制咽喉及呼吸道炎症，对消除感冒引起的鼻塞、流涕、咳嗽、咽喉痛等症状极为有效。鸡肉中含有人体所必需的多种氨基酸，营养丰富，能显著增强机体对感冒病毒的抵抗能力，鸡肉中还含有某种特殊的化学物质，具有增强咽部血液循环和鼻腔液分泌的作用，对保护呼吸道通畅、清除呼吸道病毒、加速感冒痊愈有良好的作用。因此，鸡汤可以起到缓解感冒症状，提高人体的免疫功能的作用。那么你知道鸡肉和鸡汤谁的营养价值更好吗？

其实鸡汤的营养价值并不高，很多人只喝汤却把炖过的肉弃之不食的做法也不妥。虽然经过了长期的煲汤过程，但鸡汤里却只含有从鸡油、鸡皮、肉与骨中溶解出来的水溶性小分子物质，除此之外就是油和热量，嘌呤的含量也很大，客观上来说并不营养。多喝鸡汤其实就是摄取更多的动物性脂肪的过程，对一些心血管病人和痛风病人来说，饮用大量的鸡汤对身体很不利，恰恰鸡汤里的鸡肉才是营养丰富的宝贝。汤中的鸡肉已经被炖得很烂，容易消化，也利于营养被吸收。想要更好的营养，还是应该吃汤里的鸡肉，适当喝一些汤当作调味，这才是科学有效的滋补。

试讨论为什么很多人只喝汤却把炖过的肉弃之不食？这样做有什么危害？

项目小结

本章主要介绍了粮谷类和豆类的结构和营养分布、化学组成及营养价值，加工烹调对粮谷类、豆类营养价值的影响；蔬菜和水果的营养价值及加工烹调对营养价值的影响；肉类及鱼类的主要化学组成、营养价值及加工烹调对肉类营养价值的影响；乳类的组织结构和性质、乳类和乳制品的营养价值及影响因素；蛋类的组成成分、营养价值及影响因素。

案例讨论

近些年来，市场上出售的大米、白面绝大部分为过度精细化产品。"这些过度精细化的米面产品除了外观和口感较好之外，其他几乎是有害无益。"于佩常委员向记者列举了米面加工过度精细化的主要弊端：一是浪费了大量的粮食。水稻的标一米出米率比标二米少 2%～4%，特制米则比标二米少 15%。小麦加工成"标准粉"出面率可达 75%，加工成"特精"类的面粉，出面率只有 70%。这就使大量可以食用的粮食变成了加工副产品而只能用作饲料；二是损失了本就稀缺的营养素。面粉、大米加工越精细，营养素流失得越多；三是增加了粮食加工成本，最后成本还要消费者来承担。

于佩常委员建议有关方面高度关注米面加工过度精细化问题，使人们的一日三餐更科学、更节约。应有计划地宣传良好的膳食习惯，提倡科学饮食，使全社会都关注食品的营养和安全，树立健康科学的饮食理念；商务和粮食部门应有组织地安排一些标准米面产品上市，并在产品包装上注明各种营养成分含量；研究制定相关的政策法规，通过行政手段遏制食品加工特别是米面加工过度精细化的问题。

试讨论为什么现在的人们越来越喜欢吃精细的粮食？如何改变这一现状？

同步测试

一、填空题

1. 蔬菜和水果在烹调过程中主要是（　　　）和（　　　）的损失和破坏。

2. 谷类食品中主要缺少的必需氨基酸是（　　　）。

3. 最好的植物性优质蛋白质是（　　　）。

4. （　　　）是膳食中碳水化合物存在的主要形式。

5. 谷类是膳食中（　　　）族维生素的重要来源。

6. 谷类食品中的蛋白质含量为（　　　）%。

7. 牛乳中含量较低的矿物质是（　　　），用牛乳喂养婴儿时应注意加以补充。

8. 牛乳中的蛋白质主要为（　　　）。

9. 人乳中的蛋白质主要为（　　　）。

10. 评定鲜乳质量的简易指标是（　　　）。

11. 蔬菜、水果贮藏常采用的方法有（　　　）和（　　　）。

12. 常采用（　　　）和（　　　）的方法来提高谷类蛋白质的营养价值。

13. 我国婴儿配方代乳粉标准中明确规定，含有豆粉的婴幼儿代乳食品，（　　　）试验必须是阴性。

14. 鱼类脂肪中含有（　　　），具有降低血脂、预防动脉粥样硬化的作用。

15. 畜禽肉中的铁以（　　　）的形式存在，是膳食铁的良好来源。

16. 禽肉、畜肉中含有可溶于水的（　　　），使肉汤味道鲜美。

二、单选题

1. 含维生素 C 最多的蔬菜是（　　　）。

    A. 大白菜　　　　　　B. 油菜　　　　　　C. 柿子椒　　　　　　D. 大萝卜

2. 野果的营养特点有（　　　）。

    A. 富含维生素 C 和胡萝卜素　　　　　B. 富含维生素 B_1

    C. 富含维生素 A 和 D　　　　　　　　D. 富含维生素 E

3. 大豆中的蛋白质含量为（　　　）。

    A. 15%～20%　　　B. 50%～60%　　　C. 10%～15%　　　D. 35%～40%

4. 某食物中蛋白质的 INQ 值大于 1（　　　）。

    A. 表示食物蛋白质的供给量高于能量供给

    B. 表示食物蛋白质的供给量低于能量供给

    C. 表示食物蛋白质的供给量与能量供给量平衡

    D. 表示食物蛋白质的供给高于机体所需

5. 下列不宜用于喂养婴儿的奶制品是（　　　）。

    A. 甜炼乳　　　　　　B. 调制奶粉　　　　　C. 淡炼乳　　　　　　D. 全脂奶粉

6. 影响蔬菜中钙吸收的主要因素是（   ）。
   A. 磷酸　　　　　　　　B. 草酸　　　　　　　C. 琥珀酸　　　　　D. 植酸
7. 大豆中产生豆腥味的主要酶类是（   ）。
   A. 淀粉酶　　　　　　　B. 脂肪氧化酶　　　　C. 脲酶　　　　　　D. 蛋白酶
8. 豆芽中富含（   ）。
   A. 维生素 E　　　　　　B. 叶酸　　　　　　　C. 维生素 B　　　　D. 维生素 C

三、多选题

1. 大豆中的非营养因子有（   ）。
   A. 蛋白酶抑制剂　　　B. 植酸　　　　　　　C. 植物红细胞凝血素
   D. 皂甙类　　　　　　E. 异黄酮类
2. 下面食品中含有的蛋白质属于优质蛋白质的有（   ）。
   A. 鸡蛋　　　　　　　B. 稻米　　　　　　　C. 鸡肉
   D. 牛肉　　　　　　　E. 大豆
3. 大豆中的胀气因子包括（   ）。
   A. 棉子糖　　　　　　B. 阿拉伯糖　　　　　C. 水苏糖
   D. 半乳聚糖　　　　　E. 蔗糖
4. 下列属于大豆及其他油料的蛋白质制品的有（   ）。
   A. 组织化蛋白质　　　B. 油料粕粉　　　　　C. 纯化蛋白质
   D. 分离蛋白质　　　　E. 浓缩蛋白质
5. 蔬菜水果中富含下列哪些成分？（   ）。
   A. 碳水化合物　　　　B. 蛋白质　　　　　　C. 有机酸
   D. 芳香物质　　　　　E. 矿物质
6. 禽肉的营养特点有（   ）。
   A. 脂肪含量少　　　　B. 脂肪熔点低　　　　C. 含氮浸出物少
   D. 蛋白质的氨基酸组成接近人体需要　　　E. 易消化吸收
7. 肉类食品在冷冻贮藏中可发生哪些变化？（   ）。
   A. 变色　　　　　　　B. 蛋白质变性　　　　C. 自溶
   D. 脂肪氧化　　　　　E. 后熟
8. 谷类中含量较高的蛋白质为（   ）。
   A. 谷蛋白　　　　　　B. 球蛋白　　　　　　C. 白蛋白
   D. 醇溶蛋白　　　　　E. 酪蛋白

四、简答题

1. 粮谷类食品在我国居民膳食中的地位如何？
2. 大豆的结构及豆类食品的营养价值有哪些？
3. 评价乳及乳制品的营养价值。
4. 从鸡蛋的结构方面来评价鸡蛋的营养价值。

实践与训练

食物营养特性的识别

【实训目的】准确掌握各类食物及其营养价值的特点。

【实训内容】

1. 工作准备

（1）食品 5～10 个。

（2）记录表。

（3）《中国食物成分表》第二版。

2. 工作程序

程序 1　食物类别识别。

把以上准备好的食物依次放入下表的相应类别中，并根据食物成分表核实。

食品类别识别

食品名称	谷类	动物性食物	蔬菜	水果	纯能量食品
小米					
鲤鱼					
猪肝					
油菜					
花生油					
猕猴桃					

程序 2　食物蛋白质含量识别。

把以上提供的食物依次放入下表中"富含蛋白质的食物"一栏，并按照食物的蛋白质由高到低的顺序排列。

食品营养类别识别

序号	富含蛋白质的食物	富含脂肪的食物	富含碳水化合物的食物	富含能量的食物
1				
2				
3				
4				
5				
6				

程序 3　食物脂肪含量识别。

程序 4　食物碳水化合物含量识别。

程序 5　食物能量含量识别。

程序 6　结果核实。

【实训要求】将食物准确分类，并根据已掌握的知识对食物的蛋白质、脂类、碳水化合物和能量进行营养特性识别。填写完毕后查阅食物成分表，对照结果进行改正。

【考核方法】实验报告册。

延伸阅读

食品伙伴网。

烹调对食物营养价值的影响

学习目标

1. 知识目标

（1）了解三大产能营养素在烹饪中的表现和应用；

（2）熟悉各种烹调方法对营养素的影响；

（3）掌握烹饪原料的搭配和合理的烹调加工原则。

2. 技能目标

科学合理地搭配原料和选择合适的加工方法。

项目导读

李大姐在市场买了一捆油菜，以下是她在家中烹饪的情景：

李大姐在菜板上切菜，然后接了一盆水，将切碎的油菜泡进去。半小时后开始炒菜。李大姐首先将锅烧到冒烟，倒进去两大勺油。她认为火旺油大菜才好吃，植物油多一些也没关系。李大姐还学了一招，炒青菜时加点食用碱，可以保持菜的碧绿好看。她除了加了一小勺碱外，还加了一碗水，因为她牙口不好，希望把菜煮得烂一些，才好消化。

请指出李大姐在烹调过程中有哪些错误。

子项目一 产能营养素在烹调中的表现和应用

内容阐述

一、蛋白质在烹调中的表现

1. 变性后的蛋白质易被人体消化吸收

食物经过烹调处理，可发生一系列有利于人体消化、吸收和利用的物理化学反应。食物中的蛋白质在水中加热至 60℃～70℃时会水解成为各种肽、氨基酸及其他含氮小分子化合物，在酸、碱、盐、乙醇的条件下蛋白质很容易发生结构变化和分解。随着食物受热温度和时间的变化，有些水溶性蛋白质会逐渐凝固甚至焦化、碳化，即凝固变性，因此人们消化吸收的是变性的蛋白质。

2. 影响菜肴蛋白质变性的因素

（1）时间、火候

烹调菜肴时应旺火快炒，使食物软化，食物中的蛋白质凝固变性，这样使原料口感鲜嫩，易消化吸收。如果加热时间过长，原料质地变老化，蛋白质因过分变性而老化变硬，不易消化吸收。

（2）电解质

溶液中有电解质存在时，蛋白质凝固更加迅速。盐就是一种电解质，烧肉制汤时不可过早加入食盐，加盐太早，会使原料中蛋白质凝固过早，不易吸水膨松而酥烂，从而降低蛋白质的水解效果，影响汤汁的浓度和鲜度。动物性原料中的蛋白质均属亲水胶体，易溶解于水并形成稳定的、亲水力较大的胶体溶液，冷却后即凝结成冻胶。

3. 腐败变质的蛋白质不可食用

蛋白质或其分解产物氨基酸在细菌的作用下会产生某些有毒物质，出现腐烂变质特征，氨基酸分解为相应的胺类、有机酸类和各种碳氢化合物，如尸胺、腐胺、酪胺、组胺、色胺、吲哚、酚类、硫化氢等。蛋白质腐烂变质后不能食用。

二、碳水化合物在烹调中的表现

1. 淀粉是烹调过程中必不可少的

淀粉中加水并调搅，即成淀粉乳，将淀粉乳加热，淀粉中的糖即溶解成发亮的溶液，其中的胶淀粉因受热膨胀成黏稠的胶体。烹制菜肴时将水淀粉裹于原料表面，可防止原料过分失水，同时淀粉糊化后产生的浓稠物质，使制成的菜肴油光发亮。此外，利用淀粉的糊化作用，可制作各种冻类食品。

2. 糖的吸湿性较强

糖易吸湿又有较高的渗透压，烹调中常利用这一特征制作特色菜品和保存食物，如蜜饯、糕点等。

3. 糖与酸作用脱水可生成酯

酯是具有香味的物质，采用烧、焖、烩等烹调技法烹调菜肴时适当加入少许的糖和醋，可使食品增加浓香味。

4. 蔗糖加热到熔点时呈胶体状

蔗糖加热到熔点时，晶体变为浓稠而黏性很强的胶体物质。烹调中常利用糖的这一性质制成各种拔丝类食品，如拔丝苹果等。

5. 糖加热至 160 ℃～180 ℃时可分解并焦化

烹调中对部分需要着色的食物，如烧烤类食品，用糖溶液先涂匀表面再加温，加热过程中，随糖的焦化程度变化，可使食品得到浓淡不同的颜色。

糖类还具有去腥解腻、矫正口味的功能。烹调时与盐适当搭配成对比味，还可增加食品的鲜味。

三、脂类在烹调中的应用

1. 使食品起酥

所有油脂都有比水黏性高的特点。在制作含淀粉多的食品时，加入油脂后，可使面团润滑，由于淀粉颗粒之间被油脂分子分隔，经炸或烘焙后可使食品起酥。

2. 改善食品的感官性质，提高食品风味

食用油脂是酯类物质，本身都带有香味并具有黏度和腻滑性。用油脂烹调食物会产生特别的香味，增加食物亮滑的感觉，增进食欲。用焖、烩等加热时间较长的烹调方法烹制肉类时，如果加入少量的酒，能使肉类的脂肪酸与酒中的乙醇脱水缩合成酯，使菜肴更具浓香味。

知识拓展

微烹饪是指在保证食用安全的前提下，根据食材本身的特点选择烹饪方式，缩短烹饪时间，降低烹饪温度，减少食用油和调料的使用，以达保持食材本味和营养目的的烹调方式。其主要特点是保持食材的本味、减少营养素损失、将有害物质含量降到最低限度。

子项目二 合理烹饪

内容阐述

一、烹饪加工对营养素的影响

（一）烹调前营养素的损失（主要包括采购、加工和储藏等阶段）

1. 粮食加工中营养素的损失

精米、白面因为具有细腻的口感而成为大众喜欢的主食，然而大米、小麦经过精深加工后口感虽然好了，但存在于其谷皮和糊粉层中的 B 族维生素、膳食纤维、无机盐等营养素损失很多。与全麦粉相比，经过深加工的精白面粉损失的钙达 60%、锌 78%、铁 76%、镁 85%、锰 86%。精白米比普通米损失的蛋白质达 16%、脂肪 65%、B 族维生素 75%、维生素 E86%、叶酸 67%，钙、铁等矿物元素几乎全部损失。人们长期吃这种精细粮食会因为缺乏膳食纤维和维生素而患便秘和脚气病，因此，在选购粮食时，要五谷杂粮并重，不要过多选择食用精细加工的原料。

2. 食品原料清洗加工阶段营养素的损失

有些人认为米不淘洗三五遍是洗不干净的，然而淘洗次数越多，营养素损失得就越多，尤其是 B 族维生素和无机盐。因此大米经清水淘洗两次即可，不要用力揉搓。

择菜时只要菜心，丢弃菜叶（如葱叶、芹菜叶、油菜叶）几乎成了一些人的习惯。其实，蔬菜的叶子和外皮所含的营养素往往高于菜心。另外，蔬菜加工时应坚持先洗后切的原则，以新鲜绿叶蔬菜为例，先洗后切，其维生素 C 仅损失 1%，而切后浸泡 10 分钟，维生素 C 损失达 16%～18.5%，浸泡时间越长，维生素损失得越多。

肉类存在解冻的问题，为了加快解冻速度，一些人往往喜欢用热水解冻，且大块肉解冻之后，再放回冰箱冰冻。殊不知这样做都是错误的，它会使肉中的营养物质损失且影响口感。一般肉类应坚持快速解冻、低温缓慢化冻（4 ℃左右）的原则。

3. 食品原料储藏阶段营养素的损失

食品原料储藏时间不宜过长。食物储藏的时间越长，接触空气和光照的面积就越大，一些容易氧化的维生素损失得就越严重。以菠菜为例，刚刚采摘的菠菜在 20 ℃室温条件下存放 4 天后，叶酸可下降 50%，即便是将菠菜放入 4 ℃左右的冰箱内，8 天后叶酸同样会下降 50%。

（二）各种烹调方法对营养素的影响

煮：煮对糖类及蛋白质有部分水解作用，对脂肪则无显著影响，对消化作用有帮助，但水煮往往会使水溶性维生素及矿物质溶于水中。一般青菜与水同煮 20 min，则有 30% 的维生素 C 被破坏，另外有 30% 溶于汤内；煮 25 min 后，有 35% 的维生素溶于汤内；其他耐热性不强的维生素 B_1 等也会遭到破坏。煮的时候若加一点碱，则维生素 B 族、维生素 C 全被破坏。水煮面条有部分蛋白质和矿物质转入汤内，B 族维生素可有 30%～40% 溶于汤内，所以青菜煮面，不仅味道好，而且营养素保存得也多。

蒸：蒸对营养素的影响和煮相似，部分 B 族维生素、维生素 C 遭到破坏，但矿物质则不因蒸而遭到损失。

炖：炖可使水溶性维生素和矿物质溶于汤内，仅维生素受部分破坏，肌肉蛋白质部分水解，其中的氨基酸等溶于汤中而呈鲜味，结缔组织受热遭破坏，其部分水解成胶状物质溶于汤中而使汤汁有黏性。烧和煨这两种烹调方法和炖差不多。

焖：此法引起营养素损失的多少与焖的时间长短有关。时间长，则 B 族维生素和维生素 C 的损失大；时间短，B 族维生素的损失比较少，但食物经焖煮后消化率有所增加。

卤：此法可使食品中的维生素和矿物质部分溶于卤汁中，部分遭受损失，水溶性蛋白质也跑到卤汁中，脂肪亦减少一部分。

炸：由于油炸的温度高，一切营养素都有不同程度的损失，蛋白质可因高温炸焦而严重变性，营养价值降低。脂肪也因炸受破坏而失其功用，炸甚至可产生妨碍吸收维生素 A 的物质。如果烹饪原料在油炸时外面裹一层糊来保护，可防止蛋白质炸焦。

熘：一般要经先炸再熘，因食品原料外面裹上一层糊，在油炸时因糊受热而变成焦脆的外壳，从而保护了营养素少受损失，软熘方法与蒸法差不多。

爆：这种烹调方法动作快速，旺火热油，一般是原料先经鸡蛋清或湿淀粉上浆拌均匀下油锅划散成熟，然后沥去油再加配料，快速翻炒，原料的营养成分因有蛋清或湿淀粉形成的薄膜保护，所以没有什么损失。

炒：炒是烹调方法的一大类，包括多种炒法，凡经蛋清或湿淀粉浆拌原料，营养成分没有什么损失。配料通常是蔬菜，维生素 C 损失较大。干炒法如干炒黄豆、干煸牛肉丝等，则对营养素损失较大，除维生素外，蛋白质因受干热而严重变性，影响消化，降低吸收率，一般说旺火急炒是较好的烹调方法。

烤：烤一般分两种，一种是明火，一种是暗火。明火就是用火直接烤原料，如烤鸭、烤肉、烤烧饼等。暗火就是火从火墙中穿过，不直接烤原料，此法又叫烘，一般来说使用明火烹调比暗火损失的营养素多，但两者都会产生有害物质，如 3，4-苯并芘等。

熏：这种烹调方法虽然别有风味，但是由于用间接加热和烟熏，也存在着 3，4-苯并芘的问题，同时会使维生素受到破坏并损失部分脂肪。

煎：煎的烹调方法用油虽少，可是油的热量大，温度比煮、炖高，对维生素不利，但损失不太大，其他营养素亦均无严重损失。

泡：盐水浸泡过的食品，其中所含的 B 族维生素和维生素 C 溶于水中而部分损失，对于脂溶性维生素如维生素 A 和维生素 D 则没有什么损失。

腌：食品中的 B 族维生素和维生素 C 在腌制过程中受到破坏，腌蔬菜、腌肉中含亚硝酸盐。

脱水：这种方法分两种，一种是直接将食物曝晒、烘干、阴干或脱水干燥，另一种是加入调味品一起风干或晒干。食物曝晒、烘干、阴干的时间越长，B 族维生素受破坏的程度就越大，氧化时间越长，维生素 C 受破坏的程度就越大。脱水干燥法是将食物置于特殊容器内加热，并用抽气设备降低容器内的压力，使食物中的水分在低温下蒸干。此法对一切营养素均无显著破坏。风干是食物加调味品搓擦后置于阴凉通风处风干，如风鸡、风鱼、风干肉等。此法可使肉中的组织蛋白酶对肌肉蛋白质起部分消化作用，使肌肉变得柔软，产生特殊芳香，对营养素无很大损害。但应注意，腌咸肉干燥时间过长可使脂肪变出"哈喇味"。

知识拓展

气调包装对蔬菜的保鲜

新鲜的蔬菜从地里收获之后，其新陈代谢仍将进行，也就是蔬菜在采摘之后仍然会利用空气中的氧气来消耗掉自身的营养物质，同时产生二氧化碳，该过程由于只是消耗而没有补充，因此对于蔬菜的保存和其含有的营养物质的保持是不利的。因此这种作用越强，蔬菜的储存时间越短。想要延长蔬菜储存时间，就应该尽可能地减缓这种作用。气调包装就是通过调整在保存及运输过程中蔬菜所处的环境条件，包括温度、湿度、各种气体的浓度等来抑制蔬菜的呼吸，降低其新陈代谢的速度，从而减缓蔬菜腐烂变质的速度。

二、合理烹饪

食物烹调过程中虽然难以完全避免营养素的损失，但是如果采取下述措施，就能尽可能使菜肴保存更多的营养，烹调中较常用的办法有：

① 先洗后切各种菜肴原料，尤其是蔬菜，应先清洗后切配，切后尽量少用水浸泡，这样能减少水溶性 B 族维生素、维生素 C 等的损失。而且应该现切现烹，这样能使营养素少受氧化损失。

② 肉类食品原料加热前先用淀粉和鸡蛋上浆挂糊，不但可使原料中的水分和营养素不致大量溢出，减少损失，而且不会因高温使蛋白质过度变性，尽可能地保护了食品原料的鲜嫩程度。

③ 大多数维生素在微酸溶液中较稳定，因此在菜肴或汤中尽可能放醋可以更好地保护维生素，醋能使原料（特别是骨肉）中的钙、磷等被溶解得多一些，从而促进人体对钙、磷等的吸收。

④ 加热时间要短，烹调时，尤其是烹制维生素含量多、易受高温破坏的各类蔬菜时，尽量采取旺火快炒的方法，原料通过旺火急炒，缩短菜肴成熟时间，可以减少维生素的损失。同样，做汤菜应先将水烧开再下菜，以降低营养素的损失率。

知识拓展

炒菜什么时候放油好？有的人说锅里没水就可以放，有的人说锅热了再放油。炒锅温度在 200 ℃左右最适宜放油，这样能更好保留食材原有的营养成分。

热锅凉油是厨师在烹饪时的常用方法，它的原理是热胀冷缩。铁锅加热后会膨胀，这样物体会出现很多细小的孔（肉眼是看不见的），当油倒进去后油迅速地进入小孔，同时物体收缩，这样油就留在了这些细小的孔内。当烹饪的原料放入锅内，细孔中的油遇热又渗出，这样在原料和锅中间有一层油隔着，就不会粘锅了，同时要注意，铁锅在加热时千万不要烧红，热过头这"热锅凉油"就不起作用了。

子项目三 合理搭配原料

内容阐述

在正确烹饪中，一方面要保证菜肴的适口性，同时又要尽可能地减少营养素的损失。但是当二者不可兼得时，应以保证适口性为主，并通过荤素原料搭配、五色原料搭配、五味原料搭配等营养配膳的方法来补充所损失的营养素，在菜点的加工烹调过程中改变和提高菜肴的营养价值，以满足人体对营养素的全面需要。

一、从烹调角度搭配原料

1. 量的搭配

突出主料。配制多种主辅原料的菜肴时应使主料在数量上占主体地位。例如炒肉丝蒜苗、肉丝韭菜等应时当令的菜肴,主要是吃蒜苗和韭菜的鲜味,因此配制时就应使蒜苗和韭菜占主导地位,如果时令已过,此菜就应以肉丝为主。

平分秋色。配制无主、辅原料之分的菜肴时,各种原料在数量上应基本相当,互相衬托。熘三样、爆双脆、烩什锦等即属这类。

2. 质的搭配

同质相配,即菜肴的主辅料应软软相配(如鲜蘑豆腐)、脆脆相配(如油爆双脆)、韧韧相配(如海带牛肉丝)、嫩嫩相配(如芙蓉鸡片)等,这样搭配能使菜肴生熟一致,吃口一致;也就是说符合烹调要求,且使食材各具自己的特色。

荤素搭配,动物性原料配以植物性原料,如芹菜肉丝、豆腐烧鱼、滑熘里脊配以适当的瓜片和玉兰片等。这种荤素搭配是中国菜的传统做法,无论从营养学看还是从食品学看,都有其科学道理。

贵多贱少,系指高档菜用贵物宜多,用贱物宜少,例如白扒猴头蘑、三丝鱼翅等,贵物多可保持菜肴的高档性。

3. 味的搭配

浓淡相配,即以配料味之清淡衬托主料味之浓厚,例如三圆扒鸭(三圆即胡萝卜、青笋、土豆)等。

淡淡相配,此类菜以清淡取胜,例如烧双冬(冬菇、冬笋)、鲜蘑烧豆腐等。

异香相配,主料、辅料各具不同特殊香味,使鱼、肉的醇香与某些菜蔬的异样清香融合,便觉别有风味,例如芹黄炒鱼丝、芫爆里脊丝、青蒜炒肉片等。

一味独用,有些烹饪原料不宜多用杂料,味太浓重者只宜独用,不可搭配,如鳗、鳖、蟹、鲥鱼等。北京烤鸭、广州烤乳猪等也都是一味独用的菜例。

4. 色的搭配

菜肴主辅料的色彩搭配要求协调、美观、大方,有层次感。色彩搭配的一般原则是配料衬托主料。具体配色的方法有:

顺色菜,组成菜肴的主料与辅料色泽基本一致。此类菜系多为白色,所用调料也是盐、味精和浅色的料酒、白酱油等。这类保持原料本色的菜肴色泽嫩白,给人以清爽之感,食之亦利口。鱼翅、鱼骨、鱼肚等都适宜配顺色菜。

异色菜,这种将不同颜色的主、辅料搭配一起的菜肴极为普遍。为了突出主料,使菜品色泽层次分明,应使主料与配料的颜色差异明显些,例如以绿的青笋、黑的木耳配红的肉片炒;用碧色豌豆与玉色虾仁同烹等,色泽效果令人赏心悦目。

5. 形的搭配

这里所说的"形"是指经刀工处理后的菜肴主、辅原料之形状,其搭配方法有两种。

① 同形配,主、辅原料的形态、大小等规格保持一致,如炒三丁、土豆烧牛肉、黄瓜炒肉片等,分别是丁配丁、块配块、片配片。这样可使菜肴产生一种整齐的美感。

② 异形配,主、辅原料的形状不同、大小不一,如荔枝鱿鱼卷的主料鱿鱼呈筒状蓑衣形,配料荔枝则为圆或半圆形。这类菜在形态上别具一种参差错落之美。

二、从营养角度搭配原料

1. 粗细搭配

科学研究表明,不同种类的粮食及其加工品的合理搭配可以提高其生物价。粮食在经过加工后往往会损失一些营养素，特别是膳食纤维、维生素和无机盐，而这些营养素也正是人体所需或容易缺乏的。通过粗细搭配，粗粮中的膳食纤维、维生素和无机盐可以弥补精细粮的不足，同时蛋白质的互补作用可以互相补充限制性氨基酸。

2. 荤素搭配

动物油含饱和脂肪酸和胆固醇较多，应与富含多不饱和脂肪酸的植物油搭配，尤应以植物油为主（植物油与动物油比例为 2:1）。动物脂肪可提供维生素 A、维生素 D 和胆固醇，植物油可以提供更多的维生素 E 和多不饱和脂肪酸。

3. 酸碱搭配

所谓食物的酸碱性，是指食物经过消化吸收，以在机体内代谢后的最终元素来衡量它的酸碱性，不是单指食物本身的性质。肉类、家禽、鱼类、乳制品、蛋类、谷类都属于酸性食物，因为它们被机体消化分解后，剩下的物质是酸性的（氯、硫、磷）；蔬菜、水果则是碱性食物，它们在体内分解的最终代谢产物呈碱性（钠、钾、钙、镁、铁等矿物质）。我们每餐进食时，食物都带有一定的酸碱度，会影响人体内的酸碱波动。人体大部分液体是属于碱性的，细胞在最佳运作状态时，体液的平均 pH 值应是 7.4。在日常饮食中应该注意合理搭配酸碱食品，尤其限制酸性食物的食用，避免人体呈现酸性体质。

知识拓展

从中医角度看食物原料的搭配

两千多年前中医就对食物搭配的重要性做出论述，其主要依据就是食物的"气"和"味"，中医认为食物有"四气"（寒、热、温、凉）和"五味"（辛、甘、酸、苦、咸），食物搭配的原则就是寒与热、辛与甘等达到平衡。食物搭配的目的就是最大限度地达到膳食和营养平衡。在食物搭配上有四种情况，前两种可以增强食疗效果：一是"相须相使"，即性能基本相同或某一方面性能相似的食物配合，能够不同程度地增强原有的食疗功效。如当归生姜羊肉汤中，温补气血的羊肉与补血止痛的当归和稳中散寒的姜配伍，可增强补虚散寒止痛之功，同时还可以去掉羊肉的腥膻味；二是"相偎相杀"，即当两种食物同用时，一种食物的毒性或副作用能被另一种食物降低或消除。如大蒜可防治蘑菇、扁豆中毒，橄榄解河豚、鱼、蟹引起的轻微中毒。

食物搭配中还有两种情况可能削弱食疗效果，因此要尽量避免：一是"相恶"，即两种食物同用后，由于相互牵制，使原有的功能降低甚至丧失。如吃羊肉、狗肉之类温补气血的食物，尽量不要同时吃绿豆、鲜萝卜、西瓜等，否则会减弱前者的温补作用；二是"相反"，即两种食物同用时能产生毒性反应或腹泻等明显的副作用，比如蜂蜜反生葱、黄瓜反花生、鹅肉反鸭梨等。

知识拓展

水果错配易伤身

王先生喜欢吃羊肉，一日和朋友涮完羊肉火锅后，感到热气、口渴，见冷饮处有西瓜，就吃了几块，结果越吃越渴，最后肚子绞疼，并腹泻不止。

上述案例中羊肉与西瓜不宜同吃，两者从中医角度来说一热一凉，同吃容易伤元气，严重的可能出现中毒现象。

水果与某些食物不能一起食用，否则容易中毒。比如萝卜与橘子同食，萝卜食后所产生的硫氰酸代谢物易与橘子中的类黄酮物质所产生的代谢物互相作用，可能诱发甲状腺肿。另外，白酒与柿子、香蕉与芋头等不良搭配均可能出现不好的饮食反应。解决的办法是吃完一种后至少相隔四小时以后再吃另一种。

项目小结

本章主要介绍了以下几个方面的内容：三大产能营养素：蛋白质、碳水化合物和脂肪在烹饪中的表现和应用；烹调加工对营养素的影响：分别介绍了烹调原料在储存期、前处理期和不同烹调方法对营养素的影响；合理烹调以尽可能地降低烹调中营养素的损失；从烹调加工和营养角度介绍如何搭配烹调原料。通过本章的学习，学生对原料在烹调中的变化和作用有了较深的认识，在烹调实际操作中可以有效地利用所学知识合理搭配原料，选择合适的烹调方法，尽量降低其中营养素的损失。

案例讨论

烹调加碱好不好？

和面时加碱（小苏打）更筋道、肉中加碱会更嫩……日常烹调中，很多场合下都会用到碱。的确，加碱会改善口感，但很少有人知道，碱其实是很多营养素的克星。从营养的角度来说，在烹调新鲜蔬菜时最好不要加碱。

维生素 C 具有抗氧化作用，还能帮助多种矿物质吸收。维生素 C 在酸性条件下耐热，碱性条件下容易损失。烹调新鲜蔬菜时虽不应加入碱，但如果适当加入一点醋、番茄汁或柠檬汁，能更好地保护维生素 C。

此外，在烹调粮食、瘦肉等富含维生素 B_1 或维生素 B_2 的食物时，维生素 B_1 与维生素 B_2 都与体内的能量代谢密切相关，但它们在碱性条件下都特别容易损失。因此，如果想要保护营养，和面、煮粥、炖肉时加碱都不是明智的选择。

实践与训练

实训目的：了解各种蔬菜的特性，寻求各类蔬菜最佳的保存方法。

实训内容：常见蔬菜大致可以分为如下几类：根茎类蔬菜（萝卜、马铃薯、芋头、地瓜、洋葱、莲藕），叶菜类蔬菜（香菜、白菜、生菜、菠菜），果菜类蔬菜（茄子、黄瓜、番茄、绿花椰菜、玉米）和香辛类蔬菜（葱、姜、蒜、辣椒）。不同类型的蔬菜保存的方法不尽相同，寻找常见蔬菜的最佳保存方法。

实训要求：寻找相似新鲜度的各种蔬菜，观察通过不同方法保存的情况。

考核方法：观察各类蔬菜的保存结果，根据结果评分。

同步测试

一、单选题

1. 关于烹调加工，下列哪种说法不正确？（　　　）。

  A. 不同的方法对消化吸收的影响也不同

  B. 可以使食物变为较容易消化的形式

  C. 仅能杀死一般微生物，不能杀死肠道致病菌

  D. 可以丰富菜肴颜色，增加滋味

2. 下列制作米饭方法中营养素损失最多的是（　　　）。

  A. 捞饭不弃汤　　　　B. 捞饭弃汤　　　　C. 蒸饭　　　　D. 煮饭

3. 淘洗时下列哪种营养素损失最多？（　　　）。

  A. B族维生素　　　　B. 维生素 D　　　　C. 维生素 C　　　　D. 维生素 E

4. 下列各种面食中，B 族维生素保留最少的是（　　　）。

  A. 煮面条　　　　B. 烙饼　　　　C. 烧饼　　　　D. 炸油条

5. 淘米时，下列哪种方法是正确的？（　　　）。

  A. 少搓少洗　　　　B. 反复搓洗　　　　C. 流水冲洗　　　　D. 用力搓洗

6. 关于蔬菜的烹调加工方法，下列哪种不正确？（　　　）。

  A. 先洗后切　　　　B. 切后即炒　　　　C. 文火慢炒　　　　D. 开汤下菜

7. 蔬菜要急火快炒的目的：（　　　）。

  A. 减少蔬菜中矿物质的破坏　　　　B. 减少蔬菜中水溶性维生素流失

  C. 减少温度对营养素的破坏　　　　D. 防止蔬菜感官性状变差

8. 蔬菜要开汤下菜的主要目的：（　　　）。

  A. 减少蔬菜中矿物质的破坏　　　　B. 减少蔬菜中水溶性维生素流失

  C. 减少蔬菜中酶对营养素的破坏　　　　C. 防止蔬菜感官性状变差

二、简答题

1. 食用变性后的蛋白质有什么好处？

2. 简述不同的烹调方法对营养素的破坏都有哪些，怎样通过合理烹调减少营养素的损失。

3. 从烹调角度讲如何做好烹调原料的搭配。

延伸阅读

1.《科学搭配你的饮食》，圣才学习网；

2.《饮食宜忌与食物搭配大全》，（孙志慧编著，天津科学技术出版社，2014 年 3 月）

膳食结构与膳食指南

1. 知识目标

（1）掌握中国居民膳食指南的构成、一般人群膳食的原则和膳食宝塔的结构；

（2）理解膳食结构的类型、膳食指南的意义。

2. 技能目标

能利用一般人群膳食指南和膳食宝塔指导一般人群的日常饮食。

项目导读

日本著名长寿学家总结 25 国长寿村饮食秘诀

长寿有什么秘诀呢？为此，日本的著名长寿学家、世界卫生组织循环器官疾病专业委员家森幸男博士走遍了 25 个国家，探究 25 国长寿村的饮食秘诀，分析了他们到底是吃了什么东西或者是坚持什么习惯而可以健康长寿的。

爱吃肉怎么能长寿？一般来说，人吃肉多，血液中的胆固醇含量就高，会堵塞血管而引发心脏病。而爱吃肉的格鲁吉亚人血液中的胆固醇含量却不高，心脏病的致死率也非常低，有众多的百岁老人。原因就在于他们吃肉的方法很独特：把肉煮熟后，去除肥肉，只吃蛋白质最丰富的瘦肉。吃肉时搭配梅子干，能起到畅通血管的作用；还要搭配芹菜等大量的蔬菜，因为它们具有很强的抗氧化作用，是延缓衰老的功臣。此外，当地人吃葡萄时喜欢把皮和籽一起嚼碎吃下去，葡萄皮里含有大量食物纤维，葡萄籽里的不饱和脂肪酸和抗氧化物质能起到降低胆固醇的作用。

法国也是典型的吃肉也能长寿的国家，秘密就在于他们所喝的葡萄酒中含有大量多酚，可以防止人体中的胆固醇被氧化、堵塞血管。多酚和酒精结合在一起更为稳定，容易被人体吸收。此外，检测中发现，法国人体内的牛磺酸含量特别高。乌贼、章鱼和各种鱼贝类食物以及动物内脏是含牛磺酸最多的食物，人体摄入牛磺酸越多，越不容易罹患心肌梗死。

吃盐多怎么控制血压？众所周知，吃盐多是造成血压上升的一个重要原因，除了减少吃盐量外，也可以学法国人多喝矿泉水。矿泉水中含有大量的镁和钙，能帮助把过多的盐分排出体外，从而降低血压。日本冲绳人喜欢吃用取自大海的盐卤成的豆腐，其中含有一定的镁。非洲坦桑尼亚马赛族人则把玉米和小麦连壳碾碎做成主食，其中含大量的食物纤维和钾。研究显示，钾、镁能起到中和钠的作用，对抗由钠引起的血压升高和血管损伤。

长寿的七大秘诀

（1）有一个健康的生活方式。不爱运动的人患有心脏疾病和中风的风险要比常人高两倍。除此之外，缺乏体力劳动的人将会减少将近4年的寿命。

（2）控制胆固醇水平。心脏专家提醒大家，过高的胆固醇水平会增加心脏病和中风的风险。

（3）正确的饮食。健康的生活方式从正确饮食开始，对于未来的长寿者们而言，特别重要的是需要食用更多纤维、谷物、新鲜的蔬菜和水果。

（4）控制血压。高血压心脏病在世界上具有"沉默杀手"之称，如果血压在控制范围之内，就可能及时地预防疾病，同时中风的风险减少40%，心脏病发作的风险减少25%。

（5）与多余的体重做斗争。多余的体重是心脏病与中风发病的主要因素，肥胖会使寿命减少大约4年。世界健康组织的专家计算得出，再过4年世界上将有23亿人患有肥胖症和相关疾病，因此现在肥胖也被认为是一种流行病。

（6）控制血糖并知道糖尿病伴随的威胁。糖尿病会增加血压升高、动脉硬化、冠状动脉心脏病和中风的风险。

（7）不要抽烟。因为这个坏习惯，每年有数以万计的人提前丧生。如果人们戒烟了，那么患有心脏病和中风的风险也会减少。

长寿有秘诀，同样也没有什么神秘的地方，只要我们养成良好的生活饮食习惯、保持良好的心态，相信长寿秘诀已是公开的秘密。

子项目一　膳　食　结　构

内容阐述

膳食结构是指膳食中各类食物的数量及其在膳食中所占的比重，由于影响膳食结构的因素是在逐渐变化的，所以膳食结构不是一成不变的，人们可以通过均衡调节各类食物所占的比重，充分利用食品中的各种营养，达到膳食平衡，促使其向更利于健康的方向发展。

（一）膳食结构类型

按动、植物性食物来源，膳食结构可分为以下三大类型。

1. 以动物性食物为主

以欧美等发达国家为代表。此类膳食的优点是膳食质量好，即蛋白质的数量和质量好，某些矿物质和维生素如钙、维生素A等较丰富；但最大的问题是存在高热能、高脂肪、高蛋白、低纤维（"三高一低"）的缺陷。易诱发肥胖症、高脂血症、冠心病、糖尿病、脂肪肝等所谓"富裕型"疾病。

2. 以植物性食物为主

以大部分发展中国家的膳食为代表。此类膳食虽然没有欧美发达国家"三高一低"膳食的缺陷，但膳食质量较差，如蛋白质和脂肪的数量均较低，蛋白质质量也较差。某些矿物质和维生素常显不足，易患营养缺乏病。

3. 动、植物性食物摄取比较均衡

以日本的膳食为代表。此类膳食既保持了以植物性食物为主的东方人膳食的优点，又避免了西方"三高一低"膳食的缺陷。

（二）中国居民的膳食结构

绝大多数中国居民的膳食结构以植物性食物为主。但 1949 年后，随着人民生活水平的提高，我国居民的膳食结构发生了明显变化。其中以大城市的变化更为明显。变化特点是：粮食消费下降，动物性食物成倍增加。据 1992 年调查，上海居民人均日消费植物性食物 792 g，其中谷类 388 g、薯类 17 g、豆制品 12 g、蔬菜和水果合计 357 g，比 1982 年减少了 124 g，其中谷类减少了 114 g（23%）；人均日动物性食物消费 258 g，其中肉类 73 g、禽类 23 g、奶及奶制品 43 g、蛋 29 g、鱼 90 g，比 1982 年多消费 155 g（2.5 倍）。

随着膳食结构的变化，营养组成也发生了明显变化。特点是：碳水化合物摄入量下降，脂肪摄入量上升。据 1992 年调查，上海居民膳食中碳水化合物提供的热能占总热能的 59%，比 1982 年下降了 10%；由脂肪提供的热能占总热能的 27.9%～31.2%，比 1982 年明显增加，已接近或超过 WHO 建议不超过 30%的限值。

膳食结构和营养组成的变化既对人们的健康状况产生了好的影响，也带来了一些不利的影响。好的影响主要反映在儿童生长发育好；不良影响主要表现在某些营养素不足，如钙、铁、维生素 A、维生素 B_2 依然摄入不足，而"富裕型"疾病不断增加。

从全国看，居民膳食结构的变化趋势特别是几个大城市的变化趋势与上海的变化趋势是一致的，当然变化有快慢之分，而个别尚未脱贫地区，仍以营养摄入不足为主。不论是不足还是过剩，都存在一个调整膳食结构问题。总的调整原则如同我国古代医学的经典著作《黄帝内经》所述："五谷为养，五畜为益，五果为助，五菜为充。"这四句话既阐明了合理膳食应当包括的食物种类，又阐明了各类食物在合理膳食中应占的比重，至今仍不失为合理膳食结构的模板。

子项目二　中国居民膳食指南与中国居民平衡膳食宝塔

内容阐述

一、中国居民膳食指南

《中国居民膳食指南（2016）》（以下简称《指南》）于 2016 年 5 月 13 日由国家卫生计生委疾控局发布，是为提出符合我国居民营养健康状况和基本需求的膳食指导建议而制定的法规，自 2016 年 5 月 13 日起实施。

《指南》针对 2 岁以上的所有健康人群提出 6 条核心推荐，分别为：食物多样，谷类为主；吃动平衡，健康体重；多吃蔬果、奶类、大豆；适量吃鱼、禽、蛋、瘦肉；少盐少油，控糖限酒；杜绝浪费，兴新食尚。

每天的膳食应包括谷薯类、蔬菜水果类、畜禽鱼蛋奶类、大豆坚果类等食物。平均每天摄入 12 种以上食物，每周 25 种以上。各年龄段人群都应天天运动、保持健康体重。坚持日常身体活动，每周至少进行 5 天中等强度身体活动，累计 150 min 以上。蔬菜水果是平衡膳食的重要组成部分，吃各种各样的奶制品，经常吃豆制品，适量吃坚果。鱼、禽、蛋和瘦肉摄入要适量。少吃肥肉、烟熏和腌制肉食品。成人每天食盐不超过 6 g，每顿烹调油 25～30 g，每天摄入不超过 50 g。足量饮水，成年人每天 7～8 杯（1 500～1 700 mL），提倡饮用白开水和茶水。

《指南》主要内容如下：

1. 食物多样，谷类为主

每天摄入谷薯类食物 250～400 g，其中全谷物和杂豆类 50～150 g，薯类 50～100 g。食物多样、谷类为主是平衡膳食模式的重要特征。

2. 吃动平衡，健康体重

各年龄段人群都应天天运动、保持健康体重。食不过量，控制总能量摄入，保持能量平衡。坚持日常身体活动，每周至少进行 5 天中等强度身体活动，累计 150 min 以上；主动身体活动最好每天 6 000 步。减少久坐时间，每小时起来动一动。

3. 多吃蔬果、奶类、大豆

蔬菜水果是平衡膳食的重要组成部分，奶类富含钙，大豆富含优质蛋白质。餐餐有蔬菜，保证每天摄入 300～500 g 蔬菜，深色蔬菜应占 1/2。天天吃水果，保证每天摄入 200～350 g 新鲜水果，果汁不能代替鲜果。吃各种各样的奶制品，相当于每天液态奶 300 g。经常吃豆制品，适量吃坚果。

4. 适量吃鱼、禽、蛋、瘦肉

鱼、禽、蛋和瘦肉摄入要适量。每周吃鱼 280～525 g，畜禽肉 280～525 g，蛋类 280～350 g，平均每天摄入总量 120～200 g。优先选择鱼和禽。吃鸡蛋不弃蛋黄。少吃肥肉、烟熏和腌制肉制品。

5. 少盐少油，控糖限酒

培养清淡饮食习惯，少吃高盐和油炸食品。成人每天食盐不超过 6 g，每天烹调油 25～30 g。控制添加糖的摄入量，每天摄入不超过 50 g，最好控制在 25 g 以下。每日反式脂肪酸摄入量不超过 2 g。足量饮水，成年人每天 7～8 杯（1 500～1 700 mL），提倡饮用白开水和茶水；不喝或少喝含糖饮料。儿童、少年、孕妇、乳母不应饮酒。成人如饮酒，男性一天饮用酒的酒精量不超过 25 g，女性不超过 15 g。

6. 杜绝浪费，兴新食尚

珍惜食物，按需备餐，提倡分餐不浪费。选择新鲜卫生的食物和适宜的烹调方式。食物制备生熟分开、熟食二次加热要热透。学会阅读食品标签，合理选择食品。多回家吃饭，享受食物和亲情。传承优良文化，兴饮食文明新风。

二、中国居民平衡膳食宝塔

《中国居民平衡膳食宝塔（2016）》（如图4-1所示）是2016膳食指南的主图形，具体体现了2016膳食指南的核心推荐内容。《中国居民平衡膳食餐盘（2016）》和《中国儿童平衡膳食算盘（2016）》是2016膳食指南的辅助图形，便于理解、记忆和实践应用。

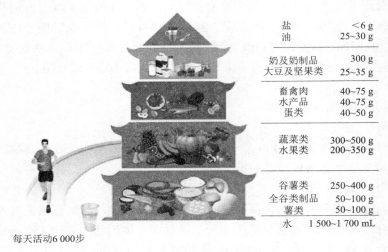

盐	<6 g
油	25~30 g
奶及奶制品	300 g
大豆及坚果类	25~35 g
畜禽肉	40~75 g
水产品	40~75 g
蛋类	40~50 g
蔬菜类	300~500 g
水果类	200~350 g
谷薯类	250~400 g
全谷类制品	50~100 g
薯类	50~100 g
水	1 500~1 700 mL

每天活动6 000步

图4-1 中国居民平衡膳食宝塔（2016）

（一）膳食宝塔结构

膳食宝塔共分五层，包含我们每天应吃的主要食物种类。膳食宝塔各层位置和面积不同，这在一定程度上反映出各类食物在膳食中的地位和应占的比重。谷薯类食物位居底层，每人每天应该吃250~400 g；蔬菜和水果居第二层，每天应吃300~500 g和200~350 g；鱼、禽、肉、蛋等动物性食物位于第三层，每天应该吃120~200 g（畜、禽肉40~75 g，鱼虾类40~75 g，蛋类40~50 g）；奶类和豆类食物合居第四层，每天应吃相当于鲜奶300 g的奶类及奶制品和相当于干豆25~35 g的大豆及制品。第五层塔顶是烹调油和食盐，每天烹调油不超过25 g或30 g，食盐不超过6 g。

膳食宝塔强调足量饮水的重要性。在温和气候条件下生活的轻体力活动的成年人每日应饮水1 500~1 700 mL，在高温或重体力劳动的条件下应适当增加。饮水不足或过多都会对人体健康带来危害。饮水应少量多次，要主动喝水，不要感到口渴时再喝水。

目前我国大多数成年人身体活动不足或缺乏体育锻炼，应改变久坐少动的不良生活方式，养成天天运动的习惯，坚持每天多做一些消耗体力的活动。建议成年人每天进行累计相当于步行6 000步以上的身体活动，如果身体条件允许，最好进行30 min中等强度的运动。

（二）膳食宝塔建议的食物量

膳食宝塔建议的各类食物摄入量都是指食物可食部分的生重。各类食物的重量不是指某一种具体食物的重量，而是一类食物的总量，因此在选择具体食物时，实际重量可以在互换表中查询。如建议每日300 g蔬菜，可以选择100 g油菜、50 g胡萝卜和150 g圆白菜，也可以选择150 g韭菜和150 g黄瓜。

膳食宝塔中所标示的各类食物的建议量下限为能量水平 7 550 kJ（1 800 kcal）的建议量，上限为能量水平 10 900 kJ（2 600 kcal）的建议量。

1. 谷薯类及杂豆

谷薯类及杂豆谷类包括小麦面粉、大米、玉米、高粱等及其制品，如米饭、馒头、烙饼、玉米面饼、面包、饼干、麦片等。薯类包括红薯、马铃薯等，可替代部分粮食。杂豆包括大豆以外的其他干豆类，如红小豆、绿豆、芸豆等。谷类、薯类及杂豆是膳食中能量的主要来源。建议量是以原料的生重计算，如面包、切面、馒头应折合成相当的面粉量来计算，而米饭、大米粥等应折合成相当的大米量来计算。

谷类、薯类及杂豆食物的选择应重视多样化，粗细搭配，适量选择一些全谷类制品、其他谷类、杂豆及薯类，每 100 g 玉米掺和全麦粉所含的膳食纤维比精面粉分别多 10 g 和 6 g，因此建议每次摄入 50～100 g 粗粮或全谷类制品，每周 5～7 次。

2. 蔬菜

蔬菜包括嫩茎、叶、花菜类、根菜类、鲜豆类、茄果、瓜菜类、葱蒜类及菌藻类。深色蔬菜是指深绿色、深黄色、紫色、红色等颜色深的蔬菜，一般其含维生素和植物化学物质比较丰富。因此在每日建议摄入的 300～500 g 新鲜蔬菜中，深色蔬菜最好占一半以上。

3. 水果

建议每天吃新鲜水果 200～350 g，在鲜果供应不足时可选择一些含糖量低的纯果汁或干果制品。蔬菜和水果各有优势，不能完全相互替代。

4. 肉类

肉类包括猪肉、牛肉、羊肉、禽肉及动物内脏类，建议每天摄入 40～75 g。目前我国居民的肉类摄入以猪肉为主，但猪肉含脂肪较高，应尽量选择瘦畜肉或禽肉。动物内脏有一定的营养价值，但因胆固醇含量较高，不宜过多食用。

5. 水产品类

水产品包括鱼类、甲壳类和软体类动物性食物。其特点是脂肪含量低，蛋白质丰富且易于消化，是优质蛋白质的良好来源。建议每天摄入量为 40～75 g，有条件可以多吃一些。

6. 蛋类

蛋类包括鸡蛋、鸭蛋、鹅蛋、鹌鹑蛋、鸽蛋及其加工制成的咸蛋、松花蛋等，蛋类的营养价值较高，建议每日摄入量为 40～50 g。

7. 乳类

乳类有牛奶、羊奶和马奶等，最常见的为牛奶。乳制品包括奶粉、酸奶、奶酪等，不包括奶油、黄油。建议量相当于液态奶 300 g、酸奶 360 g、奶粉 45 g，有条件可以多吃一些。婴幼儿要尽可能选用符合国家标准的配方奶制品。饮奶多者、中老年人、超重者和肥胖者建议选择脱脂或低脂奶。乳糖不耐受的人群可以食用酸奶或低乳糖奶及奶制品。

8. 大豆及坚果类

大豆包括黄豆、黑豆、青豆，其常见的制品包括豆腐、豆浆、豆腐干及千张等，推荐每日摄入 25～35 g 大豆。坚果包括花生、瓜子、核桃、杏仁、棒子等，由于坚果的蛋白质与大豆相似，有条件的居民可多吃些坚果，替代相应量的大豆。

9. 烹调油

烹调油包括各种烹调用的动物油和植物油，植物油包括花生油、豆油、菜籽油、芝麻油、调和油等,动物油包括猪油、牛油、黄油等。烹调油每天的建议摄入量为不超过 25 g 或 30 g,尽量少食用动物油。烹调油也应多样化,应经常更换种类,食用多种植物油。

10. 食盐

健康成年人一天食盐(包括酱油和其他食物中的食盐)的建议摄入量为不超过 6 g。一般 20 mL 酱油中含 3 g 食盐,10 g 黄酱中含盐 1.5 g,如果菜肴需要用酱油和酱类,应按比例减少食盐用量。

(三)中国居民平衡膳食宝塔的应用

1. 确定适合自己的能量水平

膳食宝塔中建议的每人每日各类食物适宜摄入量范围适用于一般健康成人,在实际应用时要根据个人年龄、性别、身高、体重、劳动强度、季节等情况适当调整。年轻人、身体活动强度大的人需要的能量高,应适当多吃些主食;年老、活动少的人需要的能量少,可少吃些主食。能量是决定食物摄入量的首要因素,一般人们的进食量可自动调节,当一个人的食欲得到满足时,对能量的需要也就会得到满足。但由于人们膳食中脂肪摄入的增加和日常身体活动减少,许多人目前的能量摄入都超过了自身的实际需要。对于正常成人而言,体重是判定能量平衡的最好指标,每个人应根据自身的体重及变化适当调整食物的摄入,主要应调整的是含能量较高的食物。

中国成年人平均能量摄入水平(见表 4-1)是根据 2002 年中国居民营养与健康状况调查的结果进行适当修正形成的,它可以作为消费者选择能量摄入水平的参考。在实际应用时每个人要根据自己的生理状态、生活特点、身体活动程度及体重情况进行调整。

2. 根据自己的能量水平确定食物需要

膳食宝塔建议的每人每日各类食物适宜摄入量范围适用于一般健康成年人,按照 7 个能量水平分别建议了 10 类食物的摄入量,应用时要根据自身的能量需要进行选择。建议量均为食物可食部分的生重量。

表 4-1　平衡膳食宝塔建议不同能量膳食的各类食物参考摄入量　　　　　　g/d

食物	低能量约 1 800 kcal	中等能量约 2 400 kcal	高能量约 2 800 kcal
谷类	300	400	500
蔬菜	400	450	500
水果	100	150	200
肉、禽	50	75	100
蛋类	25	40	50
鱼虾	50	50	50
豆类及豆制品	50	50	50
奶类及奶制品	100	100	100
油脂	25	25	25
食盐	6	6	6

膳食宝塔建议的各类食物摄入量是一个平均值,每日膳食中应尽量包含膳食宝塔中的各类食物,但无须每日都严格按照膳食宝塔建议的各类食物的量吃。例如烧鱼比较麻烦,就不一定每天都吃 40～75 g 鱼,可以改成每周吃 2～3 次鱼、每次 150～175 g 较为切实可行。实际上平日喜欢吃鱼的人多吃些鱼、愿吃鸡的人多吃些鸡都无妨碍,重要的是一定要遵循膳食

宝塔各层中各类食物的大体比例。在一段时间内比如一周，各类食物摄入量的平均值应当符合膳食宝塔的建议量。

从事轻微体力劳动的成年男子如办公室职员等，可参照中等能量（2 400 kcal）膳食来安排自己的进食量；从事中等强度体力劳动者如钳工、卡车司机和一般农田劳动者可参照高能量（2 800 kcal）膳食进行安排；不参加劳动的老年人可参照低能量（1 800 kcal）膳食来安排。女性一般比男性的食量小，因为女性体重较低及身体构成与男性不同。女性需要的能量往往比从事同等劳动的男性低 200 kcal 或更多些。

3. 同类互换，调配丰富多彩的膳食

人们吃多种多样的食物不仅是为了获得均衡的营养，也是为了使饮食更加丰富多彩以满足口味享受需求。假如人们每天都吃同样的 40 g 肉、30 g 豆，难免久食生厌，那么合理营养也就无从谈起了。宝塔包含的每一类食物中都有许多的品种，虽然每种食物都与另一种不完全相同，但同一类中各种食物所含营养成分往往大体上近似，在膳食中可以互相替换。

应用平衡膳食宝塔应当把营养与美味结合起来，按照同类互换、多种多样的原则调配一日三餐。同类互换就是以粮换粮、以豆换豆、以肉换肉。例如大米可与面粉或杂粮互换，馒头可以和相应量的面条、烙饼、面包等互换；大豆可与相当量的豆制品或杂豆类互换；瘦猪肉可与等量的鸡、鸭、牛、羊、兔肉互换，鱼可与虾、蟹等水产品互换；牛奶可与羊奶、酸奶、奶粉或奶酪等互换。

多种多样就是选用品种、形态、颜色、口感多样的食物，变换烹调方法。掌握了同类互换多种多样的原则就可以变换出数十种吃法，例如每日吃 30 g 豆类及豆制品可以全量互换，即全换成相当量的豆浆或熏干，今天喝豆浆、明天吃熏干；也可以分量互换，如 1/3 换豆浆、1/3 换腐竹、1/3 换豆腐；也可以早餐喝豆浆、中餐吃凉拌腐竹、晚餐再喝碗酸辣豆腐汤。几类常见食物的互换即食物交换法营养配餐在后面有详细阐述。

4. 要合理分配三餐食量

我国多数地区居民习惯于一天吃三餐，三餐食物量的分配及间隔时间应与作息时间和劳动状况相匹配。一般早、晚餐各占 30%，午餐占 40%为宜，特殊情况可适当调整。通常上午的工作、学习都比较紧张，营养不足会影响工作、学习效率，所以早餐应当是正正经经的一顿饭。早餐除主食外，至少应包括奶、豆、蛋、肉中的一种并搭配适量蔬菜或水果。

5. 要因地制宜充分利用当地资源

我国幅员辽阔，各地的饮食习惯及物产不尽相同，只有因地制宜、充分利用当地资源才能有效地应用平衡膳食宝塔。例如牧区奶类资源丰富，可适当提高奶类摄取量；渔区可适当提高鱼及其他水产品摄取量；农村山区则可利用山羊奶以及花生、瓜子、核桃、榛子等资源。在某些情况下，由于地域、经济或物产所限无法采用同类互换时，也可以暂用豆类代替乳类、肉类；或用蛋类代替鱼、肉；不得已时也可用花生、瓜子、榛子、核桃等干坚果代替肉、鱼、奶等动物性食物。

6. 要养成习惯，长期坚持

膳食对健康的影响是长期的结果。应用平衡膳食宝塔需要自幼养成习惯，并坚持不懈，才能充分体现其对健康的重大促进作用。

宝塔建议的各类食物的摄入量一般是指食物的生重。各类食物的组成是根据全国营养调查中居民膳食的实际情况计算的，所以每一类食物的重量不是指某一种具体食物的重量。

（1）谷类

谷类是面粉、大米、玉米粉、小麦、高粱等的总和。它们是膳食中能量的主要来源，在农村也往往是膳食中蛋白质的主要来源。多种谷类掺着吃比单吃一种好，特别是以玉米或高粱为主要食物时，应当更重视搭配一些其他的谷类或豆类食物。加工的谷类食品如面包、烙饼、切面等应折合成相当的面粉量来计算。

（2）蔬菜和水果

蔬菜和水果经常被人们放在一起吃，因为它们有许多共性。但蔬菜和水果终究是两类食物，各有优势，不能完全相互替代。尤其是儿童，不可只吃水果不吃蔬菜。蔬菜、水果的重量按市售鲜重计算。

一般说来，红、绿、黄色较深的蔬菜和深黄水果含营养素比较丰富，所以应多选用深色蔬菜和水果。

（3）鱼、肉、蛋

鱼、肉、蛋大致可归为一类，主要提供动物性蛋白质和一些重要的矿物质和维生素，但它们彼此间也有明显区别。

鱼、虾及其他水产品含脂肪很低，有条件可以多吃一些。这类食物的重量是按购买时的鲜重计算。肉类包含畜肉、禽肉及内脏，重量是按屠宰清洗后的重量来计算。这类食物尤其是猪肉含脂肪较高，所以生活富裕时也不应吃过多肉类。蛋类含胆固醇相当高，一般每天不超过一个为好。

（4）奶类和豆类食品

奶类及奶制品当前主要包含鲜牛奶和奶粉。宝塔建议的 100 g 按蛋白质和钙的含量来折合约相当于鲜奶 200 g 或奶粉 28 g。中国居民膳食中普遍缺钙，奶类应是首选补钙食物，很难用其他食物代替。有些人饮奶后有不同程度的肠胃不适，可以试用酸奶或其他奶制品。豆类及豆制品包括许多品种，可根据其提供的蛋白质折合为相应的大豆或豆腐干等。

知识拓展

营养调查：

1. 概念

运用调查检验手段准确了解某一人群或个体各种营养指标的水平，用来判定其当前营养状况。

2. 目的

了解居民膳食营养摄取情况与其 DRIs 之间的对比；

了解与营养状况有密切关系的居民体质与健康状态，发现营养不平衡人群，为进一步的营养监测和研究营养政策提供基础资料；

通过综合/专题性研究（如地方病、疾病与营养关系），研究某些生理常数、营养水平判定指标，复核营养参考摄入量。

3. 内容

膳食调查、人体营养水平鉴定、人体测量、营养不足或过剩的临床检查。

4. 膳食调查的方法

称量法（称重法）、查账法、24 小时回顾法、化学分析法。

案例分析

25 岁女教师，早餐摄入了 5 种食品，包括：牛奶 250 g，燕麦片 50 g，西式方火腿 20 g，鸡蛋 1 只 62 g，橘子 1 只 110 g。请计算她的早餐热能、蛋白质、维生素 A、维生素 B_2、钙及脂肪摄入量。将计算结果与 DRI 对比，并进行评价。鸡蛋可食部为 88%，橘子 90%，其他食品为 100%。将有关数据（100 g 食部含量）计算结果与 DRI 进行比较。活动调查对象为轻活动量女性，未怀孕哺乳，查出其 DRI 值与计算结果相比较。

进行能量来源和蛋白质质量分析。分析其三大营养素能量比，分析其优质蛋白质比例，对这份早餐进行评价。看到计算所得数字之后，你认为这份早餐是否符合平衡膳食的标准？有哪些优点和缺点？如果不合标准，你认为可以如何改进？如果因经济问题不能摄入牛奶、火腿、燕麦片和橘子，可以用什么食品替换？

对常见早餐进行评价，并找出比较合理的组合。改进和替换的建议是：添加一片面包，增加碳水化合物供应。如果早餐价格过高，可以将方火腿改为豆制品。如不能喝牛奶，也可替换为豆浆。如没有燕麦片，可以改为面包、馒头等其他主食。

项目小结

本项目主要学习了中国居民膳食指南和中国居民平衡膳食宝塔。通过本单元的学习，学生在掌握相关知识的基础上能够对一般人群进行营养指导。

案例讨论

高寿的秘诀——一日食谱

早饭：半杯酸奶、一碟小菜（凉拌海带丝、胡萝卜丝、青椒丝）、一个咸花卷、一碗小米粥或莲子羹。

午饭：什锦砂锅（里面放十种以上的食物）、一两左右的红豆焖饭或薏米饭。

晚饭：汆萝卜丝鲫鱼丸子、小米粥、水果、酸奶等零食。

请分析该食谱中食物的种类并对该食谱进行评价。

实践与训练

各类食物摄入量的计算

【实验目的】

了解食物的分类。

能通过查询食物成分表计算膳食能量及各种营养素的含量。

掌握各类食物、膳食能量及各种营养素的计算方法和程序。

【实验内容】

1. 工作准备

（1）《中国食物成分表》第二版和中国居民平衡膳食宝塔（2016）。

（2）以一名20岁健康女孩为例，通过科学的方法得到她一日食物的消耗记录表。

一名20岁女孩的一日食物消耗记录表

餐别	食物名称	用　量/g
早餐	面包	小麦粉（标准粉）150
	火腿	火腿25
	牛奶	牛奶250
	苹果	苹果100
午餐	青椒肉片	青椒100
		瘦猪肉45
		花生油6
	熏干芹菜	熏干30
		芹菜100
		花生油5
	馒头	面粉150
晚餐	西红柿炒鸡蛋	西红柿125
		鸡蛋60
		花生油5
	韭菜豆腐汤	韭菜25
		南豆腐30
		花生油3
	米饭	大米125

2. 工作程序

程序1：分类排列记录食物

核对和检查这个20岁女孩的一日食物消耗记录后，按照食物分类将调查所得的个体消耗食物分类排序，并记录在各类食物摄入量统计表中。

程序2：计算各类食物的摄入合计值

按照各类食物予以填写完后，在每一类的合计栏中通过计算得到各类食物的摄入合计值。

各类食物摄入量统计表

类　别	食物名称	摄入量/g
谷类		

续表

类　　别	食物名称	摄入量/g
合计		
薯类		
合计		
禽畜肉类		
合计		
鱼类		
合计		
豆类及豆制品		
合计		
奶类		
合计		
蛋类		
合计		
蔬菜		
合计		
水果		
合计		
纯热能食物		
合计		
坚果类		
合计		

程序3：评价膳食结构

把以上食物归类，与中国居民平衡膳食宝塔的推荐食物种类相比，检查食物是否具有多样性。

膳食结构评价

食物种类	实际摄入品种	评　　价
谷类		
蔬菜类、水果类		

续表

食物种类	实际摄入品种	评 价
肉鱼蛋类		
豆类及其制品		
奶类及其制品		
油脂类		

程序4：评价食物种类

把以上食物按类计算，与中国居民平衡膳食宝塔推荐的食物数量比较，检查是否足够。

食物种类	实际摄入量	宝塔推荐
谷类		
蔬菜、水果类		
肉类		
鱼虾类		
蛋类		
豆类及其制品		
奶类及其制品		
油脂类		

程序5：总体评价和建议

评价食物种类是否齐全、数量分布是否合理，并给出合理建议。

【实验要求】

1. 各类食物摄入量的计算方法

在采用称重法对个体进行1日的膳食调查后，可以知道这个人1日内消耗了哪些食物，并得到相应的消耗量（要求以g为单位）。把这个1日内所消费的食物归类后就可以通过合计计算得到各类食物的摄入量。通常把食物分为谷类，蔬菜类，水果类，肉、禽类，蛋类，鱼虾类，豆类及豆制品，奶类及奶制品，油脂类九大类。

2. 各类食物摄入量的计算步骤

（1）对某个体1日内所消耗的食物名称和重量做好记录。

（2）根据记录，对1日内消费的食物进行归类排序，并列出每种食物的消耗重量。

（3）把每一类中不同种食物的重量作求和计算，作为这一类食物的摄入量。

3. 各类食物摄入量的计算方法

各类食物摄入量的计算是对个体或群体进行食物模式与营养状况评价的基础。为了方便起见，通常可把上述食物分为12类：谷类、薯类、禽畜肉类、鱼类、豆类及其制品、奶类及其制品、蛋类、蔬菜类、水果类、坚果类、纯热能食物、其他；或者按膳食宝塔分为9个大类，这种分类与《中国食物成分表》第二版的21个大类并不矛盾。按此归类后可以更加简单地累计个体的食物消耗量，方便统计。

【考核方法】实验报告册

同步测试

一、单选题

1. 膳食结构类型的划分有许多方法，最重要的依据是（　　　）在膳食构成中的比例。

　　A. 谷类和动物性食物　　　　　　　　　B. 谷类和蔬菜类食物

　　C. 动物性和植物性食物　　　　　　　　D. 植物性和畜禽肉类食物

2. 世界膳食结构可分为四种类型，但不包括（　　　）。

　　A. 以动物性食物为主的膳食结构　　　　B. 地中海膳食结构

　　C. 以植物性食物为主的膳食结构　　　　D. 日本膳食结构

3. 对以植物性食物为主的膳食结构特点描述错误的是（　　　）。

　　A. 植物性食物提供的能量占总能量的近90%

　　B. 主要来自动物性食物的营养素如铁、钙、维生素 A 等摄入不足

　　C. 营养缺乏病是这些国家人群的主要营养问题

　　D. 许多营养素缺乏容易患高血压、高脂血症、糖尿病等相关慢性病

4. 地中海膳食特点不包括（　　　）。

　　A. 每月食用几次红肉　　　　　　　　　B. 食物加工程度低，新鲜度高

　　C. 膳食富含植物性食物　　　　　　　　D. 橄榄油在膳食中所占比例低

5. 以下对中国居民膳食结构特点描述错误的是（　　　）。

　　A. 以植物性食物为主　　　　　　　　　B. 动物性脂肪较低

　　C. 膳食中富含蛋白质　　　　　　　　　D. 蛋白质摄入较低

6. 《中国居民膳食指南》建议每天胆固醇摄入量不应超过（　　　）mg。

　　A. 100　　　　　　B. 200　　　　　　C. 300　　　　　　D. 400

7. 《中国居民膳食指南》中"特定人群膳食指南"的适用范围不包括（　　　）。

　　A. 孕妇、乳母　　　　　　　　　　　　B. 婴幼儿、学龄前儿童

　　C. 儿童青少年、老年人　　　　　　　　D. 运动员、慢性病人群

8. 《中国居民膳食指南》适用的指导对象是（　　　）。

　　A. 对营养有兴趣的人士　　　　　　　　B. 营养指导师等专业人士

　　C. 食品企事业单位管理人士　　　　　　D. 各年龄段的居民

9. 《中国居民膳食指南》中"一般人群膳食指南"根据该人群的生理特点和营养需要，结合我国居民膳食结构特点，提出了（　　　）条指导意见。

　　A. 8　　　　　　　B. 12　　　　　　　C. 10　　　　　　　D. 6

10. 下列不是粗粮的是（　　　）。

　　A. 玉米、薏米　　　　　　　　　　　　B. 荞麦、红小豆

　　C. 小米、燕麦片　　　　　　　　　　　D. 富强粉、精米饭

11. 对于谷类食物下例说法正确的是（　　　）。

　　A. 膳食中谷类为主可导致酸性体质　　　B. 吃碳水化合物容易发胖

C. 谷类为主是平衡膳食的基本保障　　　D. 主食吃得越少越好

12. 以下说法错误的是（　　　）。

　　A. 不要用加工的水果制品代替新鲜水果

　　B. 健康人群不要用维生素片剂代替蔬菜水果

　　C. 蔬菜和水果可以完全相互替代

　　D.《中国居民膳食指南》推荐居民每餐吃蔬菜每日吃水果

13. 薯类包括（　　　）。

　　A. 甘薯、木薯、芋薯和马铃薯　　　　B. 西红柿、土豆、荸荠、芋头

　　C. 栗子、地瓜、黄豆、山药　　　　　D. 红薯、马铃薯、魔芋、木瓜

二、简答题

1. 简述食物同类互换基本原则。

2. 详述膳食宝塔层数划分和要求的内容、数量。

3. 简述《中国居民膳食指南》的基本内容。

延伸阅读

中国营养学会网站。

营养食谱设计与编制

学习目标

1. 知识目标

（1）理解营养食谱设计的原则；

（2）掌握营养食谱编制的方法。

2. 技能目标

（1）能编制食谱；

（2）会对所编制的食谱进行分析和评价。

项目导读

　　"通过问卷调查法，我们了解到大众对营养配餐是一种积极的心态，同时也伴随着矛盾。上班族认为健康是非常重要的，但是在现今激烈的社会竞争中，工作的同时也就无暇顾及饮食健康，主要还是时间的问题。同时他们也提到，如果能在酒店或普通的饭馆中有科学的营养配餐服务，他们会非常高兴，因为由于工作和社交的原因会经常出入酒店等餐饮行业，因此如果营养配餐可以穿插其中对他们来说是大有裨益的；但对于低收入人群来说，他们认为没有经济条件去实现营养配餐，这也算是一种理想，能实现温饱对他们来说已经很满意了，但是心中也同样寄予着对科学健康饮食的希望，同时随着人们整体生活水平的提高和营养配餐在各大小酒店的普及推广，相信实现全民营养膳食指日可待。"

　　摘自：李原野，《国民对酒店营养配餐的需求分析》[J]，《旅游纵览（行业版）》。

子项目一　营养食谱设计概述

内容阐述

营养配餐就是按照人们身体的需要，根据食物中各种营养物质的含量设计一天、一周或一个月的食谱，使人体摄入的蛋白质、脂肪、碳水化合物、维生素和矿物质等营养素比例合理，即达到膳食平衡。

一、营养食谱设计的理论依据

营养配餐是一项实践性很强的工作，与人们的日常饮食直接相关，要做到营养配餐科学合理，需要以一系列的营养理论为指导。

1. 中国居民膳食营养素参考摄入量（DRIs）

膳食营养素参考摄入量是一组每日平均膳食营养素摄入量的参考值，它是在推荐的营养素供给量（RDAs）基础上发展起来的，包括四项内容，即平均需要量（EAR）、推荐摄入量（RNI）、适宜摄入量（AI）和可耐受最高摄入量（UL）。制定 DRIs 的目的在于更好地指导人们合理膳食，因此，DRIs 是营养配餐中能量和主要营养素需要量的确定依据。编制食谱时，首先以各营养素的 RNI 为依据确定需要量，一般以能量需要量为基础。制定出食谱后，还需要以各营养素的 RNI 为参考评级，判断食谱制定是否合理，如果与 RNI 相差不超过±10%，则说明食谱编制合理，否则需要加以调整。

2. 中国居民膳食指南和平衡膳食宝塔

膳食指南本身就是合理膳食的基本规范，为了便于宣传普及，它将营养理论转化为一个通俗易懂、简明扼要可操作性指南，其目的就是合理营养、平衡膳食、促进健康。因此膳食指南的原则就是食谱编制的原则，营养食谱的制定需要根据膳食指南考虑食物种类、数量的合理搭配。

平衡膳食宝塔是膳食指南量化和形象化的表达，是人们在日常生活中贯彻膳食指南的工具。宝塔建议的各类食物的数量以人群膳食实践为基础，又兼顾食物生产和供给的发展，具有实际指导意义。同时膳食宝塔还提出了实际应用时的具体建议，如同类食物互换的方法，对制定营养食谱具有实际指导作用。根据平衡膳食宝塔，我们可以很方便地制定出营养合理、搭配适宜的食谱。

3. 中国食物成分表

食物成分表是营养配餐工作必不可少的工具。要进行营养配餐，首先要了解和掌握食物的营养成分。中国疾病预防控制中心营养与食品安全所于 2002 年发布了《中国食物成分表》，所列食物仍以原料为主，各项食物都列出了产地和食部。"食部"是指按照当地的烹调和饮食习惯，把从市场上购买的样品去掉不可食的部分之后，所剩余的可食部分所占的比例。列出食部比例是为了便于计算食品每千克的营养素含量。食品的食部不是固定不变的，它会因食物的运输、储藏、加工处理不同而有改变。在编制营养食谱时，可根据食物成分表将营养素的需要量转换为食物需要量，从而确定食物的品种和数量。在进行食谱评价时，也需要参考食物成分表评价各种营养素是否能满足人体需要。

4. 营养平衡理论

（1）膳食中三大产能营养素需要量保持一定比例平衡

膳食中三大产能营养素蛋白质、脂肪和碳水化合物对人体具有重要的生理调节作用。在营养配餐中，这三种产能营养素必须保持一定的比例，才能保证膳食平衡，否则不利于身体健康。

（2）膳食中优质蛋白质所占比例合理

动物性食物和大豆蛋白质含有人体所需的 9 种必需氨基酸，且比例合适，利用率高，称为优质蛋白。常见食物蛋白质的氨基酸组成都不能完全符合人体的需要比例，多种食物混合食用才能优化膳食蛋白质，更有益于人体健康。因此，在膳食构成中要注意将动物性蛋白质、大豆蛋白质和一般蛋白质进行适当的搭配，保证优质蛋白质占总蛋白质供给量的1/3 以上。

（3）饱和脂肪酸、单不饱和脂肪酸和多不饱和脂肪酸之间比例适宜

一般认为，脂肪提供人体总能量的 20%～30%，其中饱和脂肪酸提供的能量占总能量的7%左右，单不饱和脂肪酸提供的能量占总能量的比例在 10%以内，剩余的能量由多不饱和脂肪酸提供为宜。动物脂肪相对含饱和脂肪酸和单不饱和脂肪酸多，多不饱和脂肪酸含量较少，而植物油主要含不饱和脂肪酸，因此，在食谱编制过程中应注意荤素搭配，保证各类脂肪酸的适宜比例。

二、营养食谱设计原则

根据我国膳食指导方针，结合膳食管理的整体要求，在膳食调配过程中应遵循营养平衡、饭菜适口、花色多样、定量适宜、食品安全及经济合理等原则。

1. 保证营养平衡

编制营养食谱首先要保证营养平衡，膳食营养的补充既要获得足够的能量，同时也要注意蛋白质、维生素和矿物质的补充，充分考虑营养效价和营养的互补。

（1）满足人体能量和营养素的需求。膳食应满足人体对能量及各种营养素的需求，而且数量要充足。要求符合或基本符合 RNI 和 AI，允许的浮动范围在参考摄入量规定的±10%以内。

（2）膳食中供能食物比例适当。碳水化合物、蛋白质、脂肪是膳食中提供能量的营养物质，因此，在膳食中三大产能营养素应符合并满足人体的生理需要。

（3）蛋白质和脂肪的来源与食物构成合理

人体所需要的蛋白质和脂肪在数量和质量上都应符合人体需要。我国居民所遵循的是以植物性食物为主的膳食结构，为保证蛋白质质量，动物性食物和大豆蛋白质应占食物总量的40%以上，至少要达到 1/3 以上，否则难以满足人体需求。为保证每天膳食能摄入足够的不饱和脂肪酸，必须保证 1/2 的油脂源于植物油。

（4）每日三餐能量分配合理

应该定时定量进餐，三餐的分配应该合理。比较合理的三餐分配是早餐和晚餐较少，占一天总能量的30%，午餐稍多，占一天总能量的40%。在具体配餐时，根据配餐的人群不同，三餐的能量分配比例可以进行适当的调整。

2. 花色的多样性

食物多样化是营养配餐的重要原则，也是实现合理营养的前提。中华民族的传统烹饪就充分体现了食物多样性的原则；只有多品种地选用食物，并合理地搭配，才能为就餐者提供花色品种繁多、营养平衡的膳食。

3. 饭菜的适口性

饭菜的适口性是营养配餐的另一个重要原则，重要性不低于营养供给。因为就餐者对食物的直接感受首先就是适口性，然后才能体现营养效能。只有首先引起食欲，让就餐者喜爱富有营养的饭菜，并且能吃足够的量，才有可能达到预期的效果。因此，在可能的情况下要注重烹调的方法，做到色、香、味、形俱佳，油盐不过量。

4. 兼顾经济条件

食谱既要符合营养要求，又要使进餐者在经济上有承受能力。饮食消费水平过低，不能满足人体对营养的基本需求，但饮食消费过高会超出实际经济承受能力。在膳食调配过程中，必须考虑就餐者的实际经济状况，在其经济可能承受的范围内进行科学的营养配餐。

知识拓展

合理膳食十字诀

合理膳食是健康"四大基石"中的第一基石。

根据中国营养学会的建议及美国健康食品指南，结合我国的国情，可以将合理膳食归纳为"两句话、十个字"，即"一二三四五，红黄绿白黑"。

"一二三四五"：

"一"指每天喝一袋牛奶（酸奶），内含250 mg钙，可以有效地改善我国膳食钙摄入量普遍偏低的状态。

"二"指每天摄入碳水化合物250～350 g，相当于主食6～8两，各人可依具体情况酌情增减。

"三"指每天进食3份高蛋白食物。每份指：瘦肉50 g；或鸡蛋1个；或豆腐100 g；或鸡鸭肉100 g；或鱼虾100 g。

"四"指四句话：有粗有细、不甜不咸、三四五顿、七八分饱。

"五"指每天500 g蔬菜及水果，加上适量烹调油及调味品。

"红黄绿白黑"：

"红"指每天可饮红葡萄酒50～100 mL，以助增加高密度脂蛋白及活血化瘀，预防动脉粥样硬化。

"黄"指黄色蔬菜，如胡萝卜、红薯、南瓜、西红柿等，其中含丰富的胡萝卜素，对儿童和成人均有提高免疫力的功能。

"绿"指绿茶及深绿色的蔬菜。饮料以茶最好，茶以绿茶为佳。据中国预防医学科学院研究，绿茶有明确的预防肿瘤和抗感染作用。

"白"指燕麦粉或燕麦片。据研究证实，每天进食50 g燕麦片，可使血胆固醇水平下降，对糖尿病更有显著疗效。

"黑"指黑木耳。每天食黑木耳 5~15 g，能显著降低血黏度与血胆固醇，有助于预防血栓形成。

子项目二　营养食谱编制

内容阐述

营养食谱是指为了合理调配食物以达到营养需求而安排的膳食计划。编制营养食谱时考虑的因素很多，而且不同使用对象的需要不同，其计算标准也不同，如婴儿营养食谱、老年人营养食谱、孕产妇营养食谱、运动员营养食谱等。本章主要介绍一般成年人的营养食谱编制，以满足用餐者每日需要的能量和各种营养素，防止营养过剩或营养不足。

科学编制营养食谱常用的方法有计算法和食物交换份法。计算法是依据计算得到人体能量需要量，根据膳食组成，计算蛋白质、脂肪和碳水化合物的供给量，参考维生素和矿物质供给量，查阅食物成分表，选定食物种类和数量的方法。食物交换份法是根据不同能量需要，按照蛋白质、脂肪和碳水化合物的比例，计算出各类食物的交换份数，并按每份食物等值交换选择，再将这些食物分配到一日三餐中，即得到营养食谱。另外，随着现代科学技术的不断发展，还可以使用营养配餐系统软件进行营养配餐和食谱评价，该方法相对前两种方法简单实用，广受营养配餐人员喜爱。

一、计算法

1. 确定用餐者的能量和营养素供给量

不同年龄人群的热能供给量可以从能量供给表中直接查到。如针对某一特定对象进行配餐，还可根据其身高、体重等相关信息进行计算。

2. 计算早餐、午餐、晚餐应提供的能量

在进行配餐时，首先要考虑一日三餐所占的能量比例。比较合理的能量分配应是午餐稍多，早餐和晚餐较少。通常早餐摄入的能量占全天总能量的 30%，午餐占 40%，晚餐占 30%。

【例】某成年男性每日需要能量 2 600 kcal，则其早、午、晚三餐中需要的能量为：

早餐：2 600 kcal×30%=780 kcal

午餐：2 600 kcal×40%=1 040 kcal

晚餐：2 600 kcal×30%=780 kcal

3. 计算三大营养素每餐提供的能量

计算出早、午、晚三餐提供的能量后，根据三大产能营养素占总能量的比例取中间值，分别为蛋白质占 15%、脂肪 25%、碳水化合物 60%，则三大营养素每餐提供的能量如下：

早餐：蛋白质 780 kcal×15%=117 kcal

脂肪 780 kcal×25%=195 kcal

碳水化合物 780 kcal×60%=468 kcal

午餐：蛋白质 1 040 kcal×15%=156 kcal

脂肪 1 040 kcal×25%=260 kcal

碳水化合物 1 040 kcal×60%=624 kcal

晚餐：蛋白质 780 kcal×15%=117 kcal

脂肪 780 kcal×25%=195 kcal

碳水化合物 780 kcal×60%=468 kcal

4. 计算三大营养素每餐需要量

计算出蛋白质、脂肪、碳水化合物的每餐需要量后，还需将其折算成具体的质量。根据三大产能营养素的生理卡价计算每餐所需要的蛋白质、脂肪和碳水化合物的量。

早餐：蛋白质 117 kcal÷4=29.3 g

脂肪 195 kcal÷9=21.7 g

碳水化合物 468 kcal÷4=117 g

午餐：蛋白质 156 kcal÷4=39 g

脂肪 260 kcal÷9=28.9 g

碳水化合物 624 kcal÷4=156 g

晚餐：蛋白质 117 kcal÷4=29.3 g

脂肪 195 kcal÷9=21.7 g

碳水化合物 468 kcal÷4=117 g

5. 确定主食的种类与数量

碳水化合物的食物来源主要是粮谷类作物，因此，主食的品种和数量主要依据各种主食原料中碳水化合物的含量确定。在主食的分配方面，应根据我国居民的饮食习惯，注意大米和面粉、粗粮和细粮、谷类和薯类的搭配。

【例】若某人晚餐吃 300 g 大米粥和馒头，试计算其一日晚餐的主食量。

晚餐所需要的能量：2 600 kcal×30%=780 kcal

碳水化合物所提供的能量：780 kcal×60%=468 kcal

碳水化合物的质量：486 kcal÷4=117 g

由食物成分表得知，100 g 大米中含碳水化合物 77.9 g，300 g 大米粥含大米 30 g，则：

300 g 大米粥提供的碳水化合物质量：30 g×77.9%=23.4 g

馒头提供的碳水化合物质量：117 g−23.4 g=93.6 g

由食物成分表得知，100 g 馒头含碳水化合物 44.7 g，则：

馒头的质量：96.3 g÷44.7%=215.4 g

6. 确定副食的种类与数量

副食能给人体提供丰富的蛋白质、脂肪和维生素、矿物质等营养素，对人体健康有重要作用。副食的种类很多，如肉类、蛋类、奶类、禽类、鱼类、豆类和蔬菜等。配餐时，根据三大产能营养素的需要量，在确定主食种类和数量的基础上进一步确定副食的种类与数量。副食的种类和数量依据蛋白质的质量确定。具体的计算步骤如下：

① 计算主食中含有的蛋白质的质量。

② 副食提供的蛋白质质量=应摄入的蛋白质的质量–主食提供的蛋白质质量。

③ 副食中 2/3 的蛋白质由动物性食物提供，1/3 由豆制品提供，计算出各自蛋白质的质量。

④ 计算动物性食物和豆制品的供给量。

⑤ 设计蔬菜的品种和数量。

在副食中蛋白质的选择上，应尽量选择优质蛋白质。由于畜类含有较多的饱和脂肪酸，摄入过多会对人体的心脑血管造成危害，应少食用。鱼肉和禽肉含有的不饱和脂肪酸较畜类多，尤其是鱼类肌纤维细短，间质蛋白少，组织软而细嫩，易被机体吸收，营养价值较高。

根据中国居民平衡膳食宝塔的建议，每天应食用 400～500 g 蔬菜和 100～200 g 水果。在新鲜蔬菜的选择上，应尽量选择深色的蔬菜；水果应选择时令、新鲜的水果。

【例】每日需要能量 2 600 kcal，试计算晚餐主、副食的能量食谱。

① 晚餐占全天的能量：2 600 kcal×30%=780 kcal

② 晚餐碳水化合物的质量：780 kcal×60%÷4=117 g

③ 晚餐蛋白质的质量：780 kcal×15%÷4=29.3 g

④ 晚餐主食为米饭（100 g）和烧饼（加糖）：

由食物成分表得知，100 g 大米中含碳水化合物 77.9 g，每 100 g 烧饼含碳水化合物 62.7 g，则：

大米提供的碳水化合物质量：100 g×77.9%=77.9 g

烧饼的质量：（117–77.9）g÷62.7%=62.4 g

⑤ 由食物成分表得知，100 g 大米中含蛋白质 7.4 g，每 100 g 烧饼含蛋白质 8 g，则晚餐主食中蛋白质的质量为：

$$100 \text{ g}×7.4\%+62.4 \text{ g}×8\%=12.3 \text{ g}$$

⑥ 副食中蛋白质的质量：29.3 g–12.3 g=17 g

⑦ 建议使用猪肉（里脊）和豆腐：

动物性食品蛋白质的质量：17 g×2/3=11.3 g

豆制品中蛋白质的质量：17 g×1/3=5.7 g

⑧ 由食物成分表可知，100 g 猪肉（里脊）中含蛋白质 20.2 g，每 100 g 豆腐（北）含蛋白质 12.2 g，则：

猪肉的质量：11.3 g÷20.2%=55.9 g

豆腐（北）的质量：5.7 g÷12.2%=46.7 g

确定了副食的种类和数量，就保证了人体对蛋白质摄入量。最后是选择蔬菜的品种、数量，主要根据不同季节、不同地域市场上提供的蔬菜种类，选择新鲜蔬菜进行搭配。

7. 纯能量食物量的确定

油脂的摄入主要以植物油为主，有一定的动物脂肪摄入，因此植物油应作为纯能量的主要来源。由食物成分表可知每日摄入各类食物的脂肪含量，用每日的脂肪总摄入量减去食物提供的脂肪量，即为每日植物油的摄入量。

8. 进行评价和适当的调整

食谱初步确定后，还要就食谱编制的科学合理性进行评价。参照食物成分表进行能量及各种营养素含量的核算，与 DRIs 进行比较，上下波动不超过 10%，则可认为食谱是科学合理的，否则就要进行食品种类和数量的变动。值得注意的是，在制定食谱时，每种营养素的摄入量不需要与 DRIs 完全一致。

食谱评价的标准：

① 食谱中所含五大类食物是否齐全，是否做到了食物种类多样化？

② 各类食物的量是否充足？

③ 全天能量和营养素摄入量是否适宜？

④ 三餐能量摄入分配是否合理，早餐是否能保证能量和蛋白质的供应。

⑤ 优质蛋白质占总蛋白质的比例是否适宜？

⑥ 三大产能营养素的比例是否适宜？

食谱评价的过程：

① 首先将食物按类别归类排序，并列出每种食物的数量。

② 根据食物成分表计算出每种食物所含营养素的质量。

③ 将所有食物中的营养素累加，计算出一日中各类营养素的量。

④ 将计算结果与《中国居民膳食营养素参考摄入量》水平进行比较。

⑤ 计算出三大产能营养素提供的能量及占总能量的比例。

⑥ 计算出动物性食物及豆类制品中蛋白质占总蛋白质的比例。

⑦ 计算三餐提供能量的比例。

9. 形成食谱

将各种食物分配至三餐中，并注明数量、烹调方法、所提供的能量以及营养素的量，形成食谱。

10. 食谱的总结和归档管理

食谱形成后应进行归档保存，并及时收集用餐者及厨师的反馈意见，总结食谱编制的经验，以便在今后的工作中改进。

用计算法进行食品的配餐比较精细，但计算量较大，因此，还可利用食物交换份法。

二、食物交换份法

在科学配餐过程中，食物交换份法简单易行，易被掌握。该法是将常用食物按其所含的营养素量的近似值归类，计算出每类食物每份所含的营养素值和食物质量，然后将每类食物的内容列出表格供交换使用。最后根据不同能量需要，按蛋白质、脂肪和碳水化合物的合理分配比例，计算出各类食物的交换份数和实际质量，并按每份食物等值交换表选择食物。

1. 根据所含类似营养素的量，对日常食物进行分类

根据膳食指南，按食物所含营养素的特点将日常食物划分为五大类：谷类及薯类、动物性食物、豆类及其制品、蔬菜和水果、纯能量食物。

2. 计算每交换份不同食物的质量

同类食物不同品种间的"等价"交换如表 5-1～表 5-6 所示。

表 5-1 谷、薯类食物的每单位食物交换代表量

g

食物名称（食部）	质量	食物名称（食部）	质量
面粉、米粉	50	大米、小米、糯米、薏米	50
		玉米面	50
高粱米、	50	挂面、龙须面	50
面包、窝窝头	75	干粉丝（皮、条）、干莲子	40
土豆（食部）	250	湿粉皮	150
通心粉	50	油条、油饼、苏打饼干	50
绿豆、红豆、芸豆、干豌豆	50	烧饼、烙饼、馒头	75

注：每份谷、薯类食物大约可提供 756 kJ（180 kcal）、蛋白质 4 g、碳水化合物 38 g。根茎类一律以净食部分计算。

表 5-2 蔬菜类食物的每单位食物交换代表量

g

食物名称（食部）	质量
大白菜、油菜、圆白菜、菠菜、韭菜	500～750
芹菜、莴笋、雪里蕻、空心菜	500～750
西葫芦、茄子、西红柿、苦瓜、冬瓜	500～750
菜花、绿豆芽、茭白、蘑菇（鲜）	500～750
柿子椒	350
鲜豇豆	250
鲜豌豆	100
倭瓜	350
蒜苗	200
李子、葡萄、香蕉、苹果、桃、橘子	200～250

注：每份蔬菜大约可提供 336 kJ（80 kcal）、蛋白质 5 g、碳水化合物 15 g。每份蔬菜一律以净食部分计算。

表 5-3 水果类食物的每单位食物交换代表量

g

食物名称（食部）	质量	食物名称（食部）	质量
香蕉、柿子、鲜荔枝	150	葡萄	200
橙子、橘子、柚子	200	草莓	300
苹果、桃、梨	200	西瓜	500
李子、杏	200	猕猴桃	200

注：每份水果大约可提供 376 kJ（90 kcal）、蛋白质 1 g、碳水化合物 21 g。每份水果一律以市品质量计算。

表5-4　肉、蛋、奶类食物的每单位食物交换代表量　　　　　　　　　　g

食物名称（食部）	质量	食物名称（食部）	质量
瘦猪肉、瘦牛肉、瘦羊肉	50	热火腿	20
带骨排骨	50	肥瘦猪肉、肥瘦牛肉、肥瘦羊肉	25
鸭肉、鸡肉、鹅肉	50	午餐肉、熟叉烧肉	35
带鱼	80	草鱼、鲤鱼、甲鱼、比目鱼	80
对虾、青虾、鲜贝	80	蟹肉、水发鱿鱼	100
鸡蛋（1个，带壳）	60	水发海参	350
鸭蛋、松花蛋（1个，带壳）	60	无糖酸奶	200
鹌鹑蛋（6个，带壳）	60	牛奶	250
乳酪	25	牛奶粉	30

注：每份食物大约可提供376 kJ（90 kcal）、蛋白质10 g、脂肪5 g。除蛋类为市品重量，其余一律以净食部分计算。

表5-5　豆类及豆制品类食物的每单位食物交换代表量　　　　　　　　g

食物名称（食部）	质量
豆浆	125
豆腐（南）	70
豆腐干	25
腐竹	5
豆腐丝	25
油豆腐	20
豆腐（北）	42

注：每份大豆及大豆制品大约可提供188 kJ（45 kcal）、蛋白质5 g、脂肪1.5 g、碳水化合物3 g。

表5-6　油脂类食物的每单位食物交换代表量　　　　　　　　　　　　g

食物名称（食部）	质量	食物名称（食部）	质量
菜籽油、玉米油（1汤匙）	5	豆油、棉籽油（1汤匙）	5
花生油、芝麻油（1汤匙）	5	红花油（1汤匙）	5
牛油、羊油、猪油（未炼）	5	黄油	5

注：每份食物大约可提供188 kJ（45 kcal）、脂肪10 g。

3. 各类食物的分配数量

各类食物的分配数量见表5-7。

表5-7　不同能量水平建议的食物摄入量　　　　　　　　　　　　　g/d

能量水平	1 600 kcal	1 800 kcal	2 000 kcal	2 200 kcal	2 400 kcal	2 600 kcal	2 800 kcal
谷类	225	250	300	300	350	400	450
豆类	30	30	40	40	40	50	50
蔬菜	300	300	350	400	450	500	500

续表

能量水平	1 600 kcal	1 800 kcal	2 000 kcal	2 200 kcal	2 400 kcal	2 600 kcal	2 800 kcal
水果	200	200	300	300	400	400	500
肉类	50	50	50	75	75	75	75
乳类	300	300	300	300	300	300	300
蛋类	25	25	25	50	50	50	50
水产	50	50	75	75	75	100	100
油脂	20	25	25	25	30	30	30
食盐	6	6	6	6	6	6	6

资料来源：中国营养学会：《中国居民膳食指南》（2007），拉萨：西藏人民出版社，2008。

4. 分配到一日三餐

根据不同能量的各种食物需要量，参考食物交换代量表，确定不同能量供给量的食物交换份数。

若某人能量需要量是 2 600 kcal，膳食中各类食物的参考摄入量为：谷类 400 g，蔬菜 500 g，肉类 75 g，蛋类 50 g，豆类 50 g，油脂 30 g，这相当于 16 份谷薯类食物交换份、1 份果蔬类交换份、8.5 份肉蛋奶等动物性食物交换份、3 份油脂。值得注意的是，食物交换代量表的交换单位不同，折合的食物交换份数也不同。

食物交换份法是一个比较粗略的方法，在实际应用中，可将计算法和食物交换份法结合使用，首先用计算法确定食物的需要量，然后用食物交换份法确定食物的种类及数量。

三、营养配餐系统软件

由于计算法和食物交换份法具有工作烦琐、费时费力、精度不高等缺点，随着现代科学技术的不断发展，营养食谱的确定和评价可以通过计算机实现。膳食营养管理系统软件有很多种，但基本功能相似，主要有：

（1）计算机可根据原有数据自行设计食谱并进行计算。

（2）进行食谱营养成分的分析计算，并根据计算结果进行相应的调整。

（3）分析膳食的食物结构，并计算分析各种营养素的摄入量、能量和蛋白质的食物来源等。

许多软件还可以对个体和群体的膳食营养状况做出综合评价，特殊营养配餐软件还可进行常见病人膳食的设计功能。

知识拓展

食物营养类别

食物种类多种多样，各种食物所含的营养成分各不相同，没有一种天然食物包含人体所需要的所有营养素。由于各类食物所含的营养素不同，要选择多样食物的搭配才能满足人体对多种营养素的需要。根据食物特性和主要营养物质分布，可以将食物分成五类：第一类为谷类及薯类，谷类包括米、面、杂粮，薯类包括马铃薯、甘薯、木薯等。主要提供碳水化合物、蛋白质、膳食纤维及 B 族维生素；第二类为动物性食物，包括肉、禽、鱼、奶、蛋等，主要提供蛋白质、脂肪、矿物质、维生素 A、B 族维生素和维生素 D；第三类为豆类及其他干豆制品，主要提供蛋白质、脂肪、膳食纤维；第四类为蔬菜、水果，主要提供膳食纤维、矿物质、维生素 C、胡萝卜素、维生素 K 及有益健康的植物化学物质；第五类为纯能量食物，包括动植物油、淀粉、食用糖和酒类，主要提供能量。动植物油还可提供维生素 E 和必需脂肪酸。

能力训练

某公司女职员，35 岁，身高 160 cm，体重 60 kg。通过膳食调查了解到其一日内摄入的食物如下：大米 200 g，面粉 200 g，白菜 100 g，油菜 100 g，冬瓜 100 g，鸡蛋 50 g，草鱼 50 g，大豆油 50 g，牛奶 150 g，苹果 200 g，重量均为可食部重量。要求：（1）计算能量来源及碳水化合物、蛋白质、脂肪摄入量。（2）进行膳食能量来源评价。（3）有哪些需要改进的地方？

项目小结

本章介绍了食谱编制的原则、意义及常用方法等知识。通过本章的学习，学生能够用计算法和食物交换份法编制食谱，了解食谱编制的原则和相关理论依据。

案例讨论

1. 王女士为超市售货员，身高 165 cm，体重 50 kg。营养师要给她编制食谱，成人每日能量供给量估算表如下表所示。计算其一天的能量是多少？

成人每日每千克标准体重能量供给估算表　　　　　　　　　　kcal/kg

体型	轻体力劳动	中体力劳动	重体力劳动
消瘦	40	45	50
正常	35	40	45
超重	30	35	40
肥胖	25	30	35

2. 已知某成年男性午餐所需要的能量为 900 kcal，蛋白质 30 g，脂肪 24 g。其食谱为小米粥、馒头、西红柿炒鸡蛋和芹菜肉丝。请计算小米、面粉、鸡蛋、肉丝的可食部重量（假设小米和面粉提供的碳水化合物分别占 30% 和 70%；鸡蛋和瘦肉提供的蛋白质各占 50%，计算可食部即可，保留一位小数）。

食物成分表（以 100 g 可食部计算）

食物名称	食部/g	能量/kcal	蛋白质/g	脂肪/g	碳水化合物/g
富强粉	100	350	10.3	1.1	75.2
小米	100	358	9.0	3.1	75.1
鸡蛋	88	144	13.3	8.8	2.8
猪肉（瘦）	100	143	20.3	6.2	1.5

实践与训练

营养食谱的制定

【实验目的】

1. 通过实训使学生掌握食谱编制的方法。

2. 掌握食谱编制的原理及其过程。

【实验原理】

食谱编制及营养配餐是社会营养的重要工作内容，对正常人来说是保证其合理营养的具体措施，对营养性疾病或其他疾病患者来说是一种基本的治疗措施，同时也是炊管人员营养配餐的依据，根据人体对各种营养素的需要，结合当地食物的品种、生产供应情况、经济条件和个人饮食习惯等合理选择各类食物，编制符合营养原则与要求的食谱，然后按编制的食谱进行配餐，用有限的经济开支来取得最佳的营养效果，节约食物资源，提高人民生活质量。

然后与《膳食营养素推荐摄入量标准》相比较，每日营养素摄入量要求至少达到推荐量标准的80%～90%，否则需要增减或更换食物的种类和数量，直至符合。

【实验内容】

1. 工作准备：记录笔、中国食物成分表。

2. 具体内容：根据食谱编制的过程，为你身边的某一人编制一日的营养食谱。

同步测试

一、选择题

1. 每日所摄入的营养素在营养供给标准的（　　）以内为合格。

　　A. ±10%　　　　　　B. ±15%　　　　　　C. ±18%　　　　　　D. ±20%

2. 编制食谱时，首先应保证能从食物中摄取适宜的（　　）。

　　A. 能量　　　　　　B. 蛋白质　　　　　　C. 脂肪　　　　　　D. 碳水化合物

3. 下列编制食谱的原则中，（　　）是不正确的。

　　A. 尽量选用多种多样的食物　　　　　　B. 考虑进餐者的经济状况

　　C. 考虑个人的饮食习惯　　　　　　　　D. 尽量采用全国各地生产的食物

4. 在营养配餐中，比较精确的方法是（　　　）。

　　A. 食物交换份法　　　B. 能量交换份法　　　C. 营养素计算法　　　D. 营养素交换份法

5. 在膳食中应保证优质蛋白质占蛋白质总供给量的（　　　）以上。

　　A. 1/2　　　　　　　B. 1/3　　　　　　　C. 1/4　　　　　　　D. 1/5

6. 根据食物交换份的互换原则可与馒头交换的为（　　　）。

　　A. 凉粉　　　　　　B. 核桃仁　　　　　　C. 豆腐脑　　　　　　D. 荷兰豆

7. 物价–营养指数是指（　　　）。

　　A. 单位金额可购得的食物量

　　B. 单位金额可以购得的单位食物量

　　C. 单位金额可以购得的单位食物中的营养物质量

　　D. 单位金额可以购得的单位食物中单位营养量

二、简答题

1. 营养配餐的理论依据及其原则。

2. 食谱评价的标准及过程。

延伸阅读

解密国家领导人的健康食谱

每天吃够 25 种食物，少吃四条腿动物的肉，少肉多粗粮，少量多餐……日前坊间流传的"领导食谱"引起不少注重保健的市民关注。而所谓的"25"其实是说食物的种类，而非 25 道菜。在营养学专家看来，食用多品种的蔬菜，少食肉类、多吃粗粮，是非常好的饮食习惯，也从另一侧面说明领导们吃得很简单、很绿色。

吃肉类"腿"越少越好

"吃四条腿的不如两条腿的，吃两条腿的不如没有腿的。"很多年前，我国营养专家就对人类食肉方式给出了以上说法。意思是说，吃四条腿的牛、羊、猪的肉不如吃鸡、鸭等禽类的肉，吃禽类的肉不如吃鱼肉。

专家指出，食用过多的肉类会造成体内脂肪和蛋白质等营养超标，从营养角度来说，天上飞的和水里游的动物肉类属于白肉，自然比在地上跑的红肉营养均衡。不过，饮食讲究的是少食多餐的原则，只有食物种类够杂，才能使营养均衡，而不是因为某一种食物营养好就盲目摄入很多。

吃粗粮类越杂越好

记者发现，报道中提到的领导食谱，不像一般人想象的满是山珍海味。恰恰相反，他们吃更多的粗粮、更少的肉类；他们的一系列饮食方法，绝大部分普通老百姓也可以如法炮制。

专家指出，现在人们的饮食单一，吃白面、大米多，很少食用杂粮，使得人体热量增加，也是癌的发生诱因之一。现代人吃饭不注重粮食而摄入菜类和脂肪太多。其实一个人每天需要摄入 4 两米饭，如果能增加一些粗粮的摄入，对身体会更好。盲目地光吃菜、少吃或不吃饭也是违背营养学原理的。

零食选择越健康越好

油炸类、硼化类、酸辣类……现代人茶余饭后的小零食越来越多，但对身体健康的危害却不容小觑。

据报道，领导们的零食多为酸奶、坚果、水果、银耳莲子羹或麦麸等。因为这些食物可以健脑、养心，尤其是有宴请时，吃些含维生素 B 群的食物会避免胃黏膜损伤，所以需要在喝酒前用粗粮、杂粮、瘦肉、花生等"打底"。

领导餐的烹饪方法

烹饪方法以蒸、煮、焖、拌、氽为主，选择这些烹饪方法自然是为了减少营养流失，保证低脂饮食。但领导的食谱中也并非完全没有炸和炒。每星期也能吃上一次炒菜，因为这样做的菜好吃。

不管何种烹饪方法，低盐、低脂、高膳食纤维都是食谱制定中必须遵守的原则。

饮食莫忘健脑养心

多吃健脑、养心的食物。由于脑力消耗较大，老首长的食谱中有不少健脑、养心的食物，如豆类、杏仁、芝麻、核桃、葡萄酒等。尤其是杏仁，它富含维生素 E、镁等元素和有益于心脏的单不饱和脂肪酸。喝酒前吃些含 B 族维生素的食物。

只注重饮食远远不够，还要有豁达的心胸和不懈的锻炼。

曾煦媛说："一位 102 岁高龄的将军，他从年轻时便开始打网球，直到 88 岁时，每周还能坚持打四、五场，每次一两小时。"

不同人群的膳食指导

1. 知识目标

（1）掌握不同人群的营养需求特点；

（2）掌握不同人群的膳食指导原则；

（3）掌握母乳喂养的优势及具体要求。

2. 技能目标

（1）能针对不同案例中的个体情况分析个体营养状况和营养需求特点；

（2）结合本章知识内容给出专业的营养指导意见。

子项目一　孕妇的营养指导

项目导读

　　孕妇是指处于妊娠状态当中的人群。妊娠是一个过程，这个过程会将一个肉眼看不见的受精卵孕育成一个约 3.2 kg 重的新生儿。在这个过程当中，胎儿必须完全依靠母体来获取营养素，这就要求孕妇不仅为了自身健康，还要为了胎儿的正常发育摄入符合生理需要的营养成分，如提供充足的碳水化合物、蛋白质、维生素、矿物质和必需脂肪酸等。

　　孕期营养不良会对妊娠结局和母体健康造成不利影响。调查表明，孕期营养不良对胎儿的影响主要包括：

　　新生儿低出生体重发病率增加；

　　胎儿先天性畸形发病率增加；

　　围产期婴儿死亡率增加；

　　影响胎儿的体格和智力发育。

　　可见孕期的合理膳食是保证胎儿和母体健康最基本的前提条件，只有在怀孕期间做到各种营养素的均衡摄入，才能生下健康、聪明的宝宝。

内容阐述

一、孕妇营养需求与参考摄入量

（一）能量

　　孕期的能量消耗与非孕期相比，增加了母体生殖器官的发育与胎儿的生长发育所需要的能量及母体用于产后泌乳的脂肪储备，因此孕妇每日摄入的能量应该随胎龄的增加而逐渐增加。能量摄入不足会影响胎儿的生长发育，还会影响其他营养素的吸收利用，造成新生儿低体重出生的状况发生。但能量摄入过高会造成孕妇体内脂肪沉积量过大而导致孕期肥胖，孕期肥胖是慢性高血压、糖尿病及妊娠高血压综合征最常见的原因，也有可能增加畸形儿和巨大儿的发生概率。因此孕期应保证正常的体重增加，尽量避免摄入能量密度高的食物，孕中期开始应控制每周的体重增长为 500 g 左右。《中国居民膳食营养素参考摄入量》推荐孕中期以后的能量 RNI 在非孕期的基础上增加 200 kcal/d。

（二）蛋白质

　　从表 6-1 中可以很清晰地看出，孕期蛋白质的摄入量与前三个月的流产率和新生儿的健康率有关。孕妇摄入蛋白质的质量和数量直接影响胎儿的体格和智力发育。妊娠期间与胎儿生长发育相关的蛋白质共需 925 g，全部的蛋白质都需要由母体来提供。考虑到蛋白质的利用率以及个体的吸收差异，WHO 推荐孕期日增加蛋白质的量为 10 g。但是由于我国大部分地区的居民膳食蛋白质的主要来源是粮谷类食品，蛋白质的利用率通常较低，《中国居民膳食营养素参考摄入量》推荐孕早、中、晚期蛋白质的日增加值分别为 0 g、15 g、30 g。

表 6-1　孕期蛋白质摄入量与流产率、婴儿健康的关系

蛋白质摄入量/（g·d^{-1}）	生后健壮婴儿/%	前三个月流产率/%
低于 55	35.7	8.11
56~70	41.6	3.93
71~85	63.9	1.26
高于 85	72.9	0.00

（三）脂类

　　脂类作为一种人体必需的营养素，在胎儿的生长发育过程中起着至关重要的作用，研究表明必需脂肪酸 ARA、DHA 是参与细胞膜和线粒体合成磷脂的重要组成部分，也是婴儿神经系统发育和神经髓鞘形成所必需的物质，必需脂肪酸摄入不足会影响胎儿的智力发育。必需脂肪酸不能由人体自身合成，必须从食物当中摄取，n-3 系的多不饱和脂肪酸 DHA 的母体是亚麻酸，亚麻酸仅存在于大豆油、亚麻籽油、低芥酸菜籽油等少数的油种中。n-6 系多不

饱和脂肪酸 ARA 的母体是亚油酸，亚油酸几乎存在于所有的植物油当中。此外，整个孕期需要增加 3～4 kg 的脂肪储备以备产后泌乳。

《中国居民膳食营养素参考摄入量》建议孕期膳食脂肪供能应占总能量的 20%～30%，其中饱和脂肪酸、单不饱和脂肪酸、多不饱和脂肪酸分别为＜10%、10%、10%。动物脂肪与植物脂肪的比例可按 1:4～1:3 搭配，但油脂在总热量中的百分比不宜高于 30%，以免超重甚至肥胖。

（四）矿物质

1. 钙

根据调查显示，我国绝大部分孕期妇女钙的摄入量不足。钙缺乏在孕妇中相当普遍，我国孕妇每日所摄入的钙平均在 400～600 mg，农村孕妇更低些。孕期钙摄入不足容易使母体的骨密度降低，增加母体患骨质疏松症等疾病的风险。对胎儿而言，也会增加新生儿患佝偻病的风险。

一个成熟胎儿的体钙大约为 30 g，再加上维持母体钙代谢平衡所需要的量大约为 300 mg/d，考虑到食物中钙的吸收率约为 30%，《中国居民膳食营养素参考摄入量》推荐孕中期钙的摄入量为 1 000 mg/d、孕晚期钙的摄入量为 1 000 mg/d。摄入钙过多会导致孕妇便秘，影响对其他营养素的吸收，所以钙的 UL 值为 2 000 mg/d。

2. 铁

铁缺乏在婴幼儿、青春期少年和孕妇中较为常见，我国中、晚期孕妇贫血患病率高达 50%。研究表明，孕妇缺铁与新生儿低出生体重和早产有关。

在整个孕期，胎儿生长发育需铁约 300 mg，胎盘需铁约 50 mg，孕妇自身血容量增量需铁约 450 mg，连同日常丢失铁约 200 mg，即妊娠期总共需铁约 1 000 mg，因此，应鼓励孕妇多吃含铁高的食品。《中国居民膳食营养素参考摄入量》推荐孕妇每天铁的 AI 为 25 mg，UL 为 60 mg。

3. 锌

孕妇锌缺乏可影响胎儿的正常脑发育，使胚胎畸形，生长发育迟缓，甚至导致生长停滞以及新生儿低出生体重等。由于我国膳食结构以植物性食物为主，含锌较少，其组成成分中还含有大量的植酸、草酸、纤维素及若干铁、钙、镉等，这些都是抑制锌吸收和锌生物利用率的重要因素，所以孕期缺锌的状况在我国也比较常见。研究表明，妊娠期间停留在母体以及胎儿体内的锌的总量约为 100 mg，考虑到食物当中锌的吸收率为 20%，《中国居民膳食营养素参考摄入量》推荐孕妇每天锌的 RNI 为孕中、后期 16.5 mg，UL 值为 35 mg。

4. 碘

碘对孕妇和胎儿极其重要，碘缺乏会导致孕妇甲状腺激素合成减少，甲状腺功能减退，降低母体的新陈代谢，减少母体对胎儿营养素的提供。孕妇缺碘还会导致胎儿的甲状腺激素合成不足，从而引起胎儿生长发育迟缓，智力低下。

《中国居民膳食营养素参考摄入量》推荐孕妇每天碘的 RNI 为 200 μg，UL 为 1 000 μg。

（五）维生素

1. 维生素 A

孕妇尤其是晚期孕妇体内维生素 A 的储备量直接关系到胎儿维生素 A 的储存及胎儿出生

后的健康，也与产后泌乳有关。在发展中国家约有 50% 的孕妇维生素 A 摄入不足。我国孕妇尤其是孕后期人群维生素 A 缺乏的现象也比较普遍，应多摄入富含维生素 A 的食品以及富含胡萝卜素的橙黄、深绿色蔬菜、水果。但维生素 A 摄入不能过多，摄入大量的维生素 A 制剂也会导致胎儿中毒。

《中国居民膳食营养素参考摄入量》推荐孕妇每天维生素 A 的 RNI 为孕中、晚期 900 μg，UL 值为 2 400 μg。

2. 维生素 D

孕妇维生素 D 缺乏会导致母体与胎儿的钙代谢紊乱，引发包括新生儿低钙血症、婴儿牙釉质发育不良以及母体抽筋、骨质软化症等疾病。大部分食物中维生素 D 的含量有限，但是维生素 D 可以经由紫外线在皮下合成。在我国一些北方地区，冬季光照时间短，紫外线强度不高，很容易造成孕妇维生素 D 的缺乏，应注意补充维生素 D。

《中国居民膳食营养素参考摄入量》推荐孕妇每天维生素 D 的 RNI 为 10 μg，UL 值为 20 μg。

3. 维生素 B_1

维生素 B_1 的缺乏会影响孕妇正常的肠道功能，使早孕反应加重，引起孕妇营养不良，所以在计划怀孕的阶段就应该注意维生素 B_1 的摄入。《中国居民膳食营养素参考摄入量》推荐孕妇每天维生素 B_1 的 RNI 为 1.5 mg。

4. 维生素 B_6

维生素 B_6 可以有效减缓早孕反应，防止妊高症的发生。《中国居民膳食营养素参考摄入量》推荐孕妇每天维生素 B_6 的 AI 为 1.9 mg。

5. 叶酸

叶酸缺乏对妊娠结局的影响包括新生儿神经管畸形、低出生体重和早产。叶酸缺乏还可以引发孕妇营养性巨幼红细胞性贫血。我国每年都有 8 万～10 万名神经管畸形的新生儿，其中北方高于南方，农村高于城市，夏秋季节出生的婴儿高于冬春季节出生的婴儿。神经管形成于胚胎发育的早期，所以孕妇对叶酸的补充要从计划怀孕开始。

《中国居民膳食营养素参考摄入量》推荐孕妇每天叶酸的 RNI 为 600 μg。

表 6-2 为富含各种营养素的食物来源，具体含量请查看书后的食物营养成分表。

表 6-2　富含各种营养素的食物来源

营养素	主 要 来 源
热能	55%～65% 来自碳水化合物、20%～30% 来自脂肪、10%～15% 来自蛋白质
蛋白质	粮谷类、肉类、鱼类、蛋、豆类、奶类
脂类	各类植物油
钙	奶类、虾皮、豆类、芝麻酱、骨粉等
铁	肝脏、动物血、蛋黄、蔬菜、豆类，孕期膳食铁不能满足需要时，可以适当补充铁制剂
锌	贝类、豆类、肉类和动物内脏、谷类等
碘	食盐、海带、紫菜等海产食物

营养素	主 要 来 源
维生素 A	动物肝脏、鱼肝油、鱼卵、全奶、奶油、禽蛋等
维生素 D	鱼肝油、日光照射，孕期宜补充维生素 D 制剂
叶酸	内脏类、绿叶蔬菜、水果、酵母、鸡蛋、肉类等
维生素 B_1	粗粮、豆类、肉类、干果及硬果、动物内脏等
维生素 B_6	豆类、动物内脏、鱼类、蛋类等

二、孕妇膳食指南

整个孕期分为孕早期 1~3 个月、孕中期 4~6 个月、孕晚期 6~9 个月，由于孕期每个阶段对营养素的需求有所不同，书中将会针对每个阶段给出具体的营养指导。

（一）孕早期的营养与膳食指导

膳食要点：叶酸的补充，减缓早孕反应的症状，避免营养不良。
① 可以根据孕妇的喜好，选择孕妇想吃的食物。
② 尽量选择容易消化的食物。
③ 少吃多餐，想吃就吃。
④ 当早孕反应使孕妇完全不能进食时，应当每天静脉补充至少 150 g 葡萄糖。
⑤ 避免体内酮体的产生。
⑥ 计划怀孕时就应该开始按规定补充叶酸。

（二）孕中期的营养与膳食指导

膳食要点：注意能量的补充，注意铁的补充，保证优质蛋白的摄入。
① 孕中期开始，胎儿生长逐渐加快，母体的子宫、胎盘也渐渐增大，所以母体应保证充足的能量摄入。
② 孕中期开始，胎儿的红细胞数量迅速增加，孕妇应每周进食一次动物血或动物内脏以保证铁的摄入。
③ 每日吃豆制品 50~100 g；鱼、禽、瘦肉交替选用约 150 g；鸡蛋 1 个以保证优质蛋白的摄入。
④ 每日补充牛奶或酸奶 250 g。
⑤ 每周进食一次海产品。
⑥ 每日进食蔬菜 500 g、水果 200 g。

（三）孕晚期的营养与膳食指导

膳食要点：长链多不饱和脂肪酸的补充，注意钙的摄入，保证适宜的体重增长。
① 每周 3 次鱼类（至少 1 次是海鱼），以保证长链多不饱和脂肪酸的摄入。
② 每日饮奶至少 250 mL，并同时补充 300 mL 钙制剂。
③ 保证优质蛋白的摄入（鱼、禽、瘦肉每日合计 250 g）。

④ 每日 1 个鸡蛋。

⑤ 每周进食 1 次动物内脏，1 次动物血。

⑥ 保证粮谷类与豆制品的摄入量。

案例分析

李女士妊娠已经第五个月了，在怀孕早期，李女士的早孕反应严重，经常一天吃不下饭，因此李女士现阶段为营养不良。又因其担心宝宝的成长会受到影响，李女士的精神状态忧郁、食欲不振、面色蜡黄，还伴随抽筋现象。经医生诊断，结果表明，李女士在孕中期已经开始出现贫血、骨密度下降、碘缺乏的症状，这种现象一旦持续下去，会对胎儿造成不可逆的影响。李女士心急如焚，找到了专门的营养师，希望营养师能够帮助她改善饮食状态，彻底摆脱营养不良的现状。如果你是这个营养师，你能给出李女士合理的孕期饮食建议，帮助她摆脱营养不良的困扰，生下健康、聪明的宝宝吗？

第一阶段

［教师］

针对李女士的情况，对她的膳食情况与营养需求进行分析，例如她可能缺乏的营养素，她的饮食习惯是否合理，有没有挑食、偏食的现象等。布置任务：对李女士进行膳食评价与膳食指导。

［学生］

分组讨论，根据小组情况确定小组分工，明确组员的职责，对案例进行分解，有计划地查找资料，汇总形成文件资料。

第二阶段

［教师和学生］

以学生课堂汇报的形式完成任务报告的评比，教师点评任务完成的质量、存在的问题，再跟学生一起讨论进一步的整改方案。

子项目二　乳母的营养指导

项目导读

产后，乳母一方面要逐步补偿妊娠和分娩时所消耗的营养储备，促进身体器官和各系统功能的恢复；另一方面要分泌乳汁哺育婴儿，因此乳母需要的能量及营养素要高于一般的妇女。乳母的营养是乳汁分泌的物质基础，乳母的膳食是乳母营养的来源与保证。母体内的营养不均衡或营养缺乏病会严重影响母体的自身健康以及乳汁的质与量，对婴儿及乳母本身造成极大的危害。所以我们要了解乳母的营养需求，并具备根据乳母的具体情况给予相应膳食指导的能力。

内容阐述

一、乳母的营养需求与参考摄入量

（一）能量

每升乳汁含热量 700 kacl，乳母膳食热能转化为乳汁热能的转化率为 80%，加上乳母的基础代谢率比非乳妇女高 20%，相当于增加热能消耗 250～300 kcal，故合成 1 L 乳汁需热能 900 kcal 左右。产后母乳的每日产乳量在 750～850 mL，这就需要乳母在非孕龄需能的基础上每日增加 675 kcal 的热量，其中的 1/3 由产前的脂肪储备提供，剩余的 2/3 则由乳母的日常膳食提供。故《中国居民膳食营养素参考摄入量》推荐乳母能量 RNI 是在非孕龄妇女的基础上每日增加 500 kcal。其中碳水化合物供能 55%～60%、脂肪供能 20%～30%、蛋白质供能 13%～15%。

（二）蛋白质

根据劳动强度不同，中国营养学会推荐成年女性蛋白质的需要量为 70～90 g/d，而母乳中蛋白质的平均含量为 12 g/L，正常情况下母乳的每日泌乳量为 800 mL 左右，大概含蛋白质 9 g，考虑到膳食蛋白质转变乳汁蛋白质转换率为 70%，故需消耗膳食蛋白质 13 g。但因为中国膳食蛋白质主要来源是粮谷类食品，转化为乳汁蛋白的效率不高，所以《中国居民膳食营养素参考摄入量》推荐乳母蛋白质供给量较非孕妇女每日增加 25 g，并尽量选用优质蛋白。

（三）脂肪

母乳中的脂肪含量与膳食中的脂肪摄入量有关，而脂类与婴儿的生长发育密切相关，尤其是其中的不饱和脂肪酸 DHA、ARA 是合成磷脂的基础物质，直接关系到婴儿的智力与中枢神经系统的发育。因此，乳母膳食中必须有适量脂肪。《中国居民膳食营养素参考摄入量》推荐乳母脂肪供能占总能量的 20%～30%。

（四）矿物质

1. 钙

无论乳母膳食中的钙摄入是否充足，乳汁中钙的含量都基本稳定，所以正常情况下母乳喂养的婴儿不会缺钙，但是如果哺乳期膳食钙摄入量不足，会导致母体骨钙流失而引发的相关疾病，并增加以后骨质疏松症的患病概率。

正常母乳中的钙含量约为 34 mg/（100 mL），考虑到钙在人体内的吸收效率以及转化为乳汁当中的钙的能力，《中国居民膳食营养素参考摄入量》推荐乳母每日钙的摄入量 AI 为 1 000 mg，UL 为每日 2 000 mg。

2. 铁

铁很难通过乳腺进入乳汁，一般情况下乳母也没有经期失血的情况，但是乳母仍然需要注意铁的补充，因为孕期妇女会丢失大量的铁（胎儿的铁储备和产时出血），易患缺铁性贫血，所以在哺乳期要注意多吃富含铁的食品，也可以在医生的指导下补充一些铁制剂来预防缺铁性贫血。

《中国居民膳食营养素参考摄入量》推荐乳母铁的 AI 为每日 25 mg，UL 为每日 50 mg。

（五）维生素

1. 维生素 A

维生素 A 在婴儿体内的水平直接影响胎儿的生长发育和健康状况，维生素 A 可以通过胎盘进入乳汁中，所以乳母膳食中的维生素 A 含量会直接影响乳汁当中维生素 A 的含量，哺乳期妇女应多食富含维生素 A 的食物，但是维生素 A 为脂溶性维生素，容易在体内富集而产生毒性，最好不要大量使用维生素 A 制剂或遵医嘱使用。

《中国居民膳食营养素参考摄入量》推荐乳母维生素 A 的 RNI 为每日 1 300 μg，UL 为每日 3 000 μg。

2. 维生素 D

维生素 D 几乎不能通过乳腺进入乳汁，乳汁当中维生素 D 的含量很低，但是由于天然食物当中维生素 D 的含量普遍不高，所以哺乳期的妇女很容易缺乏维生素 D。建议乳母应该多做户外运动来补充维生素 D，以免发生由于维生素 D 缺乏导致的缺钙现象。在中国北方一些日照时间短、紫外线强度不高的地区，乳母可以适当补充维生素 D 制剂，避免维生素 D 的缺乏。

《中国居民膳食营养素参考摄入量》推荐乳母维生素 D 的 RNI 为每日 10 μg，UL 为每日 50 μg。

3. 水溶性维生素

水溶性维生素大部分可以通过乳腺进入乳汁。研究表明，维生素 B_1 可以改善乳母的食欲并促进乳汁分泌，可以有效预防婴儿维生素 B_1 缺乏症。《中国居民膳食营养素参考摄入量》推荐乳母维生素 B_1 的 RNI 为每日 1.5 mg，维生素 B_2 的 RNI 为每日 1.5 mg，维生素 C 的 RNI 为每日 150 mg，维生素 C 的 UL 为每日 1 000 mg。

二、乳母膳食指南

整个哺乳阶段分为产褥期（产后前 1 个月）和哺乳期，《中国居民膳食指南》指出每个阶段的膳食要点不同，应该有区别地做好膳食指导。

（一）产褥期膳食

孕妇正常分娩以后身体虚弱，失血过多，可能出现肛门括约肌撕裂的情况，在这个阶段应该注意产妇营养物质的补充，但是为了避免肛门括约肌再次撕裂，在术后 24 小时以内应给予流质或半流质食物（忌用胀气食品），之后再给予普通食品。

产妇出院以后家人应该注意产妇身体的恢复，多吃富含铁、优质蛋白的食品，比如鸡蛋、鱼、禽、瘦肉等动物性食品可以加速产妇的身体恢复和伤口愈合，但是也不能只强调动物性食品的摄入而忽视了植物性食品，否则容易由于缺乏维生素 C 和膳食纤维而引起便秘等症状。

（二）哺乳期膳食要点

1. 食物种类齐全

食物种类齐全是哺乳期膳食最基本的要求，只有乳母膳食种类齐全才能保证乳汁当中营养素种类齐全，乳母挑食会造成乳汁中营养素种类不全，乳汁质量下降。比如现代人很少吃粗粮，而粗粮当中含有很丰富的营养物质，应该跟细粮混合食用。

2. 保证充足的优质蛋白的摄入量

动物性食品可以提高优质蛋白，如果经济条件有限，可以多食大豆及其制品来提供优质蛋白，推荐每天食用 200～250 g。

3. 多吃含钙高的食品

哺乳期的妇女很容易缺钙，增加日后患骨质疏松症的概率，所以哺乳期的妇女应注意钙的摄入。乳类及其制品钙的含量高，吸收效果好，哺乳期妇女应该每天坚持喝 300 mL 牛奶或其制品。此外，虾皮、豆制品、小鱼等也可以提供一定数量的钙质。

4. 多吃含铁高的食品

铁虽然不能通过乳腺进入乳汁，但是哺乳期的妇女仍然要注意铁的摄入，以补偿孕期铁的损失，避免缺铁性贫血。

5. 多吃新鲜的蔬菜水果

6. 注意使用正确的烹调方法

哺乳期妇女建议使用煮、炖等烹调方法，这样做，不但可以最大限度地保证营养素不流失，还可以有很多的汤汁，有利于下奶。尽量不要使用煎烤、油炸的方法烹调食物，尽量避免辛辣、刺激性的食物。

案例分析

熊女士是一名企业白领，现已妊娠 9 个半月，即将面临分娩。但是她很忧虑，不知道应该选择怎样的喂养方式来哺育自己的宝宝。一边听说应该选择母乳喂养，一边又听说现在的配方奶粉很好，其中某些营养素的含量比母乳中的还要多（像铁、维生素 D）。另外，她又担心选择母乳喂养以后自己没有奶。熊女士听朋友说找一名专业的营养师可以帮助她解决这方面的问题，如果你是一名营养师，你能帮她这个忙吗？

第一阶段

［教师］

针对熊女士的情况，帮助她具体分析母乳喂养的优点以及分娩以后母乳喂养的注意事项，作为营养师给予熊女士专业的喂养指导。

［学生］

分组讨论，根据小组情况确定小组分工，明确组员的职责，对案例进行分解，有计划地查找资料，汇总形成文字资料。

第二阶段

［教师和学生］

以学生课堂汇报的形式完成任务报告的评比，教师点评任务完成的质量、存在的问题，再跟学生一起讨论进一步的整改方案。

子项目三　婴儿的营养指导

项目导读

婴儿期良好的营养是成年后体格和智力发育的基础，也是预防成年后某些慢性疾病的保证。出生后的第一年是婴儿一生中生长最快的阶段，1周岁的婴儿体重是出生时的3倍，身长是出生时的1.5倍，只有良好充足的营养才能保证婴儿快速健康地成长。

内容阐述

一、婴儿的营养需求与参考摄入量

（一）能量

能量本身并不是一种营养素，它是各种营养素（蛋白质、脂肪、碳水化合物）燃烧而产生的。婴儿的基础代谢、体力活动、食物的特殊动力作用以及生长发育都离不开能量。《中国居民膳食营养素参考摄入量》推荐0～12个月的婴儿每日需要的能量为95 kcal。

（二）蛋白质

蛋白质对婴儿的重要性是众所周知的，它是婴儿生长发育所必需的营养物质，是构成机体的主要成分。婴儿的快速生长需要大量的蛋白质，而且由于婴儿的肝脏还没有发育完全，所需的必需氨基酸的比例大于成人，因此除了已知的八种必需氨基酸外，还需要组氨酸、半胱氨酸以及牛磺酸等氨基酸。只有数量充足、比例合适的优质蛋白才能满足婴儿的生长发育所需。

人乳中的必需氨基酸比例最适合婴儿的生长发育所需。《中国居民膳食营养素参考摄入量》推荐婴儿蛋白质的需要量因喂养方式不同而不同，母乳喂养的婴儿每日需蛋白质2.0 g，牛乳喂养的婴儿由于蛋白质的利用率较母乳低，每日需要蛋白质3.5 g。

（三）脂肪

《中国居民膳食营养素参考摄入量》推荐婴儿脂肪供能占总能量的比例为：0～5个月45%～50%，6～12个月为35%～40%。婴儿每日摄入800 mL母乳，则可以满足婴儿对脂肪的需求。

（四）碳水化合物

刚出生的婴儿消化器官功能不健全，没有牙齿，胃肠肌肉松弛，消化酶数量少，胃液酸度低，消化淀粉的能力尚未成熟，但是乳糖酶的活性很高，4个月以后的婴儿可以逐渐消化淀粉。母乳中的碳水化合物以乳糖为主，婴儿消化率高，不易引起腹泻。《中国居民膳食营养素参考摄入量》推荐婴儿每日摄入碳水化合物每千克体重12 g。

（五）矿物质

婴儿必需而又容易缺乏的矿物质包括钙、铁、锌、碘。

1. 钙

钙是婴儿骨骼与牙齿发育所必需的一种矿物质，还有很多重要的生理功能（详见项目一矿物质中钙的生理功能），《中国居民膳食营养素参考摄入量》推荐 0～6 个月婴儿每日需钙 300 mg，6～12 个月每日需钙 400 mg。

牛乳中钙的含量是人乳的 2～3 倍，但是吸收率不高，平均吸收率只有 20%。母乳中的钙磷比适合婴儿吸收，钙的吸收利用率较高，所以母乳喂养的婴儿一般不会缺钙。

2. 铁

铁是血红蛋白细胞的组成成分，是婴儿维持生命所必需的营养素，足月的新生儿体内有约 300 mg 的铁储备，可以保证婴儿前 4 个月不缺铁。母乳及牛乳中铁的含量均较低，所以母乳或牛乳喂养的婴儿在 4 个月以后应该适当地从膳食中补充铁，避免婴儿由于缺铁而贫血。《中国居民膳食营养素参考摄入量》推荐婴儿 0～6 个月每日需铁 0.3 mg，6～12 个月每日需铁 10 mg。

3. 锌

母乳中锌的含量相对不足，1 L 母乳中大约含锌 1.18 mg。足月的新生儿体内有一定的锌储备，一般在 4 个月以前不易缺锌，4 个月以后应适当从膳食中补充一定的锌，比如婴儿配方奶粉、肝泥、蛋黄等。《中国居民膳食营养素参考摄入量》推荐婴儿 0～6 个月每日需锌 1.5 mg，6～12 个月每日需锌 8 mg。

4. 碘

婴儿缺碘会造成由于甲状腺激素缺乏而导致的智力低下、生长发育迟缓。碘可以通过乳腺进入乳汁，所以只要乳母膳食中不缺碘，一般婴儿不会发生碘缺乏的症状，《中国居民膳食营养素参考摄入量》推荐婴儿每日摄入碘 50 μg。乳母应定量食用碘强化食品。

（六）维生素

1. 维生素 A

维生素 A 可以通过乳腺进入乳汁，所以一般母乳喂养的婴儿不会出现维生素 A 缺乏的现象，盲目补充维生素 A 制剂可能发生维生素 A 中毒的情况。牛乳中维生素 A 的含量是母乳中的一半，且吸收率不高，所以牛乳喂养的婴儿可以遵医嘱适当补充维生素 A 制剂。《中国居民膳食营养素参考摄入量》推荐婴儿每日摄入维生素 A 400 μg。

2. 维生素 D

维生素 D 不能通过乳腺进入乳汁，所以人乳及牛乳中的维生素 D 含量都很低，婴儿可以通过户外运动来补充维生素 D，中国北方一些日照时间短、紫外线强度不高的地区可以给婴儿添加适当的维生素 D 制剂。

《中国居民膳食营养素参考摄入量》推荐婴儿每日摄入维生素 D 10 μg。

3. 水溶性维生素

水溶性维生素可以通过乳腺进入乳汁，只要乳母保证正常的饮食，母乳喂养的孩子很少缺乏水溶性维生素。

二、婴儿喂养指南

（一）母乳喂养

近年来，世界卫生组织将保护、促进和支持母乳喂养作为妇幼卫生工作的一个重要内容。研究表明，相对于其他的喂养方式，母乳喂养具有无比的优越性，母乳中含有绝大部分婴儿生长发育所需的营养物质（只有铁、维生素 D 的含量较少），而且吸收利用率也高于其他食品。母乳中还含有其他食品中所没有的免疫活性物质，可以有效降低婴儿患病的概率。下面将对母乳喂养的优势做详细阐述。

1. 营养素种类齐全、利用率高

母乳当中含有婴儿所需的大部分营养素，之间的配比最适合婴儿消化和吸收，是婴儿最理想的食品。

2. 丰富的免疫活性物质

母乳含有丰富的免疫活性物质，能保护婴儿少得疾病，降低成年以后许多慢性病的发病率。研究表明母乳中含有巨噬细胞、溶菌酶、乳铁蛋白、TB 淋巴细胞、抗葡萄球菌因子、嗜中性粒细胞、补体及双歧因子等免疫活性物质，能增加婴儿抵御外界污染的能力，又不易引起过敏。

3. 增进母子感情，有利于婴儿智力发展

通过婴儿的吮吸，乳母会有一种母亲的敏感性，使之从孕期状态向非孕期状态过渡。通过母子之间的接触、抚摸、目光的交流、语言等增加母子之间的亲密程度，有助于婴儿的情绪稳定，有利于婴儿的智力发展。

4. 经济利益

产后母乳喂养可以为家庭节约配置人工喂养品的费用，而且由于母乳喂养的婴儿不易患病，可以减少医疗咨询、药物等费用。母乳喂养经济方便，母亲随时随地能给婴儿提供温度适宜的乳汁，也不存在食用过度的问题。

（二）人工喂养

在由于各种原因不能实现母乳喂养的情况下，可以采用其他的代替食品喂养婴儿，我们称为人工喂养。现阶段普遍采用的母乳代替品是婴幼儿配方奶粉。大部分的婴幼儿配方奶粉是在牛奶的基础上尽量向母乳的成分靠近，比如降低蛋白质的含量，减轻婴儿肾脏的负担；增加乳清蛋白的比例，减少酪蛋白的比例；去除多余的饱和脂肪，用不饱和脂肪酸替代，增加 DHA、ARA；调整钙磷比，增加铁、锌、维生素 A、维生素 D 的含量，等等。另有乳糖不耐受的婴儿可以使用豆制代乳粉来进行人工喂养。

（三）婴儿辅食的添加

营养良好的母乳可以满足 0～6 个月内婴儿的全面营养需求，6 个月以上的婴儿热能需求增加，而这个阶段孕期储存的铁、锌等营养素也已经用尽，必须添加辅助食品。合理添加辅助食品可以补充乳类营养素的不足，以满足生长发育的需要，使婴儿的食物从流质向半流质和固体食物转变，为断奶做好准备。

1. 辅食添加的原则

① 逐步适应：一种辅食应经过 5～7 天的适应期，等婴儿完全适应了这种食物后，再开始添加下一种辅食。

② 由稀到稠：刚开始添加辅食的时候，可以将其制作得稀一点，使婴儿方便吞咽。当婴儿适应以后可以使其逐步变稠。

③ 量由少到多、质地由软到硬：刚开始添加时可以只添加一勺，渐渐增多。食物的质地刚开始时要以泥或汁为主，便于吞咽。乳牙萌出以后可以添加一些稍微硬一点的食物。

2. 辅食添加顺序

3 个月开始可以添加一些鱼肝油，以保证维生素 A、维生素 D 的摄入。

4～6 个月先添加一些米粉、麦粉、粥等淀粉类食物，婴儿适应了之后可以逐步添加一些蛋黄、鱼泥、肝泥、果蔬汁、果蔬泥等食品。

7～9 个月可加烂粥、稀饭、面包、馒头以及鱼、碎肉、全蛋、大豆制品、果蔬汁、果蔬泥等。

10～12 个月婴儿的乳牙基本长出，可以吃一些稀粥、面条、馒头等主食和鱼、肉、全蛋、大豆制品，稍大一点的婴儿也可以开始吃一些软的水果和蔬菜。

案例分析

第一阶段

［教师］

选取典型案例，针对某一婴儿的情况，判断婴儿的生长发育是不是正常，喂养方式是不是合理，婴儿辅食的添加能不能满足婴儿的生长发育需求等。

布置任务：婴儿的营养状况评价及喂养方式指导。

［学生］

分组讨论，根据小组情况确定小组分工，明确组员的职责，对案例进行分解，有计划地查找资料，汇总形成文字资料。

第二阶段

［教师和学生］

以学生课堂汇报的形式完成任务报告的评比，教师点评任务完成的质量、存在的问题，再跟学生一起讨论进一步的整改方案。

子项目四　幼儿的营养

项目导读

幼儿期孩子的生长速度较婴儿期有所下降，但仍然需要大量的营养物质以保证机体发育，因此，幼儿期是孩子饮食习惯养成的重要时期。幼儿期乳齿生长和胃容量加大使幼儿对食物的可接受性提高，此时，幼儿日常活动加强，体力消耗增大，饮食也逐步过渡到基本上由自己的消化器官来摄取营养素的过程。这一时期营养不良会导致幼儿生长发育迟缓，增加成年期慢性疾病的发病率。

内容阐述

一、幼儿的营养需求与参考摄入量

（一）能量

幼儿期的新陈代谢较成人旺盛，生长发育速率仍然很高，加上平时的日常活动增加，体力消耗加大，在这个阶段幼儿必须摄入大量的能量。《中国居民膳食营养素参考摄入量》推荐幼儿每日摄入能量：1 岁、2 岁、3 岁分别为男孩 1 100 kcal、1 200 kcal、1 350 kcal，女孩 1 050 kcal、1 150 kcal、1 300 kcal。其中蛋白质供能占总能量的 12%～15%、脂肪供能占总能量的 30%～35%、碳水化合物供能占总能量的 50%～58%。

（二）蛋白质

蛋白质用于幼儿的新陈代谢、各个器官的成熟及生长发育，也是免疫抗体、激素、消化酶等物质不可缺少的重要组成部分。幼儿对蛋白质的需求不但用量按比例高于成人，而且质量要求也比成人高，在幼儿摄入的蛋白质中要求一半以上是优质蛋白。如果幼儿缺乏蛋白质，不仅会影响大脑发育，也会使体重和身高增加缓慢，肌肉松弛，抵抗力下降，严重时会引起营养不良性水肿。但是过量的蛋白质对幼儿也是有害的，可能会导致幼儿腹泻、酸中毒、高渗性脱水、发热、血清尿素和氨升高等症状。

《中国居民膳食营养素参考摄入量》推荐幼儿每日摄入蛋白质的 RNI 为：1 岁、2 岁、3 岁分别为 35 g、40 g、45 g。

（三）脂类

脂类是细胞膜和细胞核的重要组成部分，也是身体热量的主要来源，它可以有效维持体温、保护脏器、促进脂溶性维生素吸收。《中国居民膳食营养素参考摄入量》推荐幼儿脂肪供给的热量占总热量的 30%～35%，其中必需脂肪酸提供的热量不应低于总热量的 1%～3%。

（四）矿物质

1. 钙

钙是骨骼和牙齿的主要成分，钙供应不足或钙的吸收不良均会使幼儿患佝偻病，严重者会发生抽风、肌肉振颤或心跳停止的现象。奶和奶制品是膳食钙质的良好来源，但也不能盲目补钙，大量钙质摄入会造成幼儿肾脏的负担，影响其他营养素的吸收。《中国居民膳食营养素参考摄入量》推荐幼儿每日钙的 AI 为 600 mg。

2. 铁

铁是人体血红蛋白和肌红蛋白的重要原料，铁摄入不足就会发生缺铁性贫血而影响氧气的运输，影响生长发育。由于我国的膳食铁来源是以植物性铁为主，吸收率较低，所以我国是幼儿期出现缺铁性贫血较为常见的国家。膳食铁最好的食物来源是动物肝脏和动物血。《中国居民膳食营养素参考摄入量》推荐幼儿每日铁的 AI 为 12 mg。

3. 锌

锌在人体内可构成 50 多种酶，促进蛋白质合成和生长发育，缺锌会导致婴儿生长发育迟缓、贫血、厌食、伤口不易愈合、免疫力低下等症状。《中国居民膳食营养素参考摄入量》推荐幼儿每日锌的 AI 为 9 mg。膳食锌的主要来源是贝类、动物内脏。

4. 碘

碘能维持甲状腺的正常生理功能，是甲状腺激素合成必需的组成部分，缺乏时会导致甲状腺功能低下，影响幼儿的生长发育。《中国居民膳食营养素参考摄入量》推荐幼儿每日碘的 RNI 为 50 μg。

（五）维生素

维生素在幼儿的生长发育阶段起着至关重要的作用，是在幼儿的膳食中必须注意补充的，但是也不能盲目地添加大剂量的维生素制剂。尤其是脂溶性维生素，不易代谢，易在体内堆积而产生毒性。《中国居民膳食营养素参考摄入量》推荐幼儿每日维生素 A 的摄入量为 500 μg；维生素 D 的摄入量 10 μg；维生素 B_1 的摄入量 0.6 mg；维生素 B_2 的摄入量 0.6 mg；维生素 C 的摄入量 60 mg。

二、幼儿膳食指南

（一）种类齐全、搭配合理

为了保证幼儿期全部营养素的均衡摄入，幼儿膳食的搭配要做到种类齐全、搭配合理。首先，粮谷类食品要逐渐成为幼儿的主食，粮谷类食品是碳水化合物和维生素 B_1 的良好来源，也是蛋白质及其他营养素的重要来源。其次，要保证幼儿每日摄入的蛋白质有一半是来自动物性食品。鱼、禽、瘦肉、蛋等动物性食品是膳食蛋白质的良好来源，动物性食品同时也是维生素 A、维生素 D、B 族维生素和许多矿物质的主要来源。奶类及其制品是钙的良好来源，所以应坚持让幼儿每日饮奶，以保证钙的足量摄入。再次，蔬菜水果能提供丰富的维生素 C、β-胡萝卜素和膳食纤维，还含有一些矿物质和维生素，新鲜的蔬菜水果可以激发幼儿的食欲，防止便秘。总之，种类齐全、搭配合理是幼儿阶段合理膳食的基础。

（二）选用合理的烹调方法

幼儿的食物应该单独制作，尽量选用一些质地软、容易烂的食材，避免刺激性强和油腻的食物。在加工烹调过程当中应尽量避免营养素的流失，比如淘米的次数不宜过多，蔬菜水果应先洗后切、大火急炒、慎用碱等。食物烹调后尽量保证良好的色、香、味，以引起幼儿的食欲。

（三）合理安排就餐时间

幼儿的胃容量还比较小，加上幼儿活泼好动，容易饥饿，所以在安排幼儿就餐时间上推荐采用三餐二点制，也就是每天进食 4～5 次，在正常三餐的基础上增加午点和晚点。

（四）养成良好的饮食习惯

幼儿期是孩子饮食习惯养成的重要时期，应尽量给孩子创造安静、舒适、卫生的饮食环境，使孩子可以专心吃饭。养成不偏食、不挑食、少吃零食、进食时不看书和电视、不吃不干净的食物，餐前便后要洗手的好习惯。

案例分析

范一涵是幼儿园大班的孩子，表现为不爱吃饭、食欲差。通常，别的孩子们都在津津有味地吃着时，唯独范一涵拿着勺子在盘子里搅来搅去，就是不将饭菜放入口中，还一边嘴里说着"这个胡萝卜我不要吃，这个鸡蛋我也不喜欢吃"之类的话。别的孩子都快吃完了，可她还剩很多，并且东张西望没有一点要吃的意思。如果老师督促她快点吃饭，她就会苦恼并大声说着："我真的是吃不下吗！"老师再喂她吃一口，她还出现了呕吐的现象。范一涵的父母非常着急，想请一位营养师帮忙调理女儿的饮食。你能帮助她吗？

第一阶段

[教师]

针对范一涵的情况，判断幼儿的生长发育是否正常，是否存在不良的饮食习惯，是否存在营养素缺乏的现象等。

布置任务：幼儿的营养状况评价及膳食指导。

[学生]

分组讨论，根据小组情况确定小组分工，明确组员的职责，对案例进行分解，有计划地查找资料，汇总形成文字资料。

第二阶段

[教师和学生]

以学生课堂汇报的形式完成任务报告的评比，教师点评任务完成的质量、存在的问题，再跟学生一起讨论进一步的整改方案。

子项目五　学龄前儿童及青少年的营养

项目导读

学龄前儿童与青少年时期是由婴幼儿发育到成年人的过渡时期，他们生长发育较快，体内合成代谢旺盛，是体格和智力发育的关键时期，所需的能量和各种营养素尤其是能量、蛋白质、钙、铁和锌等营养素都比成人要高。

内容阐述

一、学龄前儿童的营养需求与参考摄入量

（一）能量

3～6 岁儿童能量需要量差异很大，一般需要量在 1 300～1 700 kcal/d。其中，基础代谢消耗的能量约占 60%。男孩一般比女孩多 50～100 kcal/d。

（二）蛋白质

学龄前儿童生长发育每增加 1 kg 体重，约需要 160 g 的蛋白质。《中国居民膳食营养素参考摄入量》推荐学龄前儿童蛋白质的参考摄入量 RNI 为每日 45～60 g。蛋白质供能比为总能量的 14%～15%，其中，优质蛋白要占摄入总蛋白的 50% 以上。经济条件差的农村地区父母要充分利用大豆蛋白所含的优质蛋白来预防学龄前儿童蛋白质摄入不足引起的体重过低和生长发育迟缓的现象。

（三）脂肪

学龄前儿童生长发育所需要的能量、免疫功能的维持、脑的发育和神经髓鞘的形成都需要脂肪，尤其是必需脂肪酸。学龄前儿童脂肪的需要量为 4～6 g/（d·kg）体重，脂肪的供能比高于成人 30%～35%，其中亚油酸供能不低于总能量的 3%，亚麻酸供能不低于总能量的 0.5%。

（四）碳水化合物

学龄前儿童已经基本完成了饮食从奶及奶制品向碳水化合物的转变。碳水化合物变成了学龄前儿童能量的主要来源。在这个阶段儿童应以含有复杂碳水化合物的谷类食物为主食，尽量避免过度的糖和甜食。碳水化合物的供能比为 50%～60%。

（五）矿物质

1. 钙

钙是儿童骨骼正常生长发育的基础物质之一，学龄前儿童平均每日钙的摄入量为 100～150 mg，考虑到钙的平均吸收率为 35%，《中国居民膳食营养素参考摄入量》推荐学龄前儿童钙的 RNI 每日为 800 mg，接近成人水平。学龄前儿童应坚持每日饮奶以保证钙的摄入，但饮奶量不宜超过 600 mL，以免增加肾脏的负担，影响其他营养素的吸收，钙的每日 UL 为 2 000 mg。

2. 铁

铁缺乏引起的缺铁性贫血是儿童期最常见的疾病。《中国居民膳食营养素参考摄入量》建议学龄前儿童每日铁的 AI 为 12 mg，UL 为 30 mg。动物性食品中的血红素铁吸收率高于植物中的非血红素铁。动物肝脏、动物血、瘦肉是铁的良好来源，膳食中丰富的维生素 C 可以促进铁的吸收。

3. 锌

儿童锌缺乏常出现味觉下降、厌食甚至异食癖、嗜睡、面色苍白、抵抗力差等症状。严重的还会影响儿童的生长发育。《中国居民膳食营养素参考摄入量》提出，学龄前儿童锌的 RNI 为每日 12 mg。膳食锌的良好来源除贝类、海鱼外，还包括鱼、禽、蛋、肉等食物。

4. 碘

儿童是对缺碘比较敏感的人群，儿童缺碘会造成生长发育障碍。《中国居民膳食营养素参考摄入量》提出学龄前儿童每日碘的 RNI 为 50 μg，UL 是 800 μg。含碘较高的食物主要是海产品，如海带、紫菜、海鱼、虾、贝类。为保证这一摄入水平，除必须使用碘强化食盐烹调食物外，还建议每周膳食至少安排一次海产食品。

（六）维生素

1. 维生素 A

维生素 A 在学龄前儿童中缺乏的现象在发展中国家广泛存在，调查表明，中国作为一个发展中大国，也应强调学龄前儿童阶段维生素 A 的摄入。维生素 A 对学龄前儿童的生长发育、视觉功能、机体免疫力等都起着重要的作用。《中国居民膳食营养素参考摄入量》提出学龄前儿童每日维生素 A 的 RNI 为 500～600 μg，UL 值为 2 000 μg。专家建议每周膳食安排一次富含维生素 A 的动物肝脏，每天摄入一定量蛋黄、牛奶，或在医生指导下适当补充鱼肝油，获得可直接利用的视黄醇，也可每日摄入一定量的深绿色或黄红色蔬菜补充维生素 A 原，即胡萝卜素。

2. B 族维生素

维生素 B_1、维生素 B_2 和烟酸在保证儿童体内正常的能量代谢以及促进生长发育方面都有重要作用。这三种 B 族维生素常协同发挥作用，缺乏症可能混合出现。膳食中维生素 B_1 主要来源于非精制的粮谷类、坚果、鲜豆、瘦肉和动物内脏等食物。B_2 主要来源于瘦肉、蛋类、奶类。《中国居民膳食营养素参考摄入量》提出学龄前儿童每日维生素 B_1 的 RNI 是 0.7 g。维生素 B_2 的 RNI 是 0.7 g。

3. 维生素 C

典型的维生素 C 缺乏症目前已不常见，但亚临床缺乏对健康的潜在影响已受到特别的关注，如免疫能力降低、患慢性病的危险增加等。维生素 C 主要来源于新鲜的蔬菜和水果，尤其是鲜枣类、柑橘类水果和有色蔬菜，如青椒、油菜、韭菜、白菜、菜花等。《中国居民膳食营养素参考摄入量》提出学龄前儿童每日维生素 C 的 RNI 为 3 岁 60 mg，4～6 岁为 70 mg。

二、学龄前儿童膳食指南

（一）学龄前儿童食物选择原则及特点

1. 食物选择原则

学龄前儿童的膳食组成应多样化，以满足儿童对各种营养素的需求。3～6 岁儿童的膳食应注意食物品种的选择和变换，如荤素菜的合理搭配，粗粮、细粮的交替使用，食物的软硬应适中，温度要适宜，香味要能引起儿童的兴趣，以促进食欲，并与其消化能力相适应。

2. 食物选择特点

① 粮谷类食品是儿童每日能量的主要来源，200～250 g 面粉、大米可为孩子提供 55%～60% 的能量。但是精加工碾磨的谷类在加工过程中损失了绝大部分维生素、矿物质和膳食纤维，每周用一部分粗粮代替精米精面，将有利于维生素 B_1、膳食纤维以及矿物质的补充。高脂食品如炸土豆片，高糖和高油的风味小吃和点心应加以限制。

② 适量的鱼、禽、蛋、肉、奶等动物性食物能提供优质蛋白质、维生素、矿物质。鱼类软滑细嫩，易于消化，鱼类脂肪中还含有 DHA，有利于儿童智力发展。蛋类可提供优质易于消化的蛋白质、维生素 A、维生素 B_2 及卵磷脂。鱼、禽肉每日供给总量为 100～125 g，各种食材可交替使用。蛋 1 个，约 50 g。奶类及其制品可提供优质的蛋白质、维生素 A、维生素 B_2 及丰富的优质钙。建议奶的每日参考摄入量为 250～400 mL，不要超过 600～700 mL。

③ 大豆蛋白质富含赖氨酸，属优质蛋白质。大豆脂肪含有必需脂肪酸亚油酸和α-亚麻

酸，能在体内分别合成 ARA 和 DHA。因此，每日应至少供给相当于 15～20 g 大豆的制品。特别是在经济条件不好的农村地区，更应该保证豆制品的摄入来解决儿童蛋白质营养不良的问题。

④ 蔬菜和水果是维生素、矿物质和膳食纤维的主要来源。每日参考摄入量为 150～200 g，可供选择的蔬菜主要包括椰菜、菜花、小白菜、芹菜、胡萝卜、黄瓜、西红柿、鲜豌豆、绿色和黄红色辣椒。可供选择的水果不限。

（二）学龄前儿童膳食指导原则

1. 满足儿童膳食营养素需要量

儿童膳食应满足儿童需要的能量、蛋白质、脂肪以及各种矿物质和维生素。不仅品种要多样，而且数量要充足。膳食既要满足儿童需要，又要防止过量，并注意易缺营养素如钙、铁、锌等的供给。

2. 各营养素之间的比例要适宜

膳食中的能量来源及其在各餐中的分配比例要合理。要保证膳食蛋白质中优质蛋白质的比例。要以植物油作为油脂的主要来源，同时还要保证碳水化合物的摄入，各矿物质之间也要配比适当。

3. 食物的搭配要合理

注意主食与副食、杂粮与精粮、荤食与素食的平衡搭配。食物的品种宜丰富多样，一周内菜式、点心尽可能不重复。每日膳食应由适宜数量的谷类、乳类、肉类（或蛋、鱼类）、蔬菜和水果类四大类食物组成。在各类食物的数量相对恒定的前提下，同类中的各种食物可轮流选用，做到膳食多样化，从而发挥出各种食物在营养上的互补作用，使其营养全面平衡。食物尽可能自然、清淡少盐。

4. 三餐分配要合理

学龄前儿童生长发育快，活泼好动，但胃的容量小，容易饥饿，应适当增加餐次以适应学龄前儿童的消化能力。以三餐二点制为宜。每餐供能分配原则如下：早餐、早点共占 30%；午餐宜丰盛，午点要低能量，以避免影响晚餐，午餐加午点共占 40% 左右。晚餐较清淡，以避免影响睡眠，晚餐占 30% 左右。

5. 注意制作和烹调方法

学龄前儿童的咀嚼和消化能力仍低于成人，他们不能进食一般家庭膳食和成人膳食。此外，家庭膳食中通常含有过多的调味品，也不宜儿童食用。因此，食物要专门制作，软饭逐渐转变成普通米饭、面条及包点。肉类食物加工成肉糜后制作成肉糕或肉饼，或加工成细小的肉丁食用；蔬菜要切碎、煮软；尽量减少食盐和调味品的使用；烹调方式多采用蒸、煮、炖等。随着年龄的增长逐渐增加食物的种类和数量，烹调向成人膳食过渡。

三、青少年人群的营养与膳食

青少年时期是人生的第二个生长高峰，身体内分泌活跃，代谢旺盛，研究表示，青春期少年体重平均要增加 20～30 kg，身高平均增加 28～30 cm，有的人还要更多些。在这个阶段各种营养素的供给是否充足、搭配是否合理是保证青少年健康快速成长的基础。

（一）膳食营养素参考摄入量

1. 能量

青少年对能量的需要与生长速度是成正比的，生长发育需要的能量为总量供给的 25%～30%，一般来说青少年期的能量需要超过从事体力劳动的成人，推荐的能量供给为每日 2 300～2 800 kcal。

2. 蛋白质

青少年期体重增加约 30 kg，其中 16% 是蛋白质，蛋白质是体重增加的物质基础。青少年摄入蛋白质的目的是合成自身的蛋白质以满足迅速生长发育的需要。因此，蛋白质供能应占总能量供给的 13%～15%，每日为 75～90 g。

3. 矿物质及维生素

为满足骨骼迅速生长发育的需要，青少年每日要储备 200 mg 左右的钙。《中国居民膳食营养素参考摄入量》推荐青少年每日钙的供给量为 1 000～1 200 mg。女性青少年膳食铁的推荐摄入量为每日 20 mg，男性 15 mg。锌的推荐供给量为每日 15 mg。维生素 A、维生素 C 的需要量基本和成年人一样。

（二）青少年膳食指南

1. 种类齐全，饮食多样

按营养学要求，青少年一日的膳食应该有主食、副食，有荤、有素，尽量做到多样化。根据营养学家建议，在主食中可掺食玉米、小米、荞麦、高粱米、甘薯等杂粮。早餐除吃面粉类点心外，还要坚持饮牛奶或豆浆。

2. 安排好一日三餐

注重早餐摄入足够的能量，以能保证上午的学习活动之用。午餐既要补充上午的能量消耗，又要为下午的消耗做储备，因此午餐食品要有丰富的蛋白质和脂肪。晚餐不宜食过多的蛋白质和脂肪，以免引起消化不良和影响睡眠，晚餐以吃五谷类的食品和清淡的蔬菜较适宜。

3. 参加体力活动，避免盲目节食

案例分析

李明，15 岁，男孩，身高 170 cm，体重 60 kg。通过膳食调查得到李明的一天食谱，如下表所示：

李明一日食谱

餐次	食物名称	原料名称	原料重量/g
早餐	面条	挂面	105
	鸡蛋	鸡蛋	41
	小白菜	小白菜	60
	烹调油	大豆油	10
	盐	食盐	2

续表

餐次	食物名称	原料名称	原料重量/g
午餐	米饭	大米	189
	红烧肉	五花肉	110
	清蒸鱼	草鱼	148
	烹调油	大豆油	20
	盐	食盐	4
晚餐	米饭	大米	140
	辣椒炒肉	辣椒	100
		瘦猪肉	80
	小白菜豆腐汤	小白菜	100
		豆腐	100
	烹调油	大豆油	17
	盐	食盐	4

作为一名营养师，你能根据青少年的膳食要点对李明的饮食进行评价并作出膳食指导吗？

第一阶段

[教师]

判断案例中学龄前儿童或青少年的膳食结构是否合理，有无营养素缺乏的现象，有无不良的饮食习惯等问题。

布置任务：学龄前儿童的营养状况评价及膳食指导。

[学生]

分组讨论，根据小组情况确定小组分工，明确组员的职责，对案例进行分解，有计划地查找资料，汇总形成文件资料。

第二阶段

[教师和学生]

以学生课堂汇报的形式完成任务报告的评比，教师点评任务完成的质量、存在的问题，再跟学生一起讨论进一步的整改方案。

子项目六　老年人的营养

项目导读

随着社会和经济的发展，世界人口老龄化问题已日趋明显，我国也将进入老龄化社会。

由于老年人的生理功能和代谢已经明显不同于成年人，对许多慢性病和非传染性疾病的敏感性增加。合理营养是老年人保健、延缓衰老、防治各种慢性病、提高生命质量的必要条件。

内容阐述

一、老年人的生理代谢特点

（一）代谢功能降低

老年人与中年人相比，其代谢功能降低 15%～20%。这与代谢速率减慢、代谢量减少有关。再者老年人的合成代谢降低，分解代谢增高，合成与分解代谢失去平衡，会引起细胞功能下降。

（二）机体成分改变

老年人体内的脂肪组织会随年龄的增长而增长，脂肪以外的组织则随年龄增长而减少，具体表现为：

细胞量下降，突出表现为肌肉组织的重量减少，肌肉出现萎缩变形的现象。

身体水分减少，骨组织矿物质减少，尤其是钙减少，可导致骨密度降低，易发生骨质疏松症及骨折。

（三）器官功能改变

器官功能改变首先表现为消化系统，老年人的消化液、消化酶及胃酸分泌量均减少，胃扩张能力减弱，肠蠕动及排空速度减慢，影响正常的消化功能，易发生便秘；器官功能改变表现为心脏功能降低，心率减慢，心搏输出量减少，导致血管逐渐硬化；器官功能改变还会致使老年人的脑功能、肾功能及肝代谢能力随年龄增高而有不同程度的下降。

二、老年人营养素参考摄入量

（一）能量

老年人基础代谢比青壮年时期下降 10%～20%，加上日常活动量减少，因而总能量摄入不宜过多，否则容易由于能量摄入超过消耗而引起超重、肥胖，而肥胖是很多慢性疾病的致病因素。除了限制总能量摄入以外，老年人还要经常做适量的活动。运动量、运动方式及时间要因人而异，以达到能量平衡，维持适宜的体重。《中国居民膳食营养素参考摄入量》推荐老年人每日摄入能量为：男性 1 900 kcal，女性 1 800 kcal。

（二）蛋白质

蛋白质是人体正常生命活动的第一要素，老年人体内的蛋白质分解代谢往往高于合成代谢，因此对蛋白质的需求量更多，尤其是对蛋氨酸、赖氨酸的需求。《中国居民膳食营养素参考摄入量》推荐老年人每日摄入蛋白质的 RNI 为男性 75 g，女性 65 g，其中优质蛋白的摄入量要在一半以上。蛋白质提供的能量要占总能量的 12%～18%，这个比例高于成人，所以老年人更应该注意优质蛋白的摄入。但是富含优质蛋白的鱼、肉、蛋、奶内的脂肪酸往往以饱和脂肪酸为主，而且脂肪含量偏高，容易造成老年人心脑血管的负担。专家推荐老年人应善于吃豆类食品，大豆及其制品中蛋白质含量平均能达到 30% 左右，杂豆类食品平均也能达到 20%，并且杂豆当中的脂肪含量只有 1%，很适合老年人食用。

（三）脂类

脂类是一种人体必需的营养素，有给机体提供各种必需脂肪酸，构成机体组织、维持体温，增进食欲等功能。但是由于老年人消化脂肪的能力下降，体内脂肪分解代谢迟缓，不宜采用高脂肪、高胆固醇膳食。《中国居民膳食营养素参考摄入量》推荐老年人每日摄入的脂肪供能占全日总能量的 20%～30%，大约为 450 kcal，并应减少动物脂肪的摄入，饱和脂肪酸、单不饱和脂肪酸与多不饱和脂肪酸的比例以 1:1:1 为宜。食物中的胆固醇每天摄入量不应超过 300 mg。

（四）碳水化合物

碳水化合物是老年人膳食能量的主要来源，占膳食总能量的 50%～60%。老年人脂肪摄入量减少，相应的碳水化合物的摄入量增加。碳水化合物摄入应以多糖为主，减少蔗糖的摄入量。谷类、薯类在提供多糖的同时还能提供蛋白质、膳食纤维、矿物质及 B 族维生素，老年人应多食谷薯类食物，还可因地制宜地选择食粗、杂粮，做到粗细搭配。

（五）矿物质

1. 钙

老年人日常膳食中最容易因摄入不足而缺乏的微量元素就是钙。老年人对钙的吸收能力下降，吸收率一般只有 20% 左右。钙的吸收不足会使老年人呈现钙的负平衡，体力活动减少又会增加骨钙的流失，以至于在老年人中骨质疏松症患者很常见，尤其是老年妇女。《中国居民膳食营养素参考摄入量》推荐老年人每日钙的摄入量 RNI 为 800～1 000 mg，UL 为 2 000 mg。

2. 铁

研究显示，老年人群中易出现缺铁性贫血，原因是老年人对铁的吸收能力下降，造血功能减退，还可能与蛋白质合成减少，维生素 B_6、维生素 B_{12}、叶酸缺乏有关系，故老年人群要保持铁的摄入量充足。《中国居民膳食营养素参考摄入量》推荐老年人每日铁的摄入量 RNI 为 12 mg。维生素 C 和一些单糖有促进非血红素铁吸收的作用。

（六）维生素

1. 维生素 A

维生素 A 的主要生理功能是维持正常视力，维持上皮组织健康和增强免疫功能。老年人由于食量减少、生理功能减退，易出现维生素 A 缺乏的现象。因此，饮食中除部分维生素 A 由动物性食品提供外，还应多食用黄、绿色蔬菜来提供丰富的胡萝卜素。《中国居民膳食营养素参考摄入量》推荐老年人每日维生素 A 的摄入量 RNI 为 800 μg。

2. 维生素 D

维生素 D 有利于钙的吸收和骨质钙化，并能维持正常的血钙平衡。老年人因户外活动减少，体内合成维生素 D 的量相应减少，且肝肾功能减退，易出现维生素 D 缺乏的现象，直接影响钙、磷的吸收及骨骼矿物化，导致钙缺乏，出现腰腿疼痛及骨质疏松。《中国居民膳食营养素参考摄入量》推荐老年人每日维生素 D 的摄入量 RNI 为 10 μg，高于正常成年人。维生素 D 主要存在于海水鱼、肝、蛋黄等动物性食物及鱼肝油制剂中。

3. 维生素 C

维生素 C 可促进组织胶原蛋白合成，保持毛细血管弹性，减少脆性，防止老年血管硬化，并可扩张冠状动脉，降低血浆胆固醇浓度及增强机体免疫等。同时维生素 C 又有抗氧化作用，可防止自由基损害。因此，老年人饮食应充分供应维生素 C。《中国居民膳食营养素参考摄入量》推荐老年人每日维生素 C 的摄入量 RNI 为 130 mg，高于正常成年人。维生素 C 主要存在于新鲜的蔬菜和水果中。

三、老年人膳食指南

（一）三多三少、平衡膳食

"三多"指：优质蛋白、维生素和膳食纤维宜多。"三少"指：脂肪、糖和食盐要少。具体地说，就是适当食用富含优质蛋白质的鱼、禽肉、奶、豆制品，多吃绿色蔬菜、水果和粗杂粮，少吃甜食、动物脂肪，饮食宜清淡少盐，每日钠盐的摄入量要控制在 5 g 以内。

（二）粗细间隔、荤素搭配

一般而言，细粮的消化吸收率要高于粗粮，而粗粮中维生素、矿物质、膳食纤维的量又比细粮多。荤菜中的优质蛋白质、动物脂肪、维生素 A、维生素 D 的含量较多，而素菜中的 B 族维生素和维生素 C 较多，其中大量的膳食纤维更能预防老年人便秘。所以老年人膳食要做到粗细搭配、荤素搭配，合理膳食。

（三）合理烹饪、饮食有节

烹饪就是加热，其目的是把经过洗切的各种原料加热变成人们食用的熟食，使食材当中的某些营养素更利于身体的吸收。在烹饪过程当中应选用合理的烹饪方式，尽量避免营养素的流失，例如：米不宜多次淘洗以免水溶性维生素流失；做主食忌加苏打或碱以免破坏粮食中的维生素，米面加工多用蒸、煮、炖的方式以减少营养素的丢失。

（四）多食瓜果、适当进补

瓜果酸甜可口，水分充足，营养丰富，是人人都喜爱的食品。老年人一般食欲不振，消化功能减退，容易缺乏水分，且无机盐和维生素的需要量相对增多，这些问题最宜由瓜果协助解决。另外，老年人营养素储备减少，组织器官功能减退，抗病力减弱，因此，适当补充一些具有增强抵抗力的补品可以有效预防老年人疾病，提高老年人的生活质量。

案例分析

第一阶段

[教师]

选取老年人饮食情况典型案例，分析案例中老年人的膳食结构是否合理、有无营养素缺乏的现象、有无慢性疾病，这些疾病与老年人的饮食结构是否存在必然联系等问题。

布置任务：老年人的营养状况评价及老年人的膳食指导。

[学生]

分组讨论，根据小组情况确定小组分工，明确组员的职责，对案例进行分解，有计划地查找资料，汇总形成文件资料。

第二阶段

[教师和学生]

以学生课堂汇报的形式完成任务报告的评比，教师点评任务完成的质量、存在的问题，再跟学生一起讨论进一步的整改方案。

项目小结

本项目介绍了不同生理条件下的人群营养需求与具体的膳食指导，在产能营养素与微量元素的需求方面做出了详细的分析。要求学生能在实际案例中找出特殊人群的营养需求特点，分析出他们的营养需求状况，并给出相应的膳食指导。

同步测试

单选题

1. 从营养学角度来看，保障成功妊娠的基础是（　　　）。

　　A. 合理补充微量元素　　　　　　　　B. 合理摄取能量

　　C. 尽早开始补充叶酸　　　　　　　　D. 注意营养素的均衡摄入

2. 下列关于孕期能量摄入量增加的说法，正确的是（　　　）。

　　A. 从妊娠开始即应增加能量的摄入　　B. 从计划妊娠开始即应增加能量的摄入

　　C. 从妊娠中期开始增加能量的摄入　　D. 从妊娠晚期开始增加能量的摄入

3. 孕妇易缺乏的微量元素有（　　　）。

　　A. 钙、铁、碘、锌　　　　　　　　　B. 锰、铁、锌、钙

　　C. 铁、碘、锌、铜　　　　　　　　　D. 铜、碘、锌、硒

4. 孕妇首选的钙的来源是（　　　）。

　　A. 钙片　　　　　　B. 鸡蛋　　　　　　C. 奶类及其制品　　　D. 骨头汤

5. 为预防神经管畸形的发生，孕妇适宜的叶酸摄入量为每天（　　　）mg。

　　A. 0.2　　　　　　　B. 0.3　　　　　　　C. 0.6　　　　　　　D. 0.9

6. 孕早期的膳食原则包括（　　　）。

　　A. 按照喜好，选择促进食欲的食物　　B. 补充长链多不饱和脂肪酸

　　C. 补钙　　　　　　　　　　　　　　D. 保证充足的鱼、禽、蛋等

7. 下列烹调方法中，适合乳母需求的膳食制作方法有（　　　）。

　　A. 煮　　　　　　　　B. 煎　　　　　　　C. 煨　　　　　　　D. 炸

8. 不能通过乳腺进入乳汁的营养素有（　　　）。

　　A. 钙和铁　　　　　　　　　　　　　B. 长链多不饱和脂肪酸和铁

　　C. 必需氨基酸和钙　　　　　　　　　D. 维生素 D 和铁

9. 乳母对能量的需求是每天增加（　　）kcal。
  A. 200　　　　　　　B. 300　　　　　　　C. 500　　　　　　　D. 800

10. 乳母对铁的需要主要用于（　　）。
  A. 供给婴儿生长需要　　　　　　　　B. 预防婴儿缺铁性贫血
  C. 恢复孕期铁丢失　　　　　　　　　D. 胎儿铁储备

11. 下列哪个地区和季节出生的婴儿容易发生维生素 D 缺乏？（　　）。
  A. 南方夏天出生　　　　　　　　　　B. 南方冬天出生
  C. 北方夏天出生　　　　　　　　　　D. 北方冬天出生

12. 0～6 个月婴儿，脂肪摄入量应占总能量的（　　）。
  A. 25%～20%　　　B. 30%～35%　　　C. 40%～45%　　　D. 45%～50%

13. 婴儿膳食中碳水化合物的主要来源是（　　）。
  A. 半乳糖　　　　　　B. 乳糖　　　　　　　C. 葡萄糖　　　　　　D. 淀粉

14. 下列关于人乳和牛乳中蛋白质的比较，正确的是（　　）。
  A. 人乳中蛋白质含量比牛乳中的蛋白质含量高
  B. 人乳中的蛋白质以乳清蛋白为主
  C. 牛乳中的蛋白质以乳清蛋白为主
  D. 人乳和牛乳中酪蛋白和乳清蛋白的比例接近

15. 婴儿添加辅助食物的时间是从出生后（　　）月开始。
  A. 5～7　　　　　　　B. 4～6　　　　　　　C. 3～5　　　　　　　D. 2～4

16. 婴儿添加辅助食品时，一种辅食一般要经过（　　）天的适应期。
  A. 2～3　　　　　　　B. 3～5　　　　　　　C. 5～7　　　　　　　D. 7～9

17. 添加婴儿辅助食品时，下列哪一种食品应优先添加？（　　）。
  A. 米粉糊　　　　　　B. 蒸鸡蛋　　　　　　C. 肉泥　　　　　　　D. 豆制品

18. 幼儿膳食中，蛋白质和脂肪供给的能量分别占总能量的（　　）。
  A. 12%～15%，25%～30%　　　　　　B. 15%～18%，25%～30%
  C. 18%～20%，30%～35%　　　　　　D. 12%～15%，30%～35%

19. 关于幼儿的食物选择，下列说法错误的是（　　）。
  A. 适量饮用奶
  B. 以粮谷类食物为主
  C. 食物加工应精细，以利于其消化吸收
  D. 进食适量动物性食品

20. 幼儿膳食中优质蛋白质应占总蛋白质的（　　）。
  A. 1/2　　　　　　B. 20%～30%　　　　C. 1/4　　　　　　D. 12%～15%

21. 为保证学龄前儿童碘的摄入量达到 RNI，除必须食用碘强化盐外，每周最好还应摄入（　　）次海产品。
  A. 1　　　　　　　　B. 2　　　　　　　　C. 3　　　　　　　　D. 4

22. 学龄前儿童膳食能量主要来源于（　　）。
  A. 奶类及其制品　　　　　　　　　　B. 谷类
  C. 豆类　　　　　　　　　　　　　　D. 鱼禽肉蛋等动物性食品

23. 下列哪种食物可以更好地促进人体对铁的吸收？（　　　）。
    A. 谷类　　　　　　　　　　　　　B. 新鲜柑橘类水果
    C. 大豆类　　　　　　　　　　　　D. 海产品

24. 青春期及青春前期是生长发育的另一个高峰，因此，青少年钙的适宜摄入量应为
（　　　）mg/d。
    A. 600　　　　　　B. 700　　　　　　C. 800　　　　　　D. 1 000

25. 下列哪种措施可安全有效地预防学龄前儿童维生素 A 缺乏？（　　　）。
    A. 每天进食 100 g 左右猪肉
    B. 每周进食 1 次猪肝，每天进食牛奶和鸡蛋
    C. 每天补充大剂量鱼肝油
    D. 每周补充 1 次红、黄色蔬菜，每天进食新鲜水果

26. 奶作为学龄前儿童钙的最佳来源，适宜的饮用量为每天（　　　）。
    A. 1 000 mL　　　　　　　　　　　B. 根据学龄前儿童的饮食爱好确定
    C. 300 mL 以上，越多越好　　　　　D. 300～600 mL

27. 下列对老年人能量消耗描述错误的是（　　　）。
    A. 基础代谢率下降
    B. 基础代谢的能量消耗降低
    C. 由于能量消耗降低，因此能量需求也应降低
    D. 体力活动消耗的能量相对增加

28. 为了获取足够的膳食蛋白质，老年人最佳的食物选择是（　　　）。
    A. 牛、羊、猪肉类　　　　　　　　B. 鱼蛋类
    C. 谷薯类　　　　　　　　　　　　D. 大豆及其制品

29. 《中国居民膳食营养素参考摄入量》建议老年人每天胆固醇的摄入应（　　　）。
    A. 不超过 200 mg　　　　　　　　　B. 不超过 300 mg
    C. 不少于 200 mg　　　　　　　　　D. 不少于 300 mg

30. 为预防高血压的发生，老年人食盐的摄入量应控制在（　　　）以下。
    A. 每天 5 g　　　　B. 每天 6 g　　　　C. 每天 8 g　　　　D. 每天 7 g

膳食营养与慢性病预防

1. 知识目标

（1）理解常见慢性病的发病机制及病例特点；

（2）理解慢性病人群的营养原则及膳食指导原则。

2. 技能目标

能针对慢性病人群的特点，指导合理选择食物，开展营养指导。

项目导读

膳食平衡远离慢性病

吃得好了但疾病却多了，慢性非传染性疾病正逐渐低龄化。

随着经济发展，生活改善，人们吃得好了，倾向于食用更多的动物性食物和果蔬类食物。但由于缺乏营养知识，舍本逐末，在饮食上放弃了谷类为主这一我国膳食的良好传统，吃饭不吃主食。膳食纤维过低，对一些慢性病的预防不利。北京市海淀医院内分泌科的夏雪培医生说，每日的饮食比例应以主食为主。主食（碳水化合物）应占 50%，外加 20% 的蛋白质和30% 的脂肪。

据最新的《中国学龄儿童少年营养与健康状况调查报告》显示，我国城市学龄儿童少年谷类食物供能比降低，明显低于 55%～65% 的合理比例；农村学龄儿童少年蛋白质的供能比低于 13%～15% 的合理比例；城市学龄儿童少年脂肪供能比为 35.7%，远远超过了世界卫生组织推荐的 30% 的上限。调查报告表明，高血压、糖尿病、超重与肥胖等成年期慢性非传染性疾病正逐渐低龄化，成为我国城乡学龄儿童少年突出的健康问题。

那么，人吃多少肉合适呢？中华中医药学会微量元素分会副理事长赵霖说，数数牙齿就知道了。人的 32 颗牙齿只有 4 颗是犬齿，有 8 颗是切齿，是咬切果蔬等纤维丰富的食物用的。

还有 20 颗是臼齿，是磨碎谷物用的。牙齿结构就不是让你光吃肉的，食物中有 1/8 的肉就够了。

我国营养师数量缺口巨大，平均一个营养师要服务一个县城。

"一把蔬菜一把豆，一个鸡蛋加点肉，五谷杂粮要吃够。"这句话在一定意义上体现了膳食平衡的思想。赵霖认为，人体对不同的营养素需要量相差极大，而食物间千差万别，必须做到膳食平衡，营养全面。

简单的不偏食、不挑食已经不能满足公众对营养的需求。公众营养知识的缺乏，与我国营养师的缺乏有直接关系。中国医师协会营养医师专业委员会主任委员、北京协和医院营养科主任马方介绍说，我国每 32.5 万人中才有一位营养师（医师），相当于一个营养师服务一个中等人口的县城；而日本每 330 人就有一位营养师，规定 100 人以上就餐的食堂必须有营养师；美国也有注册营养师 9 万多名。

据了解，由于膳食不合理、营养失衡引发慢性病的问题应引起高度重视。聘请营养顾问已成为现代人的消费时尚，公共营养师成为我国的新职业。

把饮食当治疗，一分保健、二分运动、三分营养。

"吃水饺，先吃 8 个，2 小时后再吃 4 个，总量不超过 12 个（2 两）。坚持少量多餐，每天早、中、晚加上上午、中午、睡前的 3 顿加餐，总共吃 6 顿饭。"今年 70 岁的王大娘说起糖尿病的饮食来滔滔不绝。在营养师的指导和帮助下，她逐步掌握了糖尿病患者的饮食规律，与糖尿病斗争了 32 年，健康状况目前良好，血糖、血压、血脂、体重等指标全部达标。

世界卫生组织（WHO）近年对影响人类健康的众多因素进行了评估，结果表明：遗传因素居首位，占 15%，膳食营养因素的影响仅次于遗传，为 13%，远高于医疗因素（仅 8%）的作用。WHO 于 1992 年发表的《维多利亚宣言》提出了健康生活方式的四大基石——"合理膳食、适当运动、戒烟限酒、心理平衡"，居于首位的就是合理膳食。中华民族自古就有"寓医于食"的传统，食疗养生的理念被群众广泛接受。"饮食者，人之命脉也"，是明代医药学巨匠李时珍对膳食营养的健康作用所做的高度概括。

坚持"一分保健、二分运动、三分营养"的健康生活方式，就有可能健康长寿到 123 岁。众多营养医师倡议将 1 月 23 日作为中国营养健康日，增强公众的营养意识，从而普及营养知识。

有关专家指出，有必要建立和完善食物与营养监测系统，监测不同地区、不同人群的营养状况。应加强食物与营养法制建设，完善食物与营养标准体系，抓紧制定关于营养师、营养标识、儿童营养等方面的法规，把居民营养改善工作纳入法制化轨道。

内容阐述

由非传染性慢性疾病，包括肥胖、糖尿病、心血管病、高血压、脑血管病和某些肿瘤等，导致的死亡已占全球死亡总数的 60%，占全球疾病负担的 46%。估计到 2020 年，慢性病负担将增加到 57%。慢性病死亡的一半归因于心血管病，肥胖和糖尿病也呈增加趋势。

肥胖、高血压、高脂血症和糖尿病被列为对人类健康威胁最大的四类慢性非传染性疾病。怎样才能不让这些慢性疾病侵害我们？就是对四大慢性病实行"联防"。

从表面上看，肥胖、高血压、高脂血症和糖尿病是四类"单独"的疾病，有各自不同的发病机理和病理变化。但从实质分析，四种疾病实际上是一回事，都是"代谢综合征"这根"藤"上结出的"苦瓜"。

子项目一　肥胖的膳食营养防治

一、概述

肥胖症是一种常见的营养失调现象，有明显的遗传倾向，与代谢有关。肥胖容易合并许多严重疾病，如糖尿病、动脉粥样硬化、冠心病、高血压、脑中风、胰腺和肝胆疾病、呼吸通气不良、骨关节炎、痛风、自身免疫性疾病与结/直肠癌的危险，以及对各种应激的反应低下，不能适应环境骤变，对各种感染抵抗力低，不能耐受麻醉和外科手术等等。

肥胖在治疗上十分困难，一般疗法难以奏效。迄今所知，除了持之以恒地切实减少能量的摄入和增加能量的消耗之外，尚无最终有效的减肥良法。

二、肥胖的定义

肥胖病是能量摄入超过能量消耗而导致体内脂肪积聚过多达到危害程度的一种慢性代谢性疾病。

表现为脂肪细胞增多或细胞体积增大，即全身脂肪组织块增大，与其他组织失去正常比例的一种状态。成年男性脂肪组织重量超过体重的25%，成年女性超过30%即为肥胖。

三、肥胖的判定方法

1. 体质指数（body mass index，BMI）法

体质指数是世界卫生组织推荐的国际统一使用的肥胖判断方法，计算公式为：

$$BMI=体重（kg）/身高^2（m^2）$$

国际标准：18.5～24.9 为正常，25～29.9 为超重，＞30 为肥胖。

中国标准：18.5～23.9 为正常，≥24 为超重，≥28 为肥胖。

体质指数（BMI）考虑了身高和体重两个因素，常用来对成人体重过低、体重超重和肥胖进行分类，且不受性别影响，并且简便、实用，但是对于某些特殊人群如运动员等，BMI就不能准确反映超重和肥胖的程度。

2. 标准体重法

我国常用的成年人标准体重公式为 Broca 改良公式，即：

$$标准体重=身高（cm）-105$$

$$肥胖度=[（实际体重-标准体重）/（标准体重）]×100\%$$

肥胖度＞标准体重 10% 为过重；肥胖度＞20% 为肥胖；＞20%～30% 为轻度肥胖；＞30%～50% 为中度肥胖；＞50% 以上为重度肥胖；＞100% 以上者为病态肥胖。

3. 腰围（WC）

腰围与身高无关，但与 BMI 和腰臀比紧密相关，是腹内脂肪量和总体脂的一个近似指标。

WHO 建议标准：男性＞94 cm、女性＞80 cm 作为肥胖的标准。

4. 腰臀比（WHR）

腰围与臀围之比称腰臀比。男性＞0.9 或女性＞0.8 可诊断为中心性肥胖，但其分界值随年龄、性别、人种不同而不同。目前有用腰围代替腰臀比来预测向心性肥胖的倾向。

四、肥胖分类

1. 根据肥胖起因分类

单纯性肥胖占 95%，又称"中年性肥胖"；继发性肥胖占 5%，继发于多种疾病。

2. 根据脂肪细胞的变化形式分类

脂肪细胞增殖型肥胖（儿童多见）；脂肪细胞增大型肥胖（成人多见）；脂肪细胞增殖增大型（重度肥胖多见）。

3. 根据肥胖者的体型分类

向心型肥胖（又称为腹型肥胖、苹果型肥胖、阳性型肥胖、男性型肥胖）；外周型肥胖（洋梨型肥胖、阴性型肥胖、女性型肥胖）；均匀型肥胖（多见婴幼儿）。

五、肥胖的原因

1. 内在因素

内在因素包括遗传因素、种族、年龄、性别、运动、疾病以及神经精神因素。

2. 饮食营养因素

摄食过多；不良的进食习惯和行为。

六、脂肪、碳水化合物与肥胖的关系

在各种膳食因素中，高脂肪、高碳水化合物膳食是肥胖的直接致病因素。

1. 脂肪与肥胖

膳食中脂肪占总能量的产热百分比增加，体重和肥胖发生率明显升高。与碳水化合物、蛋白质相比，进食后脂肪的氧化分解要慢得多，而且脂肪还能抑制葡萄糖的氧化。高脂肪膳食还有良好的色、香、味及热能密度高的特点，这些因素往往导致进食过多。

2. 蔗糖与肥胖

高蔗糖膳食可引起高胰岛素血症。胰岛素的作用之一是促进脂肪的合成，胰岛素水平升高可导致体内脂肪积累，包括皮下脂肪和腹腔内脂肪。

七、肥胖症的膳食治疗

1. 总的原则

肥胖既然是直接起因于长期的能量摄入超标，治疗就必须坚持有足够的时间，持之以恒地致力于改变原有的生活、饮食习惯，长期地控制能量的摄入和增加能量的消耗，彻底纠正其能量代谢的入超。

2. 饮食治疗原则

（1）膳食供能量应酌情合理控制

① 膳食供能量必须低于机体实际耗能量，以造成能量的负平衡，促使长期入超的能量被代谢掉，直至体重恢复到正常水平；然后注意控制能量摄入与消耗的平衡，以维护好这一

水平。

在实际操作过程中，一般规定年轻男性每天能量的摄入低限为 6 690 kJ（1 600 kcal），年轻女性为 5 860 kJ（1 400 kcal）。

② 对能量的控制一定要循序渐进，逐步降低，并适可而止；切忌骤然猛降或降至最低安全水平以下。

③ 应与适当的体力活动相结合，以增加其能量消耗。万不可盲目过于苛求控制饮食，以免导致神经性厌食的发生。

④ 勿使每人每日膳食供能量低于 4 200 kJ（1 000 kcal），因为这是可在较长时间内坚持的最低安全水平。

⑤ 限制膳食供能量，必须在营养平衡的前提下有分寸地去限制。绝不可脱离营养平衡的前提无分寸地去限制，更不可将其扩大为对一切营养的限制。不然，低能膳也就成了营养不平衡膳或低营养膳，这都会对机体造成严重危害，都是不可取的。

（2）对低分子糖、饱和脂肪酸和乙醇严加限制

低分子糖类食品（如蔗糖、麦芽糖、糖果、蜜饯等）、饱和脂肪类食品（如肥肉、猪牛羊油、椰子油、可可油等）和许多酒精饮料往往都是一些能量密度高而养分含量少的食品，它们给机体提供的只是些"空白能量"，为了减肥，必须对这些成分严加限制。凡含这些成分较高的食品应尽可能少吃，最好是不吃。

（3）合理分配三餐及烹调

能量：午餐＞早餐＞晚餐（早餐 27%，午餐 49%，晚餐 24%）。或全天能量的分配：早餐 30%，午餐 40%，晚餐 30%。开始减肥阶段，为解决饥饿问题，可在午餐或早餐中留相当于 5%能量的食物，约折合主食 25 g，在下午加餐。

动物性蛋白和脂肪含量多的食物尽量在早餐和午餐进食，晚餐宜清淡。

烹调宜用蒸、煮、烧、汆；忌油煎、炸。

（4）行为调整

感到焦虑时，应避免采用进食来缓解；避免边看电视边吃零食；进食时应充分咀嚼，避免进食速度过快；规律饮食，不暴饮暴食；避免经常喝酒或经常在饭店进餐；晚餐要少，避免睡前加餐或晚餐吃得非常好而很少活动；多吃蔬菜，少吃荤菜；避免偏食、挑食、饭后立即睡；禁用咖啡、浓茶。

3. 膳食疗法

膳食疗法可分为三种类型，包括节食疗法、低能量疗法、极低能量疗法。

（1）节食疗法

每天摄入的能量在 5 020～7 530 kJ（1 200～1 800 kcal），其中脂肪占总能量的 20%、蛋白质 20%～25%、碳水化合物 55%。

（2）低能量疗法

每天摄入的能量在 2 510～4 150 kJ（600～1 000 kcal），脂肪<20%，蛋白质 20%。

以上两种疗法主要适用于轻、中度肥胖者。肥胖者可根据自己的情况选择其中任何一种治疗方法，但是，最好在医生的指导下进行。

（3）极低能量疗法

极低能量疗法主要适用于重度和恶性肥胖患者，通常患者在实施极低能量疗法时需要住

院，在医生的密切观察下进行治疗，不可在门诊进行或自己在家进行。

每天摄入的能量控制在 2 510 kJ（600 kcal）以下则称为极低热量疗法，也称为半饥饿疗法。

极低能量疗法不是肥胖膳食治疗的首选方法，而仅适用于节食疗法治疗不能奏效的肥胖患者或顽固性肥胖患者，不适用于生长发育期的儿童、孕妇以及患有重要器官功能障碍的患者。

4. 心理行为调节

（1）饮食偏好诱导

肥胖者往往偏爱荤食和甜食。应对其加以诱导，让他们逐渐喜爱吃粗粮和蔬菜，多吃水果、蔬菜，减少肉食和精细谷物数量，不吃肥肉和甜食。

（2）改变饱足感

肥胖者的饱足感与正常人不同。正常人每餐吃到八九分饱即感满足，不再进食。肥胖者往往吃到十分饱还不满足，仍然要继续进食，直到十二分饱为止。因此，应当逐渐改变其饱足感，首先减至十分饱，然后逐渐减至八九分饱，这样食量也就减少了 1/4～1/3。这种措施与饥饿疗法不同，并不会损害身体健康。

（3）减慢进食速度

肥胖者进食常常狼吞虎咽，吃得又快又多。人进食以后，血糖会慢慢升高，当升至一定水平时，就会刺激大脑，发出饱足感信号，于是人就会停止进食。若进食太快，血糖上升速度相对滞后，大脑发出饱足感信号相对较晚。同时，由于进食速度太快，在出现停止进食行为之前，已经超量进食。

为了控制肥胖，必须学会细嚼慢咽。

（4）减少静坐休息时间，增加运动

（5）监督与鼓励

子项目二　心脑血管疾病的营养预防

一、原发性高血压的营养治疗

1. 概述

高血压是一种以体循环动脉血压持续增高为主的临床综合征，是最常见的心血管病，是全球范围内的重大公共卫生问题，不仅患病率高、致残率高、死亡率高，而且可引起心、脑、肾并发症，是冠心病、脑卒中和猝死的主要危险因素。

诊断标准：

收缩压≥140 mmHg[①]和（或）舒张压＞90 mmHg，即可诊断为高血压。

世界卫生组织的高血压诊断标准：收缩压等于或高于 21.3 kPa（160 mmHg），舒张压等于或高于 12.6 kPa（95 mmHg），二者有一项经核实者即可确认为高血压。

临床上高血压分为两类，即原发性高血压和继发性高血压。

---

① 1 mmHg=0.133 kPa。

原发性高血压又称高血压病，是以血压升高为主要症状而病因未明确的独立疾病，占所有高血压病人的90%以上。

继发性高血压又称症状性高血压，病因明确，是某种疾病的临床表现之一。

高血压的危险因素：

① 遗传：60%有家族史，但遗传方式未明。

② 环境因素：包括职业、噪声、气候、环境微量元素和水质硬度等。

③ 个人行为因素：包括个人饮食习惯，如高钠低钾和低钙膳食、饮食中热能过高引起的超重与肥胖、饮酒、吸烟、缺少运动或体力活动等。

④ 神经、精神因素：长期精神紧张、压力大，或有情绪创伤，如长期的竞争压力等。

2. 高血压与膳食营养素的关系

① 钠。

随膳食盐的增加，血压会不断增加。尿钠每增加 100 mmol/d（2 300 mg 钠），收缩压增加 3~6 mmHg，舒张压增加 0~3 mmHg。钠摄入量每降低 100 mmol/d，高血压者的收缩压下降 5.8 mmHg，舒张压下降 2.5 mmHg；血压正常者的收缩压和舒张压各下降 2.3/1.4 mmHg。

家族性高血压和老年性高血压对盐的敏感性较正常人高。

② 钾：钾通过直接的扩血管作用及尿钠排出作用来降低血压。

③ 钙和镁：钙摄入量低，可以增强高盐膳食对血压的作用。膳食镁与血压呈负相关。镁对血压作用的生理解释是：镁会降低血管弹性和收缩力，可能是由于其降低了细胞内的钙。

④ 镉和锌：血镉水平与血压呈正相关，而锌能阻止镉的不良作用。

⑤ 脂类：过多脂肪可引起血脂异常和动脉粥样硬化，相继引起高血压。

3. 营养治疗原则

① 限钠补钾。

世界卫生组织（WHO）和《中国居民膳食指南》推荐：健康人每日食盐量不宜超过 6 g，糖尿病非高血压患者不超过 5 g；高血压患者不超过 3 g；糖尿病高血压患者不超过 2 g。然而，我国人均每日食盐量为 12~14 g，达到 WHO 推荐值的 200%~230%。我国北方一些地区居民人均每日食盐量竟高达 18~25 g，并且还有进一步增高的趋势。这将大大增加高血压发病的风险。

需要特别提醒，做菜时所加的盐只占一天摄取总钠量的 1/5，另外 4/5 则来自其他食物。例如每 100 g 腌芥菜头相当于 19 g 食盐；100 g 酱油相当于 15 g 食盐；100 g 榨菜相当于 11 g 食盐；100 g 香肠、火腿相当于 4 g 食盐。由此可见，控制盐分摄入应"全方位"入手，单单减少食盐的摄入是远远不够的。

② 补钙补镁：高血压病人（肾结石除外）摄入钙 1 g/d。含钙丰富的食物有脱脂奶、鱼类。含镁丰富的食物有香菇、菠菜、豆类、豆制品、桂圆。

③ 补锌限镉：提高饮食中锌/镉比值。锌/镉比值较高的食物有粗粮、豆类、硬果类。矿泉水含镉量低微。

④ 限制能量：使体重维持在理想体重范围内。

⑤ 限制饱和脂肪酸和胆固醇：脂肪<总热能的 30%，P/S[①]>1.5，胆固醇 <300 mg/d。

_____

① P/S 为多不饱和脂肪/饱和脂肪。

⑥ 蛋白质适宜：无肾功能不全者不必限制蛋白质摄入，应尽量选择鱼类和大豆类蛋白。

⑦ 其他：禁烟、少量饮酒，咖啡适当，常喝淡茶，多吃新鲜水果和蔬菜。

二、高脂血症的营养治疗

1. 血浆脂蛋白分类和功能

血脂中的主要成分是甘油三酯、胆固醇、游离脂肪酸、磷脂和脂溶性维生素和固醇。

甘油三酯和胆固醇是疏水性物质，不能直接在血液中被转运，也不能直接进入组织细胞。它们必须与特殊的蛋白质和极性类脂（如磷脂）一起组成一个亲水性的球状大分子——脂蛋白，才能在血液中被运输，并进入组织细胞。脂蛋白主要由胆固醇、甘油三酯、磷脂和蛋白质组成，绝大多数在肝脏和小肠合成，主要经肝脏分解代谢。

血浆脂蛋白分为五大类：乳糜微粒（CM）、极低密度脂蛋白（VLDL）、中密度脂蛋白（IDL）、低密度脂蛋白（LDL）、高密度脂蛋白（HDL）。不同的脂蛋白，其组成、密度、来源均不同，在致动脉硬化中的作用也不一样。

① 乳糜微粒（CM）：CM 来源于膳食脂肪，高脂肪膳食可增加 CM 合成，CM 含外源性甘油三酯 90% 左右，其生理功能是将食物来源的甘油三酯从小肠运输到肝外组织中以使其被利用。正常人空腹 12 小时后，血浆中的 CM 会完全被清除。

② 极低密度脂蛋白（VLDL）：VLDL 和 CM 都是以甘油三酯为主，因此被统称为富含甘油三酯的脂蛋白。但 VLDL 与 CM 不同的是，VLDL 的甘油三酯主要由肝脏合成，其最重要的底物是游离脂肪酸。流经肝脏的血液中游离脂肪酸含量增加，可加速肝脏合成和分泌 VLDL。

目前多数学者认为，血浆 VLDL 水平升高是冠心病的危险因素，VLDL 浓度升高，可影响其他脂蛋白的浓度和结构；VLDL 升高伴有血浆 HDL 水平降低，使抗动脉硬化的因素减弱；VLDL 增高常与其他冠心病危险因素相伴随，如胰岛素抵抗、肥胖、糖尿病等。

③ 中密度脂蛋白（IDL）：IDL 是 VLDL 向 LDL 转化过程的中间产物，与 VLDL 相比，胆固醇含量明显增加。正常情况下，IDL 在机体内的分解代谢迅速，因此正常情况下血浆中 IDL 浓度很低。IDL 一直被认为具有致动脉粥样硬化作用。

④ 低密度脂蛋白（LDL）：LDL 是由 IDL 在肝脏内转化而来，肝脏也可直接合成，分泌少量。LDL 是血浆中胆固醇含量最多的一种脂蛋白，胆固醇含量在一半以上，65% 的血浆胆固醇存在于 LDL 中，是所有血浆脂蛋白中首要的致动脉粥样硬化性脂蛋白。

⑤ 高密度脂蛋白（HDL）：HDL 颗粒最小，脂质和蛋白质各占一半。HDL 主要由肝脏和小肠合成，是一种抗动脉粥样硬化的血浆脂蛋白，能将周围组织中包括动脉壁内的胆固醇转运到肝脏进行代谢，还具有抗 LDL 氧化的作用，并能促进被损伤的内皮细胞修复，因此是冠心病的保护因子。

2. 高脂血症诊断分类

高脂血症是血浆中某一类或几类脂蛋白水平升高的表现，全称应为高脂蛋白血症。

（1）高脂血症的诊断

主要根据血浆（清）总胆固醇（TC）、甘油三酯（TG）水平和 LDL–C 浓度进行诊断。我国高血脂的诊断标准见表 7–1。

表 7-1　中国高脂血症诊断标准

判断	血浆 TC		血浆 TG	
	mmol/L	mg/L	mmol/L	mg/L
合适水平	<5.2	<2 000	<2.3	<2 000
临界高值	5.2~5.7	2 000~2 200	2.3~4.5	2 000~4 000
高脂血症	>5.7	>2 200	>4.5	>4 000
低 HDL-C 血症	<0.91	<350		

（2）高脂血症的分类

目前高脂血症的分类较为繁杂，为了指导治疗，人们提出了简易分型方法，将高脂血症分为三种类型，各型的特点见表 7-2。

表 7-2　高脂血症分型

分型	TC	TG
高胆固醇血症	↑↑	
高甘油三酯血症		↑↑
混合型高脂血症	↑↑	↑↑

3. 膳食营养因素对血脂代谢的影响

（1）膳食脂肪和脂肪酸

① 饱和脂肪酸（SFA）：SFA 可以显著升高血浆 TC 和 LDL-C 的水平，但是不同长度碳链的 SFA 对血脂的作用不同。碳原子少于 12、大于或等于 18 的饱和脂肪酸对血清 TC 无影响，而含 12~16 个碳原子的饱和脂肪酸如月桂酸（C12:0）、肉豆蔻酸（C14:0）、软脂酸（即棕榈酸，C16:0）可明显升高血清 TC、LDL-C 水平，含 18 个碳原子的硬脂酸（C18:0）不升高血清 TC、LDL-C。最近美国膳食推荐量建议，SFA 应占总能量的 7%~8%。中国营养学会推荐 SFA 应小于总能量的 10%。

② 单不饱和脂肪酸（MUFA）：单不饱和脂肪酸有降低血清 TC 和 LDL-C 水平的作用，同时可升高血清 HDL-C。膳食中单不饱和脂肪酸主要是油酸（C18:1），橄榄油中油酸含量达 84%。花生油、玉米油、芝麻油中油酸的含量也很丰富，分别为 56%、49%、45%，茶油中油酸含量达 80%左右。美国在膳食推荐量中建议，MUFA 应增加到（13%~15%）/总能量。

③ 多不饱和脂肪酸（PUFA）：PUFA 包括 n-6 的亚油酸和 n-3 的α-亚麻酸以及长链的二十碳五烯酸 （EPA）和二十二碳六烯酸（DHA）。

用亚油酸和亚麻酸替代膳食中饱和脂肪酸，可使血清中 TC、LDL-C 水平显著降低，并且不会升高 TG。低 SFA、高 PUFA（占总能量的 16%~20.7%）的膳食使血浆胆固醇降低 17.6%~20.0%（与基础水平相比），更重要的是胆固醇的降低与心血管疾病发病率降低（降低 16%~34%）有关。

④ 反式脂肪酸（TFA）：反式脂肪酸是在氢化油脂中产生的，如人造黄油。我国传统膳

食中的反式脂肪酸含量较低。

反式脂肪酸可使LDL-C水平升高，HDL-C降低，使TC/HDL-C比值增高，LDL-C/HDL-C比值增加，以及脂蛋白升高，明显增加心血管疾病危险性，反式脂肪酸致动脉粥样硬化的作用比饱和脂肪酸更强。

膳食中的反式脂肪酸大多数来自氢化的植物油，目前认为反式脂肪酸应小于总能量的1%。

（2）膳食碳水化合物

进食大量糖类会使糖代谢加强，细胞内ATP增加，使脂肪合成增加。过多摄入碳水化合物特别是能量密度高、缺乏纤维素的双糖或单糖类，可使血清中的VLDL-C、TG、TC、LDL-C水平升高。高碳水化合物还可使血清中的HDL-C下降。

（3）膳食纤维

有调节血脂的作用，可降低血清的TC、LDLD-C水平。可溶性膳食纤维比不溶性膳食纤维的作用更强，前者主要存在于大麦、燕麦、豆类、水果中。

（4）微量元素

镁对心血管系统有保护作用，具有降低胆固醇、降低冠状动脉张力、增加冠状动脉血流量等作用。

缺钙可引起血TC和TG升高，补钙后可使血脂恢复正常。

缺锌可引起血脂代谢异常，血清锌含量与TC、LDL-C呈负相关，而与HDL-C呈正相关。

铬是葡萄糖耐量因子的组成成分，是葡萄糖和脂质代谢的必需微量元素。缺铬可使血清TC增高，并使HDL-C下降。补充铬后，使血清HDL-C升高，TC和TG水平降低，血清铬与HDL-C水平呈显著正相关。

（5）维生素

对血脂代谢有影响的维生素主要是维生素C和维生素E。

维生素C对血脂的影响可能通过以下机制实现：促进胆固醇降解转变为胆汁酸，从而降低血清TC水平；增加脂蛋白脂酶活性，加速血清VLDL-C、TG降解。维生素C在机体内参加胶原的合成，使血管韧性增加，脆性降低，可防止血管出血。同时维生素C还具有抗氧化作用，防止脂质的过氧化反应。

维生素E是脂溶性抗氧化剂，可抑制细胞膜脂类的过氧化反应，增加LDL-C的抗氧化能力，减少O_x-LDL（氧化型LDL-C）的产生。维生素E能影响参与胆固醇分解代谢的酶的活性，有利于胆固醇的转运和排泄，对血脂水平起调节作用。

4. 高脂血症的饮食治疗

调整饮食和改善生活方式是各种高脂血症治疗的基础，原发性高脂血症患者更应首先选择饮食治疗。在进行药物降脂治疗时，饮食疗法也要同时进行。饮食疗法能使血浆胆固醇降低，提高降脂药物的疗效，具有改善糖耐量、恢复胰岛功能、减轻体重等多方面作用。

（1）高胆固醇血症

高胆固醇血症仅有血胆固醇含量增高，而甘油三酯含量正常。饮食治疗的要点是限制胆固醇的摄入量。轻度血浆TC升高者的膳食中，胆固醇摄入量应小于300 mg/d，血浆胆固醇中度和重度升高者的饮食中胆固醇摄入量应小于200 mg/d。

① 高胆固醇血症病人应忌吃或少吃含胆固醇高的食物，如动物的脑组织、脊髓、内脏、蛋黄、贝壳类（如蚌、螺蛳等）、鱼子和软体类（如鱿鱼、墨鱼等）。

瘦猪肉、牛肉、鸭肉、鸡肉、鱼类和奶类的胆固醇含量不太高，每瓶牛奶仅含 30 mg，其他几种食物每 100 g 中也仅含胆固醇 100 mg 左右，可以适量食用。

② 限制动物性脂肪，适当增加植物油。

③ 多吃蔬菜、瓜果，以增加纤维素的摄入。

④ 多吃有降低胆固醇作用的食物，如大豆及其制品、洋葱、大蒜、香菇、木耳等。这些食物有的还同时具有抗凝血作用，对预防血栓形成和冠心病也有好处。

（2）高甘油三酯血症

对于仅有血甘油三酯含量增高而胆固醇含量正常的高甘油三酯血症患者，其饮食治疗的要点与高胆固醇血症患者不同。

① 关键在于限制进食量，降低体重，使体重达到并维持在标准范围内。

② 限制甜食。此类患者对糖类特别敏感，吃糖类食物可使血液中甘油三酯含量更高。因此，糖果及含糖的食品和药物应尽量少吃或不吃。

③ 禁酒。饮酒可以增高这类患者的血甘油三酯含量。

④ 适当增加蛋白质，尤其是大豆蛋白。

⑤ 适当限制高胆固醇食物，病人每周可以吃三个鸡蛋。

⑥ 适当限制脂肪，尤其是动物脂肪。

（3）混合型高脂血症

此类患者的血胆固醇和甘油三酯含量都增高，饮食治疗的要点是将上面两者结合起来。即适当限制胆固醇和动物脂肪，控制食量以降低体重，忌吃甜食、戒酒，适当增加植物油、豆类及其制品，多吃蔬菜、瓜果和某些有降脂作用的食物。

上述各型高脂血症患者都要保持能量摄入，吃清淡少盐的膳食，多喝茶，并增加运动，防止超重和肥胖。

三、冠心病的营养治疗

1. 概述

冠心病（CHD）全称为冠状动脉粥样硬化性心脏病，有时又被称为冠状动脉病（CAD）或缺血性心脏病（IHD），指由于冠状动脉硬化使管腔狭窄或阻塞，导致心肌缺血、缺氧而引起的心脏病。

危险因素：

年龄：40 岁以后每增长 10 岁，患病率增长一倍。

性别：男＞女。

脂质和脂蛋白代谢异常：高血压、糖尿病、肥胖和缺少体力活动、吸烟。

其他：精神过分紧张、家族史、高尿酸血症（痛风）、凝血机制、免疫功能以及其他环境因素（包括微量元素）。

2. 营养因子与冠心病的关系

（1）脂类

① 胆固醇：冠心病患者血清中的胆固醇浓度明显高于正常人。膳食中胆固醇摄入量与动

脉粥样硬化发病率呈正相关。

② 脂肪：脂肪对冠心病和血胆固醇的影响较为复杂，其作用主要取决于脂肪酸碳链的长短和不饱和的程度。饱和脂肪酸可使血胆固醇含量增高，多不饱和脂肪酸（碳链上有两个以上双键）可使血胆固醇含量降低。

③ 磷脂：卵磷脂使胆固醇酯化形成胆固醇酯。酯化作用增强时，胆固醇不易在血管壁沉积。

（2）能量

能量摄入过多会致肥胖，肥胖者的血胆固醇合成增高。限制能量后体重下降，血清胆固醇和甘油三酯亦下降。肥胖者的冠心病发病率显著高于正常体重者，维持理想体重是预防冠心病饮食营养治疗的目标。

（3）碳水化合物

① 肝脏能利用游离脂肪酸和碳水化合物合成极低密度脂蛋白（VLDL）。

② 过多摄入的碳水化合物会分解成葡萄糖，过多的葡萄糖又被转化为甘油三酯，从而引起高脂血症、冠心病。

③ 已有冠心病者过多摄入碳水化合物会加重病情。

（4）食物纤维

食物纤维能吸附胆固醇，减少胆固醇在肠黏膜的吸收，加速胆酸排泄，从而使血胆固醇降低；还可预防冠心病，每日膳食中纤维以 25～35 g 为宜。膳食纤维摄入太多，又会影响无机盐、微量元素和维生素的吸收。

（5）蛋白质

冠心病患者需要摄入一定量的动物蛋白，过高或过低都不利于健康。供给的动物蛋白质越多，形成动脉粥样硬化需要的时间越短，且病变越严重；蛋白质摄入过低同样不利于脂质代谢。

（6）维生素

维生素 C、维生素 B_1、维生素 B_6、维生素 PP 和维生素 E 对改善脂质代谢、保护动脉壁结构和功能有良好作用。

（7）水质硬度和微量元素

软水地区居民的冠心病发病率常较硬水地区居民高。已证明铬、锰、镁、钙、碘、铜、钼、硒等微量元素可能对冠心病防治有好处，钠、镉等则与高血压的发病相关。

3. 营养治疗原则

营养治疗原则是控制总热量、碳水化合物及脂肪的摄入，减轻体重，降低血脂。

① 合理的能量供应。

考虑年龄、性别、劳动强度及健康状况，以体重维持在正常范围为宜。粗略计算法为：理想体重（kg）＝身高（cm）−105。

② 控制食物脂肪和胆固醇的摄入。

脂肪摄入量应占总能量的 25% 以下，禁用动物脂肪高的食物，P/S 比值在 1～1.5 为宜，胆固醇摄入量不高于 300 mg/d。

③ 适当增加植物蛋白：采用大豆蛋白。动物蛋白占蛋白质总量的 30%，蛋白质占总热能的 15%。

④ 适当限制碳水化合物：碳水化合物在总热能中的占比<65%，采用多糖类。

⑤ 增加维生素 C、维生素 E、维生素 B_1、维生素 PP、维生素 B_6 和植物纤维的摄入量，多吃瓜果、蔬菜及有预防作用的食物。

⑥ 其他：适当进食一些保护性食物，饮食宜清淡、低盐，饮酒少量，戒烟。

知识拓展

常见慢性病的营养配餐标准

（一）超重与肥胖

（1）营养食谱所提供的能量应符合就餐者的能量需要。

全天的能量分配按照早餐占 30%、午餐占 40%、晚餐占 30%的比例进行分配。可以在午餐或早餐中取出 5%全天能量的食物作为下午加餐。

（2）对产能营养素的供能比例限制在蛋白质 20%、脂肪 20%、碳水化合物 60%左右。

① 动物性蛋白质应占总蛋白质量的 50%左右。动物性食物以鱼、虾等水产品、禽肉、畜类瘦肉等为优质蛋白质的主要来源。

② 应控制烹调用油量，每天每人的摄入量不超过 25 g。

③ 适当增加粗杂粮。

④ 限制甜食、含糖饮料。

（3）通过合理搭配食物，保证维生素、矿物质的供给充足。

（4）选择膳食纤维丰富的食物，保障每天的膳食纤维摄入量达到 30 g。

食谱应提供 500～750 g 的绿叶蔬菜和 100 g 粗杂粮。

（5）在烹调方法上优先选择拌、炖、蒸、焖等清淡少油的方式，忌用煎、炸、烧、烤、熏等方式。

（6）向就餐者宣教烟酒的危害及改变不良饮食习惯和行为的内容。

（二）血脂异常

（1）营养食谱应提供符合就餐者需要的能量。

（2）每人每天的食盐摄入量不超过 6 g，并减少其他钠盐的使用量。

（3）脂肪的供能比例应限制在 20%，烹调方式做到清淡少盐。

（4）每天的烹调用油量不超过 25 g，限制食用油炸类食品。

（5）胆固醇每天的摄入量不应超过 300 mg。

（6）摄入脂肪酸的比例控制在 1（饱和脂肪酸）:1（多不饱和脂肪酸）:1（单不饱和脂肪酸）。

（7）限制甜食、糕点、含糖饮料的摄入。

（8）增加膳食纤维摄入量，每天的膳食纤维不少于 30 g。

（9）要宣教饮酒对血脂异常的影响。

（三）糖耐量异常与糖尿病

（1）营养食谱应提供适宜的能量，防止能量超过其需要量。

（2）营养食谱所提供的能量中蛋白质的供能比例占 15%，脂肪占 20%～25%，碳水化合物占 55%～60%。

① 优质蛋白质的比例不少于总蛋白质量的 30%。

② 经常选用血糖生成指数低的食物。

（3）膳食纤维每天的摄入量不少于 30 g。

（4）增加富含维生素 C、维生素 E、维生素 B₁、维生素 A 和钙的食物。

（5）开餐时间要规律、稳定。

（6）向就餐者宣教禁止烟酒的必要性。

（7）不提供含单糖、双糖的点心和饮料。

（8）向就餐者提供所需要的饮食指导信息。

（四）高尿酸血症

（1）向就餐者提供的能量按照每天每千克标准体重 20～25 kcal。

肥胖者的能量控制应循序渐进。每阶段减少 500 kcal，促使就餐者体重逐渐恢复正常。应保障减肥速度平缓稳定，每周减轻 0.5～1 kg。

（2）增加膳食中蔬菜和水果的数量。

（3）产能营养素中蛋白质的供能比例控制在 10%～15%，脂肪的功能比小于 25%，碳水化合物的功能比在 55%～65%。

① 饱和脂肪酸、单不饱和脂肪酸、多不饱和脂肪酸的比例约为 1:1:1。

② 每天的总摄入量少于 50 g。

（4）补充维生素和其他矿物质等。

（5）每天应保障饮用水 2 000 mL 以上，伴有肾结石者应达到 3 000 mL。

（6）向就餐者宣教饮酒对痛风及高尿酸血症的危害。

（7）根据就餐者的健康状况合理选择嘌呤低的食物。

① 在痛风急性发作期，宜选用嘌呤少的食物，以牛奶及其制品、蛋类、蔬菜、水果、细粮为主。

② 在痛风缓解期可适量选用嘌呤含量中等的食物。肉类供应量每人每日不超过 120 g，不应在一餐中进食过多的肉类。

③ 不论是痛风的急性发作期还是缓解期，都应禁止提供含嘌呤高的食物。

（五）高血压

（1）营养食谱应提供合理的能量帮助就餐者控制体重。

（2）控制菜品的用盐量，保障每人每天的食盐摄入量不超过 6 g。限制其他钠盐较多的食品及调味品。

（3）控制饭菜的烹调用油量，减少原材料的脂肪含量。

（4）适量增加富含钾和钙的食物。每天至少供应 250 mL 的奶。

（5）提供丰富的蔬菜和水果，每人每天的蔬菜不少于 500 g、水果不少于 200 g。

（6）向就餐者宣教饮酒的危害和加强体育活动的益处。

项目小结

本项目主要学习了常见慢性病人群肥胖、高血压、高脂血症、糖尿病、痛风、骨质疏松及肿瘤人群的生理特点、营养需求及膳食安排。通过对本项目的学习，学生在掌握相关知识的基础上能够对慢性病人群进行营养指导。

案例讨论

据了解，一女子目前体重约 686 斤①，她最近与一名厨师订婚，希望在未婚夫帮助下变成世界最胖女性。虽然当今女性都为追求苗条而刻意节食减肥，但该女子要走相反的路线。她已经是两个孩子的母亲，她的目标是体重超过 1 460 斤，成为"世界首胖"。两人去年在互联网上认识，数月之后厨师便搬到该女子的住所共同生活，身为厨师的他也喜爱为她做美食。该女子讲，未婚夫的厨艺确实是吸引自己的一部分原因，因为自己无法抵抗能做一手好饭的男人的诱惑。"他做的意大利番茄牛肉面是我的最爱，我一整天吃都不腻。我俩是天作之合，我爱吃，他爱做吃的。"

请问你赞同该女子立志成为世界最胖女性的做法吗？如果你是她的私人营养顾问，你会在饮食等方面给她什么建议呢？

实践与训练

某男性，年龄 42 岁，身高 168 cm，体重 85 kg，血压 110～150 mmHg，请为他制定膳食营养原则。

同步测试

一、多选题

1. 与降低高血压有关的矿物质有（　　　）。

　A. 钠　　　　　　　　B. 钾　　　　　　　　C. 镁

　D. 铝　　　　　　　　E. 钙

2. 与骨质疏松有关的矿物质是（　　　）。

　A. 钾　　　　　　　　B. 钠　　　　　　　　C. 钙

　D. 镁　　　　　　　　E. 磷

3. 食物中具有抗肿瘤作用的非营养成分有（　　　）。

　A. 萜类化合物　　　B. 有机硫化物　　　C. 类黄酮

　D. 多酚类　　　　　E. 皂苷类

4. 常见诱发痛风加重的因素有（　　　）。

　A. 间歇性饥饿　　　B. 激烈运动　　　　C. 体重减轻过快

　D. 酗酒　　　　　　E. 缺氧

5. 高血压的膳食营养防治包括（　　　）。

　A. 消除不利于心理和身体健康的行为习惯

---

① 1 斤=500 g。

B. 控制总能量的摄入

C. 合理饮食

D. 药物控制

E. 改善生活方式

二、简答题

1. 判断肥胖病的常用指标和肥胖的判断标准。

2. 简述肥胖与膳食营养的关系及肥胖病的饮食管理。

3. 简述高血压的膳食营养防治。

4. 简述糖尿病的饮食营养防治原则。

5. 简述与痛风关系密切的膳食营养因素。

延伸阅读

中国营养学会网站。

食品安全

食品安全认知

1. 知识目标

（1）掌握食品安全、食品安全事故的定义；

（2）了解我国食品安全现状、问题及对策；

（3）了解食品安全相关法律法规和标准；

（4）了解食品安全事故的法律责任。

2. 能力目标

（1）能够辨别食品安全事故；

（2）在食品安全事故发生时，能够运用法律武器维护自身和公众的利益。

民以食为天，食以安为先，食品安全是关系国计民生的大事，餐饮消费作为食品从"农田到餐桌"的最后一个环节，已经成为公众日常生活的重要组成部分。随着时代的发展和社会的进步，消费者对安全饮食、健康生活的需求越来越高，餐饮食品安全受到的社会舆论和公众关注也越来越多。

项目导读

世界排名第一餐厅曝出食物中毒事件

新华网（哥本哈根）据丹通社 2013 年 3 月 8 日报道，连续三年荣获世界最佳餐厅称号的丹麦诺马餐厅因卫生管理不当，63 名食客于 2013 年 2 月在该餐厅就餐后出现呕吐、腹泻等食物中毒症状。丹麦食品安全管理部门随后对诺马餐厅进行了检查，怀疑是一名患有急性肠胃炎的厨师污染了食物。从食物中毒患者的粪便样本中检测出诺如病毒，诺如病毒是一种引起非细菌性急性肠胃炎的病毒，感染者一般患有恶心、呕吐、腹泻等症状。

反思：世界排名第一的餐厅怎会发生如此严重的食品安全事故？食品安全事故对餐饮企业有怎样的影响？餐饮企业应该怎样避免食品安全事故的发生？

子项目一　了解食品安全概况

一、食品安全与食品安全事故

（一）食品安全

食品安全在《中华人民共和国食品安全法》（以下简称《食品安全法》）第十章附则第一百五十条中定义为：指食品无毒、无害、符合应当有的营养要求，对人体健康不造成任何急性、亚急性或者慢性危害。

食品安全分为绝对安全和相对安全。食品绝对安全指确保不可能因食用某种食品而危及健康或造成伤害的承诺，即食品绝对没有危害，食用后对人体没有任何风险；食品相对安全指一种食品或食品的成分在合理食用方式和正常消费量情况下，不会导致对健康损害的实际确定性。实际上，人类的任何饮食消费总是存在某些风险，绝对安全或者零风险是不存在的。

（二）食品安全事故

根据《食品安全法》第十章第一百五十条的定义，食品安全事故指食源性疾病、食品污染等源于食品，对人体健康有危害或者可能有危害的事故。

食源性疾病指食品中致病因素进入人体引起的感染性、中毒性疾病，包括食物中毒。食源性疾病可能是因为食品生产经营行为不当造成，也可能是因为个人误食引起。食源性疾病很可能是发生食品安全事故的信号。

案例分析

我国食物中毒发生情况

2015 年，卫生计生委通过突发公共卫生事件管理信息系统共收到 28 个省（区、市）食物中毒类突发公共卫生事件（以下简称食物中毒事件）报告 169 起，中毒 5 926 人，死亡 121 人。与 2014 年相比，报告起数、中毒人数和死亡人数分别增加了 5.6%、4.8%和10.0%。

分析食物中毒事件原因，微生物性食物中毒人数最多，占全年食物中毒总人数的 53.7%，主要致病因子为沙门氏菌、副溶血性弧菌、蜡样芽孢杆菌、金黄色葡萄球菌及其肠毒素、致泻性大肠埃希氏菌、肉毒毒素等。有毒动植物及毒蘑菇引起的食物中毒事件报告起数和死亡人数最多，分别占全年食物中毒事件总报告起数和总死亡人数的 40.2%和 73.6%。另外还有化学性食物中毒事件，其主要致病因子为亚硝酸盐、毒鼠强、克百威、甲醇、氟乙酰胺等，其中，亚硝酸盐引起的食物中毒事件 9 起，占该类事件总报告起数的 39.1%，毒鼠强引起的食物中毒事件 4 起，占该类事件总报告起数的 17.4%。

　　根据食物中毒事件场所分类发现，发生在家庭的食物中毒事件报告起数和死亡人数最多，分别占全年食物中毒事件总报告起数和总死亡人数的 46.7%和 85.1%，误食误用毒蘑菇和化学毒物是家庭食物中毒事件死亡的主要原因，农村自办家宴引起的食物中毒事件 20 起，中毒 1 055 人，死亡 13 人，分别占家庭食物中毒事件总报告起数、总中毒人数和总死亡人数的 25.3%、81.1%和 12.6%。发生在集体食堂的食物中毒人数最多，占全年食物中毒总人数的 42.6%，主要原因是食物污染或变质、加工不当、储存不当及交叉污染等。学校集体食堂是学生食物中毒事件发生的主要场所。

　　（三）食品安全事故的法律责任

　　《食品安全法》对违反该法而引起的食品安全事故，规定了行政处罚、民事赔偿责任和刑事责任。行政处罚包括：警告、责令停产停业、没收违法所得、罚款、吊销许可证。民事赔偿项目包括：医疗费、误工费、生活费、丧葬费和精神损害抚恤金，消费者除了要求赔偿损失外，还可以向生产者或销售者要求支付价款 10 倍的赔偿金。刑事处罚包括拘役、有期徒刑、无期徒刑、死刑、罚金和没收财产。

案例分析

广东省惠州市老铁烤鱼店生产销售有毒有害食品案

　　2015 年 6 月，根据公安机关掌握的线索，惠州市惠阳区食品药品监管局联合公安机关对惠阳区孙长付经营的老铁烤鱼店进行突击检查，执法人员对餐后汤底和该店使用的调味料"草果粉"抽样检验。结果显示，在调味料"草果粉"中检出罂粟碱。2015 年 7 月 7 日，惠阳区食品药品监管局将此案移送公安机关。

　　经查，老铁烤鱼店店长孙长付为吸引消费者来店就餐，在调味料"草果粉"中违法添加罂粟壳。

　　惠阳区检察机关对老铁烤鱼店店长孙长付和厨师孙双利以涉嫌构成生产销售有毒有害食品罪批准逮捕并提起公诉。2015 年 12 月 16 日，经惠州区法院判决，被告人孙长付犯生产销售有毒有害食品罪，判处有期徒刑一年，并处罚金两万元；被告人孙双利犯生产、销售有毒、有害食品罪，判处有期徒刑七个月，并处罚金 5 000 元。

　　吃到问题食品如何维权？

　　消费者若在就餐时发现食品安全问题，则应将食品保持原状，拍照保存证据，然后立即与餐馆负责人交涉。如果所点饭菜尚未食用或尚未造成很明显、很严重的健康问题，可参照《食品安全法》《消费者权益保护法》等食品安全法律规定，与餐馆协商妥善解决；如果协商不成，则拿着餐饮消费单据、发票等证据，及时向食品药品监督管理局举报来维护自己的合法权益。《食品安全法》规定消费者的民事赔偿可优先得到满足，如果造成人身、财产或其他损害后果，则依法要求企业承担赔偿责任。

　　（四）食品安全事故处理

1. 制定食品安全事故处置方案

　　食品生产经营企业应制定食品安全事故处置方案，定期检查各项食品安全防范措施的落实情况，及时消除食品安全事故隐患。

2. 及时报告食品安全事故的发生情况

当发生食品安全事故时，应当及时向有关部门报告情况，同时应当立即封存导致或者可能导致食品安全事故的食品及其原料、工具及用具、设备设施和现场，在两小时内向所在地县区级人民政府卫生部门和食品药品监督管理部门报告，并按照相关监管部门的要求采取控制措施。

3. 配合调查

应当配合食品安全监督管理部门进行食品安全事故调查处理，按照要求提供相关资料和样品，不得拒绝。

案例分析

食品药品监督管理部门对食品安全事故的处理过程

"我们学校今天陆续有人出现恶心、腹痛、腹泻、呕吐症状，可能是食物中毒……"某日某时，某食品药品监督管理部门投诉举报中心接到报警电话，随即启动一系列应急工作。

接到报警后，投诉举报中心迅速将这一情况向上汇报，某食品药品监督管理局迅速成立流行病学调查组调查此事。调查组首先来到医院，与医生进行病情沟通。医生表示，医院目前已收治50人，主要症状是腹痛腹泻，普遍伴有发热、恶心、呕吐，辅助检查血常规白细胞总数普遍增高，以中性粒细胞升高为主。随后，调查组兵分两路，一路留在医院观察疑似食物中毒学生的情况，另一路则带着这些学生的粪便、呕吐物、血液样本回到疾病控制中心检测和处理。疾病控制中心人员根据掌握的信息进行了描述性流行病学分析，得出结论：这是一起由致病性微生物引起的食物中毒事件，致病因子为沙门氏菌。为了查明原因，防止事态扩大蔓延，食品药品监督管理部门的执法人员和疾病控制中心人员马上针对学校食堂经营资质、食堂布局、食品的采购和加工过程、餐具消毒等情况进行实地全面调查和样品采集。最终，检查发现了食品加工过程不规范、食品库房货架存放杀虫剂等违法违规行为，食品药品监督管理部门的执法人员做了现场检查笔录，并对学校下达了责令改正通知书。

问题思考：

1. 你是否经历过食品安全事故？你认为引发食品安全事故的原因有哪些？

2. 如果你是餐饮企业负责人，你想从哪些方面避免食品安全事故的发生？

3. 请你谈谈食品安全对食品生产经营企业的重要性。

二、我国食品安全现状、问题与对策

（一）我国食品安全现状与问题

当前我国食品质量安全保障体系基本建成，食品安全监测数据向好提升，在2012年全球食品安全综合指数排名中，中国居第39位，这显示出我国的食品安全水平在不断提高。

但是，我国食品安全风险隐患依然严峻。病原微生物、真菌毒素、重金属等污染，农兽药滥用、非法添加、掺杂使假和欺诈是我国现阶段突出的食品安全问题。

　　导致我国食品安全问题的根源有五个方面，包括农产品产地环境污染严重、食品产业基础薄弱、尚未健全"从农田到餐桌"的法律法规以及标准和监管体系、科技支撑发展滞后和社会共治格局尚未形成。

　　未来10~20年，疫情疫病传播和突发性致病菌污染造成的食源性疾病和来自种养殖业滥用药物以及环境污染造成的化学性污染将成为我国食品安全的主要特征。

（二）发达国家经验

　　① 法律体系架构合理、更新与时俱进。比如食品从农田到餐桌的监控法规实现无缝链接，欧盟农药残留监控体系的每个环节都有可操作的具体法规、指令。

　　② 标准体系系统、完整、可操作性强。

　　③ 风险分析的决策方法科学。风险评估是发达国家食品安全管理的核心环节。发达国家非常重视食品风险交流，通过设立专门风险交流机构，开展公众消费认知调查，即时公布相关食品安全风险信息，不断加强同消费者之间的沟通与反馈。

　　④ 先进国家食品安全网络实验室初露端倪，监管已进入信息化时代。

　　⑤ 有效运行的社会共治机制。发达国家在20世纪90年代以后就尝试采用以政府监管为主并且借助社会力量对食品安全加以监管的新模式，形成由政府监管、行业自律、消费者维权、社会监督相结合的"四位一体"的社会共治格局，且各方均贯彻契约精神。

　　以上这些都是我们未来可以借鉴的国际经验。

（三）食品安全管理对策

　　加强现有食品安全风险监测体系整合，建立以过程控制为主、终端产品为辅的风险监测体系，制订食品中病原微生物、食品中环境污染物、食品中农兽药残留、食品营养成分和国民健康指标、食品真实性等五项基础监测计划，构建国家食品安全风险预警网络平台，实现食品安全监管前移。

　　食品安全治理要从以下方面着手：完善法律法规、标准和监管体系；让产地环境污染治理见实效，食源性疾病实现主动预防和控制；实施国家食品安全重大科技专项，提高技术创新能力；构建国家食品安全风险预警网络平台，保证"舌尖上的安全"；加强食品工业道德法规建设。

三、我国餐饮食品安全现状

　　当前我国餐饮业食品安全形势总体稳定向好，但影响和制约餐饮业的基础环境并没有发生根本改变，餐饮业食品安全形势依然严峻。

（一）市场分散

　　我国餐饮单位业态、规模差别大，产业化水平低，规模化的餐饮集团少，市场分散，导致产品质量难以有效控制。这种分散的市场结构给政府监管带来诸多困难。

　　目前我国大中型餐饮单位在卫生管理等制度上不断完善，但近年来连锁餐饮企业因供应商原材料质量问题而引发食品安全事件，餐饮企业本身也难辞其咎，这需要大中型企业完善从采购、加工到销售的全过程食品安全管理。

　　部分小型餐饮单位由于受资金等方面的限制，卫生状况较差、卫生管理制度不健全。

流动摊贩没有餐饮服务许可证，生产经营环境差、生产设施和设备简陋、生产工艺落后，具有分散性、流动性、隐蔽性等特点。

无论是大中型餐饮企业、小型餐饮企业还是个体经营者，都存在一定程度的食品安全问题。

（二）食品安全问题成因多样化

我国餐饮业食品安全事件发生的原因主要有以下四个方面：

① 在原料使用方面。主要包括：天然原料有毒，即将天然有毒的动植物作为烹饪原料；废料回收再利用，即使用废弃物作为烹饪原料；使用不合格原料，即以劣质或非食用的原料作为烹饪原料；添加有害投入品，即使用违禁添加剂或其他有毒有害的物质烹饪等。

② 在加工操作行为方面。主要包括：加工程序不当，即未按照正规程序进行食品烹饪；要素施用不当，即使用过量食品添加剂；原料存储不当，即原料冷藏或保鲜不当导致微生物污染；包装不当，即包装材料使用不当等。

③ 在卫生方面。包括：人员环境不卫生，即人员卫生、环境卫生不符合标准；废弃物处置不当，即餐饮废弃物没有按规定处理，重新进入食品流通领域。

④ 其他方面的原因。成品储存不当，即温度、湿度等成品存储环境不当；自然环境污染，即自然环境污染造成的有害物质残留等，都是造成餐饮环节食品安全事件的原因。

知识拓展

食物中毒及其预防

一、食物中毒概念

食物中毒指患者摄入了含有生物性和化学性有毒有害物质的食品，或把有毒有害物质当作食品摄入后出现非传染性急性或亚急性疾病。

食物中毒既不包括因暴饮暴食而引起的急性胃肠炎、食源性肠道传染病（如伤寒）和寄生虫病（如旋毛虫、猪囊尾蚴病），也不包括因一次大量或长期少量摄入某些有毒、有害物质而引起的以慢性毒害为主要特征（如致癌、致畸、致突变）的疾病。

二、食物中毒特点

食物中毒发生的原因各不相同，但发病具有如下共同特点：

① 发病呈爆发性，潜伏期短，来势急剧，短时间内可能有多数人发病，发病曲线呈上升的趋势。

② 中毒病人一般具有相似的临床表现，常常出现恶心、呕吐、腹痛、腹泻等消化道症状。

③ 发病与食物有关，患者在近期内都食用过同样的食物，发病范围局限在食用该有毒食物的人群，停止食用该食物后很快停止发病，发病曲线在突然上升之后即突然呈下降趋势，无余波。

④ 食物中毒病人对健康人不具传染性。

有的食物中毒具有明显的地区性和季节性，例如，我国肉毒梭菌毒素中毒90%以上发生在新疆地区；副溶血性弧菌食物中毒多发生在沿海各省。食物中毒全年皆可发生，但第二、第三季度是食物中毒的高发季节，尤其是第三季度。

在我国引起食物中毒的各类食物中，动物性食品引起的食物中毒较为常见，占50%以上，其中肉及肉制品引起的食物中毒居首位。

三、食物中毒分类

根据引起食物中毒的病原物质，可将食物中毒分为四类：

（一）细菌性食物中毒

细菌性食物中毒指由于进食被细菌及其毒素所污染的食物而引起的急性疾病。主要有沙门菌食物中毒、变形杆菌食物中毒、副溶血性弧菌食物中毒、葡萄球菌肠毒素食物中毒、肉毒梭菌食物中毒、蜡样芽孢杆孢食物中毒等。

（二）有毒动植物中毒

有毒动植物中毒指误食有毒动植物或摄入因加工、烹调不当而未除去有毒成分的动植物食物而引起的中毒，其发病率较高，病死率因动植物种类而异。有食用毒动物中毒，如河豚鱼、有毒贝类等引起的中毒；有食用毒植物中毒，如毒蕈、含氰苷果仁、木薯、四季豆等中毒。

（三）化学性食物中毒

化学性食物中毒指误食有毒化学物质或食入被其污染的食物而引起的中毒，发病率和病死率均比较高。如某些金属或类金属化合物、亚硝酸盐、农药等引起的食物中毒。

（四）真菌毒素食物中毒

真菌毒素食物中毒指食用被产毒真菌及其毒素污染的食物而引起的急性疾病，其发病率较高，死亡率因菌种及其毒素种类而异，如赤霉病麦、霉变甘蔗等中毒。

四、食物中毒的原因

（一）细菌性食物中毒常见原因

（1）生熟交叉污染。如熟食品被生的食品原料污染，或被与生的食品原料接触过的表面（如容器、手、操作台等）污染，或接触熟食品的容器、手、操作台等被生的食品原料污染。

（2）食品储存不当。如熟制高风险食品被长时间存放在 10 ℃～60 ℃的温度条件下（在此温度下的存放时间应小于两小时），或易腐原料、半成品食品在不适合温度下长时间储存。

（3）食品未烧熟煮透。如食品烧制时间不足、烹饪前未彻底解冻等原因使食品加工时中心温度未达到70 ℃。

（4）从业人员带菌污染食品。从业人员患有传染病或是带菌者，操作时通过手部接触等方式污染食品。

（5）经长时间储存的食品食用前未彻底加热至中心温度70 ℃以上。

（6）进食未经加热处理的生食品。

（二）化学性食物中毒常见原因

（1）作为食品原料的食用农产品，在种植养殖过程或生长环境中受到化学性有毒有害物质污染或食用前有毒农药或兽药残留剂量较多。

（2）食品中含有天然有毒物质，在食品加工过程中未去除。如豆浆未煮透使其中的胰蛋白酶抑制物未彻底去除，四季豆加热时间不够使其中的皂素等未被完全破坏。

（3）食品在加工过程中受到化学性有毒有害物质的污染。如误将亚硝酸盐当作食盐使用。

（4）食用有毒有害食品，如毒蕈、河豚鱼等。

五、餐饮企业如何预防食物中毒

（一）预防细菌性食物中毒的基本原则和关键点

预防细菌性食物中毒，应根据防止食品受到病原菌污染、控制病原菌的繁殖和杀灭病原菌三项基本原则采取措施，其关键点主要有：

（1）避免污染。即避免熟食品受到各种病原菌的污染。如避免生食品与熟食品接触；经常性洗手，接触直接入口食品的人员还应消毒手部；保持食品加工操作场所清洁；避免昆虫、鼠类等动物接触食品。

（2）控制温度。即控制适当的温度以保证杀灭食品中的病原菌或防止病原菌的生长繁殖。如加热食品应使中心温度达到 70 ℃以上。储存熟食品要及时热藏，使食品温度保持在 60 ℃以上，或者及时冷藏，把温度控制在 10 ℃以下。

（3）控制时间。即尽量缩短食品存放时间，不给病原菌生长繁殖的机会。熟食品应尽量当餐食用；食品原料应尽快使用完。

（4）清洗和消毒。这是防止食品受到污染的主要措施。接触食品的所有物品应清洗干净，凡是接触直接入口食品的物品还应在清洗的基础上进行消毒。一些生吃的蔬菜水果也应进行清洗消毒。

（5）控制加工量。食品的加工量应与加工条件相吻合。食品加工量超过加工场所和设备的承受能力时难以做到按食品安全要求加工，极易造成食品污染，引起食物中毒。

（二）预防常见化学性食物中毒的措施

（1）农药引起的食物中毒。蔬菜粗加工时先在清水中浸泡 30 min 后再洗净，可有效去除蔬菜表面的大部分农药。

（2）不加工出售有毒食材，如河豚鱼。

（3）豆浆引起的食物中毒。烧煮生豆浆时将上涌泡沫除净，煮沸后再以文火维持煮沸 5 min 左右，可使其中的胰蛋白酶抑制物彻底分解破坏。应注意豆浆加热至 80 ℃时，会有许多泡沫上浮，出现"假沸"现象。

（4）四季豆引起的食物中毒。烹饪时先将四季豆放入开水中烫煮 10 min 以上再炒。

（5）亚硝酸盐引起的食物中毒。加强亚硝酸盐的保管，避免误作食盐使用。

六、食物中毒的一般急救处理及调查

餐饮企业发生食物中毒时应当冷静应对，将事态控制在最小范围内。首先迅速通知医院抢救中毒者，在紧急情况下采取一些急救措施，为医院抢救赢得时间；同时保护好现场，以便相关部门进行调查。

发生食物中毒事故后，应当及时对中毒者进行施救，以保护中毒者生命为第一原则。同时快速排查食物中毒原因，以防止其他人员继续中毒。处理过程中应当紧张但不慌乱，稳定顾客情绪，防止事态扩大，以便维护企业声誉，降低企业损失。餐饮企业从业人员及管理者都应掌握一般急救处理知识，便于在中毒初期及时采取措施施救。

（一）尽快排除胃肠道内的毒物

排除毒物的方法有催吐、洗胃、灌肠和导泻。餐饮企业能够进行操作的有催吐，洗胃、

灌肠和导泻需要专业医护人员进行操作。催吐进行得越及时效果越好。实施催吐时，先让中毒人员饮用大量温开水或者催吐剂，然后刺激中毒者咽部，令其呕吐，反复进行，直到呕吐物中观察不到食物为止。不能对肝硬化、心脏病及胃溃疡患者进行催吐。

（二）防止毒物继续吸收，保护消化道黏膜

中毒后应当尽快使用拮抗剂，吸附毒素或与毒素结合，降低毒素的毒性，或者在毒物与胃肠道之间形成物理屏障阻碍毒素的吸收。豆浆、牛奶、鸡蛋清都可以作为拮抗剂，可以沉淀砷、汞等金属，也可以在消化道与毒素之间形成物理屏障，保护胃黏膜。

（三）保护现场，配合调查

餐饮企业在对中毒人员进行急救的同时要注意保护现场，不要让无关人员随便出入。迅速确定中毒食物及可疑食物，检测是否还有其他消费者在食用此类食物并令其立即停止食用。在不确定中毒原因的情况下应当立即停止营业。

餐饮企业应当配合上级有关卫生行政部门进行调查，封存一切与含毒及可疑食物有关的原料、制成品及加工工具。对已食用该食物的消费者进行观察，对已销售出去的可疑食物尽力查清去向并追回。在防疫人员指导下对现场进行消毒，避免毒害面积扩大。

子项目二　了解食品安全法律法规

一、我国的食品安全法律法规体系

食品安全法律法规体系是指有关食品生产和流通的安全质量标准、安全质量检测标准及相关法律、法规、规范性文件构成的有机体系，它是个庞大的体系，整个体系运行涉及企业的食品加工、生产销售、进出口、卫生监管、国家干预等各环节，代表一个国家的经济实力和对人民生命健康的重视程度。食品安全法律和相关法规构成食品安全管理的基础，完善的法律体系是食品安全的有效保障。

我国食品安全法律以《食品安全法》为主导，由《中华人民共和国标准化法》（1988）、《中华人民共和国进出境动植物检疫法》（1991）、《中华人民共和国农业法》（2003）、《中华人民共和国农产品质量安全法》（2006）等数部有关食品安全的法律以及诸如《消费者权益保护法》《传染病防治法》《中华人民共和国刑法》等法律中有关食品安全的相关规定构成，是我国食品安全法律体系的框架，为全面提高我国的食品安全水平发挥了重要作用。

法规包括国务院制定的行政法规，如《突发公共卫生事件应急条例》（2003）、《农业转基因生物安全管理条例》（2001）等，地方人大制定的地方性法规，如《辽宁省畜禽产品质量安全管理条例》（2013）等。

规章包括国务院相关行政部门制定的部门规章和地方人民政府制定的地方规章，部门规章指国务院各部门根据法律和国务院的行政法规，在本部门的权限内按照规定的程序制定的规定、办法、实施细则、规则等规范文件，包括《食品卫生许可证管理办法》《食品添加剂卫生管理办法》《流通领域食品安全管理办法》《农产品产地安全管理办法》《农产品包装盒标识管理办法》《食品标签规定》等；另外，各地也制定了大量的地方政府规章。

我国食品安全相关标准由国家标准化管理委员会统一管理，国务院相关行政主管部门分工管理本系统、本行业的食品标准化工作。目前已形成了门类齐全、结构相对合理的食品质量安全标准体系。

我国食品安全法律法规体系如图 8-1 所示。

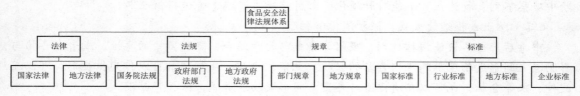

图 8-1　我国食品安全法律法规体系

二、餐饮服务应遵守的食品安全法律法规

食品从农田到餐桌，经历了种植、养殖、捕捞、运输、储存、销售、生产加工等诸多环节，餐饮业作为食物供应链条的最后一环，其食品安全风险具有累积性、综合性、广泛性和显现性等特点。为了加强餐饮服务食品安全管理、规范餐饮服务经营行为，国家对食品安全实行立法管理和监督制度，在我国从事餐饮食品的经营服务必须符合国家食品安全法律法规和标准的要求。

我国重要的餐饮食品安全法律法规及标准有：《中华人民共和国食品安全法》《中华人民共和国食品安全法实施条例》《国务院关于加强食品等产品安全监督管理的特别规定》《中华人民共和国刑法修正案（八）》《餐饮服务食品安全监督管理办法》《餐饮服务许可管理办法》《餐饮服务许可审查规范》《重大活动餐饮服务食品安全监督管理规范》《餐饮服务食品采购索证索票管理规定》《餐饮服务食品安全监督抽检工作规范》《餐饮服务食品安全操作规范》《餐（饮）具消毒卫生标准》《生活饮用水卫生标准》《餐厅卫生标准》等。

知识拓展

从《食品卫生法》到《食品安全法》

我国历来关注食品安全问题，重视食品安全相关政策、法律、法规的制定。自 1949 年以来，我国部级以上机关颁布了大量有关食品安全方面的法律、法规、规章、司法解释及各类规范性文件。国务院于 1979 年 8 月 28 日发布了《中华人民共和国食品卫生管理条例》。1982 年 11 月 19 日，经第五届全国人民代表大会常务委员会第二十五次会议通过，由第五届全国人民代表大会常务委员会委员长叶剑英签署《中华人民共和国食品卫生法（试行）》，并于 1983 年 7 月 1 日起试行。由第八届全国人民代表大会常务委员会第十六次会议修订通过的《中华人民共和国食品卫生法》，自 1995 年 10 月 30 日起施行。

由于食品安全日益成为全球性问题，我国暴露出食品标准不统一、对违法行为处罚力度不够、食品检验机构不规范等问题，对《食品卫生法》进行修订势在必行。但随着修订工作的展开，风险评估、食品标准统一制定、食品的标签管理制度等都将被引入，这些大大超出了"食品卫生"所代表的范畴。

2007 年年底，国务院法制办会同有关部门将"食品卫生法修订草案"名称改为"食品安全法草案"，从而启动了修改食品卫生法的立法程序。

《食品安全法草案》经过四审，横跨三年，2009 年 2 月 28 日，十一届全国人大常委会第七次会议通过了《中华人民共和国食品安全法》，根据该法第 104 条规定，《中华人民共和国食品卫生法》于 2009 年 6 月 1 日起废止，取而代之的是《中华人民共和国食品安全法》，该法的最大亮点在于提出了风险监管理念，确立了以食品安全风险监测和评估为基础的科学管理制度，明确了将食品安全风险评估结果作为制定、修订食品安全标准和对食品安全实施监督管理的科学依据。

《食品安全法》实施后，对规范食品生产经营活动、保障食品安全发挥了重要作用，使食品安全整体水平得到提升，食品安全形势总体稳中向好。但食品企业违法生产经营现象依然存在，食品安全事件时有发生，监管体制、手段和制度等尚不能完全适应食品安全需要，法律责任偏轻、重典治乱的威慑作用没有得到充分发挥，食品安全形势依然严峻。

党的十八大以来，党中央、国务院进一步改革完善我国食品安全监管体制，着力建立最严格的食品安全监管制度，积极推进食品安全社会共治格局。2013 年 10 月，国家食品药品监管总局向国务院报送了《中华人民共和国食品安全法（修订草案）》送审稿，提出了修订的总体思路与修订内容，该草案几经审议，于 2015 年 4 月 24 日在第十二届全国人民代表大会常务委员会第十四次会议上进行了全面的修订，并通过表决，于 2015 年 10 月 1 日起施行。

三、餐饮企业应建立的食品安全管理制度

为保障餐饮服务食品安全，有效预防食品安全事故和食品安全违法事件的发生，餐饮企业应当建立健全食品安全管理制度，加强对员工食品安全知识的培训，配备专职或兼职食品安全管理人员，做好对所生产经营食品的检验工作，依法从事食品生产经营活动。

依据《食品安全法》及配套法规规范要求，餐饮企业需要建立的食品安全管理制度主要有二十几项，具体包括：若未建立采购查验和索证索票制度、采购记录制度、从业人员健康管理制度，将依法受到行政处罚。

具体包括：原料采购查验和索证索票制度，采购记录制度，库房管理制度，食品添加剂使用管理制度，餐具消毒保洁制度，从业人员食品安全知识培训制度，从业人员健康管理制度，预防食物中毒制度，食品安全事故应急预案，食品运输制度，食品粗加工及切配卫生管理制度，烹调加工管理制度，配餐间卫生管理制度，凉菜间卫生制度，面食制作管理制度，裱花制作卫生管理制度，烧烤制作安全管理制度，食品留样制度，设施、设备维护管理制度，餐厨废弃物处置管理制度。

四、食品生产经营应符合的要求

① 具有与生产经营的食品品种、数量相适应的食品原料处理和食品加工、包装、储存等场所，保持该场所环境整洁，并与有毒、有害场所及其他污染源保持规定的距离。

② 具有与生产经营的食品品种、数量相适应的生产经营设备或者设施，有相应的消毒、更衣、盥洗、采光、照明、通风、防腐、防尘、防蝇、防鼠、防虫、洗涤以及处理废水、存放垃圾和废弃物的设备或者设施。

③ 有专职或者兼职的食品安全专业技术人员、食品安全管理人员和保证食品安全的规章制度。

④ 具有合理的设备布局和工艺流程，防止待加工食品与直接入口食品、原料与成品交叉污染，避免食品接触有毒物、不洁物。

⑤ 餐具、饮具和盛放直接入口食品的容器，使用前应当洗净、消毒，炊具、用具用后应当洗净，保持清洁。

⑥ 储存、运输和装卸食品的容器、工具和设备应当安全、无害，保持清洁，防止食品污染，并符合保证食品安全所需的温度、湿度等特殊要求，不得将食品与有毒、有害物品一同储存、运输。

⑦ 直接入口的食品应当使用无毒、清洁的包装材料、餐具、饮具和容器。

⑧ 食品生产经营人员应当保持个人卫生，生产经营食品时，应当将手洗净，穿戴清洁的工作衣、帽等；销售无包装的直接入口食品时，应当使用无毒、清洁的容器、售货工具和设备。

⑨ 用水应当符合国家规定的生活饮用水卫生标准。

⑩ 使用的洗涤剂、消毒剂应当对人体安全、无害。

案例分析

甘肃省武威市古浪县天然居大酒楼经营不符合食品安全标准食品案

2015 年 2 月 25 日，古浪县食品药品监管局接到群众举报，称 87 名就餐者在天然居大酒楼就餐后出现呕吐、腹痛、腹泻、发热等食物中毒症状。古浪县食品药品监管局派执法人员立即赶赴事发现场，在配合卫生行政部门做好中毒患者救治同时，对天然居大酒楼可能存在的违法行为开展调查。

经查，该酒楼擅自变更了经营场所、食品加工间布局，未重新申请办理餐饮服务许可证；热菜加工间存有食品原料，且生熟不分；操作人员违反食品安全操作规程，不认真执行餐具清洗消毒制度。上述违法行为增加了发生食物中毒风险。经对现场留样的菜品和食物中毒患者排泄物抽样检验，致病性微生物沙门氏菌超过食品安全标准限量。

问题思考：

根据案例分析天然居大酒楼有哪些方面不符合《食品安全法》要求，应给予怎样的处罚。

五、禁止生产经营的食品

① 用非食品原料生产的食品或者添加食品添加剂以外的化学物质和其他可能危害人体健康物质的食品，或者用回收食品作为原料生产的食品。

② 致病性微生物，农药残留、兽药残留、生物毒素、重金属等污染物质以及其他危害人体健康的物质含量超过食品安全标准限量的食品、食品添加剂、食品相关产品。

③ 用超过保质期的食品原料、食品添加剂生产的食品、食品添加剂。

④ 超范围、超限量使用食品添加剂的食品。

⑤ 营养成分不符合食品安全标准的专供婴幼儿和其他特定人群的主辅食品。

⑥ 腐败变质、油脂酸败、霉变生虫、污秽不洁、混有异物、掺假掺杂或者感官性状异常的食品、食品添加剂。

⑦ 病死、毒死或者死因不明的禽、畜、兽、水产动物肉类及其制品。

⑧ 未按规定进行检疫或者检疫不合格的肉类，或者未经检验或者检验不合格的肉类制品。

⑨ 被包装材料、容器、运输工具等污染的食品、食品添加剂。

⑩ 标注虚假生产日期、保质期或者超过保质期的食品、食品添加剂。

⑪ 无标签的预包装食品、食品添加剂。

⑫ 国家为防病等特殊需要明令禁止生产经营的食品。

案例分析

银川市"重庆 123 火锅"使用回收地沟油案

2014 年 1 月 23 日，银川市公安局等多部门联合行动，一举端掉了位于永宁县望远镇用废弃油脂加工火锅底料的黑作坊，依法查处"重庆 123 火锅"五家门店使用回收加工的地沟油作为食品原料的违法行为。

依照国家《食品安全法》没收其违法所得 212 400 元，没收火锅底料 676 千克，处以罚款 245 000 元，吊销其餐饮服务许可证。司法机关以生产销售有毒、有害食品罪分别判处涉案人员李某（男）、周某（男）、朱某（女）3 人有期徒刑 3 年、1 年 6 个月、1 年，并处罚金 10 万元、9 万元、9 万元。

问题思考：

1. 根据上述案例，对事件进行分析，阐述你的看法。

2. 请列举你所了解的其他食品安全事件。

子项目三 了解餐饮业食品安全管理机构与人员的设置

一、餐饮服务提供者

餐饮服务提供者是指从事餐饮服务的单位和个人，包括以下规模和类型：

餐馆（含酒家、酒楼、酒店、饭庄等）：指以饭菜（包括中餐、西餐、日餐、韩餐等）为主要经营项目的餐饮服务提供者，包括火锅店、烧烤店等。

特大型餐馆：指加工经营场所使用面积在 3 000 m^2 以上（不含 3 000 m^2），或者就餐座位数在 1 000 座以上（不含 1 000 座）的餐馆。

大型餐馆：指加工经营场所使用面积在 500～3 000 m^2（不含 500 m^2，含 3 000 m^2），或者就餐座位数在 250～1 000 座（不含 250 座，含 1 000 座）的餐馆。

中型餐馆：指加工经营场所使用面积在 150～500 m^2（不含 150 m^2，含 500 m^2），或者就餐座位数在 75～250 座（不含 75 座，含 250 座）的餐馆。

小型餐馆：指加工经营场所使用面积在 150 m^2 以下（含 150 m^2），或者就餐座位数在 75 座以下（含 75 座）的餐馆。

快餐店：指以集中加工配送、当场分餐食用并快速提供就餐服务为主要加工供应形式的餐饮服务提供者。

小吃店：指以点心、小吃为主要经营项目的餐饮服务提供者。

饮品店：指以供应酒类、咖啡、茶水或者饮料为主的餐饮服务提供者。

甜品站：指餐饮服务提供者在其餐饮主店经营场所内或附近开设，具有固定经营场所，直接销售或经简单加工制作后销售由餐饮主店配送的以冰淇淋、饮料、甜品为主的食品的附属店面。

食堂：指设于机关、学校（含托幼机构）、企事业单位、建筑工地等地点（场所），供内部职工、学生等就餐的餐饮服务提供者。

集体用餐配送单位：指根据集体服务对象订购要求，集中加工、分送食品但不提供就餐场所的餐饮服务提供者。

中央厨房：指由餐饮连锁企业建立的，具有独立场所及设施设备，集中完成食品成品或半成品加工制作，并直接配送给餐饮服务单位的餐饮服务提供者。

二、食品安全管理机构设置和人员配备要求

大型以上餐馆（含大型餐馆）、学校食堂（含托幼机构食堂）、供餐人数 500 人以上的机关及企事业单位食堂、餐饮连锁企业总部、集体用餐配送单位、中央厨房应设置食品安全管理机构并配备专职食品安全管理人员。

餐饮企业的食品安全管理机构可以是专门成立的部门，也可以是一个构建在各相关部门如原料采购、厨房加工、餐厅服务等基础上的管理组织，由组织中的成员共同行使管理职责。食品安全管理机构一般由总经理、食品安全管理员与厨师长、餐饮部经理等三级管理人员组成。

其他餐饮服务提供者应配备专职或兼职食品安全管理人员。

三、食品安全管理机构和人员职责要求

国家食品药品监督管理局颁布的《餐饮服务食品安全管理规范》对餐饮服务企业食品安全管理机构和管理员提出了具体要求。

（一）食品安全管理机构的职责

食品生产经营企业应当建立健全本单位的食品安全管理制度，配备专职或者兼职食品安全管理人员，做好对生产经营食品的检验工作。

餐饮企业食品安全管理部门的具体职责是：食品安全管理理念、策略和规章制度的制定；管理措施落实的督促、协调和检查验证；以文件形式公布规定有关职责的具体划分，以便于操作执行和监督实施；对采购、储存、加工、服务全过程实施食品安全与卫生管理；对人员录用培训、体检等相关环节实施管理。

（二）食品安全管理员的职责

食品安全管理员应具备高中以上学历，有从事食品安全管理的经验，参加过食品安全管理员培训并经考核合格，身体健康并具有从业人员健康合格证明（图 8-2）。食品安全管理员承担本单位食品生产经营活动食品安全管理的职能，主要工作职责有：

① 组织从业人员进行食品安全法律、法规、规章、规范、标准、加工操作规程和其他食品安全知识的学习，加强从业人员的诚信守法经营和职业道德教育。

② 制定食品安全管理制度及岗位责任制度，并对执行情况进行督促检查。

③ 检查食品生产经营过程中的卫生状况并记录（表 8-1），对检查中发现的不符合卫生要求的行为及时制止并提出处理意见。

④ 对食品检验工作进行管理。

⑤ 组织从业人员进行健康检查，督促将患有有碍食品安全疾病的人员调离相关工作岗位。

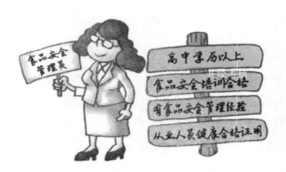

图 8-2　食品安全管理人员的素质要求

⑥ 建立食品安全检查及从业人员健康、培训等管理档案。

⑦ 接受和配合行政监督机构对本单位的食品安全进行监督检查，并如实提供有关情况。

⑧ 与保证食品安全有关的其他管理工作。

表 8-1　食品安全检查记录表

序号	食品安全防范措施	检查情况及结论	检查人	整改落实情况	实施人
1	库房物品是否离地离墙				
2	库房防蝇防鼠防火情况如何				
3	员工更衣、洗手消毒情况				
4	原料感官检验符合卫生要求				
5	是否使用不合格添加剂				
6	洗餐饮具、蔬、荤、水产专池专用				
7	厨房内、外环境整洁（包括隔墙玻璃）				
8	厨房内地面无积水、无油腻				
9	工作人员卫生保持情况				
10	食品留样记录是否齐全				
11	餐具消毒情况及记录				
12	灶面、操作台干净情况				
13	食品盛器生熟荤素分开情况				
14	泔脚缸整洁、加盖				

检查周期：每周一次　　　　　　　　检查日期：　　　　　检查人：

子项目四　掌握食品污染及其预防

食品原料从种养殖、生长到收获、捕捞、屠宰、加工、运输、储存、销售，一直到食用过程中的各个环节都可能被有害物质污染，从而使食品的营养价值和安全性受到影响，对人体产生一定程度的危害。

餐饮食品污染分为：生物性污染、化学性污染、物理性污染。

一、生物性污染及预防

食品生物性污染包括微生物、寄生虫、昆虫污染。其中微生物污染范围最广、危害也最大，微生物主要有细菌与细菌毒素、霉菌与霉菌毒素以及病毒；寄生虫和虫卵主要有囊虫、蛔虫、绦虫、中华枝睾吸虫等；昆虫污染主要有甲虫类、螨类、谷蛾、蝇、蛆等。

（一）微生物污染及防治

1. 细菌污染及防治

细菌污染是餐饮业中最多见的食品污染，细菌引起的食源性疾病也是最多的。细菌污染的来源包括：

① 食品的原料污染：一般天然食品内部没有或很少有细菌，但食品原料在采集、加工前已被环境中的细菌等微生物污染，原料破损之处尤其居多。

② 生产经营人员的污染：直接接触食品的生产经营人员不严格执行操作规程卫生要求所造成的食品污染。

③ 加工与流通过程中的污染：在加工、保藏、运输、销售过程中，由于环境不良、管理不善而导致食品被空气或与之接触的设备、容器、工具中的一些细菌所污染。食品加工用水如不符合水质卫生标准，也会造成细菌对食品的污染。另外，食品在加工过程中未能使生熟分开，会给食品中已存在细菌的大量繁殖造成机会。

防止各类细菌性污染主要有以下几种措施：

① 加强防止食品污染的宣传教育，规范生产操作过程，防止细菌及其毒素对食品的污染。

② 生熟分开，工具、容器彻底消毒，避免交叉污染及二次污染。

③ 合理储藏食品，适当低温，储存时间不宜过长，抑制细菌生长繁殖及毒素的产生。

④ 采用合理的烹调方法，食用前彻底杀灭细菌，破坏毒素。

⑤ 有条件的应注意细菌学监测，常监测的指标有食品中菌落总数、大肠菌群、致病菌。

2. 真菌污染及防治

真菌在自然界分布很广，种类繁多，有些真菌会污染食品，引起食品性状及营养价值发生变化，从而对人体造成伤害。霉菌是污染食品的主要真菌种类，有些霉菌污染食品后能迅速繁殖，导致食品腐败变质。有些霉菌甚至在一定条件下会产生毒素，使人畜中毒。霉菌毒素中毒的临床症状表现多种多样，较为复杂。有因短时间内摄入大量霉菌毒素引起的急性中毒，也有因长期少量摄入含有霉菌毒素的食品而引起的慢性中毒，表现为诱发肿瘤，造成胎儿畸形和引起体内的遗传物质发生突变等。目前已知的霉菌毒素有两百多种，影响比较大的有黄曲霉毒素、展青霉素等，其中黄曲霉毒素尤为突出。

防霉是预防霉菌污染的最根本的措施，另外还可以采用物理、化学或生物学方法将霉菌毒素去除，或者采用各种方法来破坏霉菌毒素，包括控制霉菌生长条件（温度、湿度、空气），保持食物干燥，保持储藏环境通风，相对湿度＜70%，储藏温度＜10 ℃；也可采用化学熏蒸剂或γ射线照射防霉。

（二）寄生虫污染及防治

寄生虫是一种重要的食源性生物危害，世界上有几千种寄生虫，只有约 20% 的寄生虫能在食物或水中生存，目前所知的通过食品或水感染人类的寄生虫不到 100 种。这些寄生虫主要有线虫、绦虫、吸（血）虫和原生动物。这些寄生虫大小不同，外形各异，多数需借助显微镜才能看见。寄生于食用动物中（包括家畜及鱼贝类）的寄生虫，可通过食物传染给人，有的虽不直接传染给人，但由于其存在于食物中，使消费者对此产生厌恶感。

防治寄生虫污染的方法很多，具体包括：做好采购原料的查验工作；食品加工中保持良好的个人卫生；充分蒸煮食品以消除原料中的寄生虫；冷冻或在特殊情况下进行腌渍；生熟食具要分开；不食用生鲜或者未经彻底加热的鱼、虾、蟹、螺、蛙等食物。

二、化学性污染及预防

食品的化学性污染包括食品中天然存在的有害物质和食品生产、加工、运输、储存、经营过程中混入的有害化学物质，如农药残留、兽药残留、重金属污染、滥用食品添加剂等。

（一）食品中天然存在的有害物质及其预防

1. 河豚鱼

河豚鱼主要生长在长江、珠江等河流入海口处，河豚鱼的有毒成分为河豚毒素，是一种神经毒。河豚的卵巢和肝脏毒性最强，其次为肾脏、血液、眼睛、鳃和皮肤。其死后较久时，河豚毒素可渗入肌肉，使本来无毒的肌肉也含有毒素。毒素加热后也难以去除，发生中毒后的死亡率很高。

河豚是国家法规明令禁止经营的食品，水产部门必须严格执行《水产品卫生管理办法》，严禁出售鲜河豚。加工干制品必须严格按规定操作程序操作。另外，要加强宣传教育，宣传河豚鱼的毒性及危害，不擅自吃沿海地区捕捞或捡拾的不知名或未吃过的鱼。餐饮企业必须征求当地食品安全行政部门许可后才能加工河豚鱼。

2. 青皮红肉鱼

海产鱼类中的青皮红肉鱼类，如金枪鱼、沙丁鱼、秋刀鱼、竹荚鱼、青鳞鱼、鲐鱼等，当不新鲜或腐败时，会形成组胺，引起组胺食物中毒。

预防措施：由于组胺的产生是因鱼体腐败引起的，因此预防的方法是储存加工中保证鱼的新鲜，防止组胺产生。选购鲜鲐鱼等要特别注意其鲜度，如发现鱼眼变红、色泽不新鲜、鱼体无弹力时，则不应该购买。购买后的鲜鱼应及时烹调，烹调前去内脏、洗净，切成二寸段，用水浸泡 4～6 h，可使组胺量下降 44%；烹调时加适量雪里蕻或红果，组胺可下降 65%；适宜红烧或清蒸、酥焖，不宜油煎或油炸。

有过敏性疾病患者，以不吃此类鱼为宜。

3. 四季豆、扁豆、荷兰豆

四季豆、扁豆、荷兰豆中含有皂素和植物血凝素，如若烹调不当造成毒素未被彻底破坏，则可引起食物中毒。

预防措施：烹调时先将豆类放入开水中烫煮 10 min 以后再炒，可有效去除这些有毒物质；烹调时注意翻炒均匀、烧熟煮透，使四季豆加热至失去原有的生绿色，食用时无生味和苦硬感；集体食堂加工单位因使用大锅可能导致烧炒不透，不宜供应这类蔬菜。

4. 生豆浆

豆浆是以大豆为原料制成的流质饮食，大豆中含有胰蛋白酶抑制剂、皂苷等有害物质，生豆浆未经加热或加热不彻底会导致来源于大豆的有害物质未被破坏，从而引起食物中毒。

预防措施：餐饮企业应将豆浆彻底煮开后供应，特别要防止"假沸"现象；煮豆浆时，开始出现泡沫并不等于煮开，应继续加热至泡沫完全消失后，再继续煮沸 5～10 min，以彻底破坏有害物质。

5. 毒蕈

毒蕈又称毒蘑菇，是指食用后能引起中毒的蕈类。毒蕈的有毒成分十分复杂，一种毒蕈可以含有几种毒素，而一种毒素又可存在于数种毒蕈中。毒蕈中毒在全国各地均有发生，且多发生在高温多雨的夏秋季节，以家庭散发为主，常是因为误采食毒蕈引起。

预防措施：毒蕈与可食蘑菇在外观上难以区别，因此应通过媒体广泛宣传，教育群众不要采集野生蘑菇，以免发生中毒；如发生中毒事件，应停止食用并销毁毒蘑菇和用毒蘑菇制作的食品，加工盛放毒蘑菇食品的容器炊具也应洗刷干净。

毒蘑菇的鉴别尚缺少可靠的方法，一般毒蕈具有以下特征：颜色奇异鲜艳，形态特殊，蕈盖有斑点、疣点，损伤后流浆、发黏，蕈柄上有蕈环、蕈托，气味恶劣，不长蛆，不生虫，破碎后易变色，煮时能使银器变色、大蒜变黑等。

6. 鲜黄花菜

黄花菜又名金针菜、萱草，味道鲜美，一般食用其干制品。新鲜黄花菜含有的毒性成分为秋水仙碱，被人体吸收后可氧化成剧毒物质——秋水仙碱，消化管及泌尿系统会发生严重的刺激症状。成年人一次摄入 0.1～0.2 mg 秋水仙碱（相当于 50～100 g 鲜黄花菜）即引起中毒，一次摄入 3～20 mg 可导致死亡。

预防措施：最好食用干黄花菜；对鲜黄花菜应做以下处理：开水焯后用清水浸泡 2～3 h（中间需换水一次），可以将大多数秋水仙碱除去。

7. 发芽马铃薯

马铃薯又称土豆、洋山芋、山药蛋子，绿色未成熟的马铃薯、发芽的马铃薯含有对人体有害的成分——龙葵素，可导致中毒。

龙葵素对黏膜有刺激作用，对中枢神经系统尤其是呼吸中枢有显著的麻醉作用，并有溶血作用。一般在进食后十分钟至数小时出现症状：胃部灼痛，舌、咽麻，恶心、呕吐、腹痛、腹泻，严重中毒者体温升高、头痛、昏迷、出汗、心悸。常引起儿童抽风、昏迷。

预防措施：土豆应储藏在低温、无阳光直射的环境，防止发芽；有少量发芽的土豆，烹调时削皮、挖去芽眼及周围的肉；烹调时应充分加热，或在烹调时加醋，以破坏龙葵素；土豆生芽过多或皮肉大部分变黑、变绿时不得食用。

（二）食品中混入的有害物质及其预防

1. 农药残留

农药残留是对农药使用后残存于生物体、食品和环境中的微量农药原体、有毒代谢产物、降解物和杂质的总称，是一种重要的化学污染。农药超过最大残留限量（MRL）时，将对人畜产生不良影响或通过食物链对生态系统中的生物造成毒害。农药将对人体产生危害，包括致畸、致突变、致癌和对生殖及下一代产生影响。

脂溶性大、持久性长的农药如六六六（BHC）和滴滴涕（DDT）等，很容易经食物链进行生物富集，使农药的残留量也逐级升高，例如鱼体内的 DDT 可以比湖水中的高 150 万～300万倍。人类处在食物链的最顶端，受农药残留生物富集的危害也最严重。有些农药在环境中稳定性好，即使降解了，其代谢物也具有与母体相似的毒性，其代谢物很稳定，如果消费量很大，日积月累也可能引起毒害。

中国是世界上高农药生产和消费的国家，早在 20 世纪 50 年代，我国就大量应用农药来防治作物虫害。20 世纪五六十年代，中国主要用有机氯农药六六六和滴滴涕，由于其残留严重，已于 1983 年停止生产和使用。1980 年中国开始进口和使用高效杀虫剂拟除虫菊酯类农药，其中的主要成分是溴氰菊酯。近年来杀虫剂、除草剂、杀菌剂、植物生长调节剂、粮食防虫剂和灭鼠剂等化学农药的广泛使用，特别是有机磷杀虫剂农药的大量使用，使农作物中农药残留十分严重。

（1）农药残留对食品造成污染的途径

① 蔬菜、水果和粮食作物中的农药残留主要来源于直接施药后的吸收和积累。据研究，喷洒农药后有 40%～60%的农药降落在土壤中，土壤中的农药残留可通过植物的根系吸收转移至植物组织内部和食物中，土壤中农药污染量越高，农作物中的农药残留量也越高。

② 施用农药对大气、水体的污染也会导致动植物体内的农药残留积累。水体被农药污染后，水生生物长期成长在低浓度农药环境中，通过食物链逐级浓缩，导致动物食品严重污染。

③ 运输及储存过程中农药的混放也会造成农作物及食品的污染，农药运输工具未及时清理以及食品与农药的混运也可造成农药的污染。

（2）厨房控制农药残留的措施

① 洗涤：若为表面残留，经简单洗涤操作即可除去。热洗和烫漂处理比冷洗效果好。

② 去皮：大多数直接施用于作物的杀虫剂、杀菌剂，在表皮上迁移或渗透作用不大，其残留农药基本上在外表皮上，经去壳、剥皮可以除去部分农药残留物。

③ 粉碎：在切碎、混合操作中，食品组织搅拌可引起酶和酸的释放，提高表皮上农药残留的水解和降解速度。

④ 烹调：在煎、炒、蒸、煮、炸、腌等操作过程中，残留农药可能有不同程度削减，但一般烹调过程对稳定性强的农药影响不大。

2. 兽药残留

兽药残留是指动物性食品的任何可食部分含有兽药的母体化合物及（或）其代谢物，以及与兽药有关的杂质。

（1）兽药进入人体的途径

① 预防和治疗畜禽疾病用药。在预防和治疗畜禽疾病的过程中，通过口服、注射、局部

用药等方法可使药物残留于动物体内而污染食品。

②饲料添加剂。为了治疗动物的某些疾病，在饲料中常添加一些药物，还可促进禽畜的生长。当这些药物以小剂量拌在饲料中，并用来长时间地喂养食用动物时，药物将通过饲料被残留在食用动物体内，从而引起肉食品的兽药残留污染。

③食品保鲜中引入药物。食品保鲜过程有时加入某些抗生素等药物来抑制微生物的生长、繁殖，这样也会不同程度造成食品的药物污染。

（2）兽药残留污染的主要原因

①不遵守休药期有关规定。没有严格控制屠宰畜禽及其产品允许上市前或允许食用时的停药时间。

②不正确使用兽药和滥用兽药。使用兽药时，在用药剂量、给药途径、用药部位和用药动物的种类等方面不符合用药规定，因此造成药物残留在体内，并使存留时间延长，从而需要增加休药天数。

③饲料加工过程受到兽药污染或运送出现错误。如将盛过抗菌药物的容器用于储藏饲料，或将盛过药物的储藏器在没有充分清洗干净的情况下就投入使用，都会造成饲料加工过程中兽药污染。

④使用未经批准的药物作为饲料添加剂来喂养可食性动物，造成食用动物的兽药残留。

⑤按错误的用药方法用药或未做用药记录。

⑥屠宰前使用兽药。屠宰前使用兽药用来掩饰临床症状，逃避屠宰前检查。这样很可能造成食用动物的兽药残留。

⑦厩舍粪池中所含兽药。厩舍粪池中含有抗生素等药物的废水和排放的污水以及动物的排泄物中含有兽药，它们将引起污染和再污染。

（3）兽药残留对人体的危害

①毒性作用：磺胺类药物可引起泌尿系统损害，还可影响体内核酸的合成；链霉素对神经有明显毒性作用，造成耳聋，对婴幼儿的影响尤为严重。

②诱导病原菌产生耐药性：细菌耐药性是指某些细菌菌株对通常能抑制其生长繁殖的某种浓度的抗菌药物产生耐受性，当发生这些耐药菌株引起的感染性病原时，它就会给人类治疗带来困难。

③过敏反应：过敏反应与个体的免疫学特异性有关，与药物的计量无关。如青霉素、四环素、磺胺类药物的致敏威胁大，轻度过敏时出现皮疹，严重时可导致休克，甚至死亡。

④"三致"作用，即致癌、致畸、致突变作用。某些抗菌类药物可引起癌症、胚胎畸变、基因突变，对人体产生危害，如四环素、呋喃类、氨基糖苷类药物在肉、乳、蛋中残留，通过食物链在人体内富集，从而产生严重的后果。

⑤破坏微生态平衡：在正常条件下，人体消化道内的微生态环境中存在多种微生物，各菌群之间维持着共生状态的平衡。长期或过量摄入动物性食品中残留的抗菌兽药会破坏微生态的平衡，有益菌群受到抑制，有害菌群大量繁殖，造成消化道内微生态环境紊乱，从而导致长期腹泻或引起维生素缺乏。

（4）控制兽药残留措施

① 加强药物的合理使用规范。加强药物的合理使用规范，包括合理配伍用药、使用兽用专用药，能用一种药的情况下不用多种药，特殊情况下一般最多不超过三种抗菌药物。

② 严格规定休药期和制定动物性食品药物的最大残留限量（MRL）。为保证给予动物内服或注射药物后药物在动物组织中残留浓度能降至安全范围，必须严格规定药物休药期，并制定最大残留限量。

③ 加强监督、检测工作。因为兽药残留具有潜在的危害性，一些对变应原性物质非常敏感的人群，其危害就更严重。因此建议肉品检验部门、饲料监督检查部门及技术监督部门应该加强动物饲料和动物性食品中的药物残留的检测，建立并完善分析系统，以保证动物性食品的安全，提高食品质量，减少因消费动物性食品引起变态反应的危险性。另外，控制动物性食品中兽药残留，还可通过制备高效低毒化学药品和加强对新药物进行安全性毒理学评价进行控制。

④ 合适的食品食用方式。消费者可通过烹调、热处理等加工方法减少食品中的兽药残留。如 WHO 估计肉制品中的四环素类兽药残留经加热烹调后，5～10 mg/kg 的残留量可减低至 1 mg/kg。氯霉素经煮沸 30 min 后，至少有 85%失去活性。

案例分析

食品药品监督总局曝光 7 批次不合格牛羊肉，多为兽药残留超标

2016 年 1 月 12 日，国家食品药品监督总局在其官网发布 7 批次牛羊肉不合格通报，其中多为牛羊肉中兽药残留问题。

国家食品药品监督总局通报称，近期，国家食品药品监督总局抽检肉及肉制品、蔬菜及其制品、饮料和酒类 4 类食品 613 批次样品，抽样检验项目合格样品 606 批次，不合格样品 7 批次。其中，肉类及其制品 226 批次，不合格样品 7 批次，占 3.1%；蔬菜及其制品 100 批次，饮料 127 批次，酒类 160 批次，均未检出不合格样品。

不合格样品涉及的产品和不合格指标为：某牛羊肉店经营的羊腿肉检出土霉素超标；某牛羊肉店经营的牛腱子、某牛肉店经营的牛腿检出水分超标；某肉食品有限公司生产的普通牛肉、某屠宰场生产的牛肉检出地塞米松超标；某公司生产的羊后腿肉检出恩诺沙星（以恩诺沙星+环丙沙星之和计）、磺胺类（总量）、林可霉素超标。

对上述抽检中发现的不合格产品，国家食品药品监督总局已要求企业所在地省级食品药品监管部门依法对不合格产品的生产经营者进一步调查处理，查明不合格产品的批次、数量和原因，制定整改措施。

关于牛羊肉中兽药残留等的说明：

一、地塞米松

地塞米松是肾上腺皮质激素类兽药之一，具有抗炎、抗休克、抗过敏、抗毒素等作用。养殖环节超量使用或没有严格执行休药期可能导致残留超标。根据农业部公告第 235 号《动物性食品中兽药最高残留限量》规定，牛的肌肉中的残留限量为 0.75 μg/kg。长期食用地塞

米松超标的动物性食品，有可能干扰人体的激素分泌体系和其他正常代谢。

二、磺胺类药物

磺胺类药物是合成的抑菌类兽药，除了治疗敏感菌所致传染病外，通常情况下还用于传染性脑膜炎、痢疾、弓形体病。养殖环节未严格控制休药期或超量使用可能导致残留超标。根据农业部公告第 235 号《动物性食品中兽药最高残留限量》规定，磺胺类药物（总量）在食品动物的肌肉中残留限量为 100 μg/kg。磺胺类药物在体内作用和代谢时间较长，长期食用磺胺类药物超标的动物性食品，可能导致该类药物在人体中产生蓄积，当达到一定量时，可能引发泌尿系统和肝脏损伤。

三、林可霉素

林可霉素为抑菌类药物，对革兰阳性球菌有较好作用，特别对厌气菌、金葡菌及肺炎球菌有高效。养殖环节没有严格控制休药期或者超量使用，将造成残留超标。根据农业部公告第 235 号《动物性食品中兽药最高残留限量》规定，在牛、羊的肌肉中的残留限量为 100 μg/kg。长期食用林可霉素超标的动物性食品可能会造成胃肠道不良反应、过敏反应及肝肾功能异常等。

四、土霉素

土霉素是一种广谱抗菌兽药，对革兰氏阳性菌、阴性菌、立克次体、滤过性病毒、螺旋体属乃至原虫类都有很好的抑制作用。养殖环节超量使用或未严格执行休药期，可能导致残留超标。根据农业部公告第 235 号《动物性食品中兽药最高残留限量》规定，在所有食品动物的肌肉中的残留限量为 100 μg/kg。长期食用土霉素超标的食品，会在体内蓄积，可能会引起恶心、呕吐、上腹不适等症状。

五、水分

水分是肉中含量最多的组成成分。肉中水分含量多少及存在状态影响肉的加工质量及储藏性。GB 18394—2001《畜禽肉水分限量》规定牛肉的水分含量≤77%，羊肉的水分含量≤78%。水分超标原因可能由于违规注水导致。注水的肉保质期较短，容易腐败，存在安全隐患。

六、喹诺酮类药物

喹诺酮类药物是人工合成的含 4-喹诺酮基本结构的抗菌兽药，主要包括恩诺沙星、诺氟沙星、氧氟沙星、环丙沙星、氟罗沙星等，属于广谱抑菌剂，在预防和治疗畜禽的细菌性感染及支原体病方面有良好效果。喹诺酮类药物若在人体内残留蓄积，则可能引起人体的耐药性，长期摄入喹诺酮类药物超标的动物性食品，可引起轻度胃肠道刺激或不适，头痛、头晕、睡眠不良等，大剂量或长期摄入可能引起肝损害。鉴于长期食用可能导致的健康危害，农业部规定了"该类药物在动物肌肉中的最大残留限量为≤100 μg/kg（以恩诺沙星+环丙沙星之和计）"。

问题思考：

兽药使用是养殖业不可缺少的环节，你认为怎样做才能保障畜禽产品的质量安全，从而保证人民的健康？

3. 食品添加剂问题

食品添加剂是指为改善食品品质、色、香、味以及防腐和加工工艺的需要加入食品中的化学合成物质或者天然物质。

食品添加剂按其来源分为天然与合成两类，天然食品添加剂主要来自动、植物组织或微生物的代谢产物。人工合成食品添加剂是通过化学手段使元素和化合物产生一系列化学反应而制成。在现阶段天然食品添加剂的品种较少，价格较高，人工合成食品添加剂的品种比较多，价格低，使用量较小，但其毒性较大，特别是合成食品添加剂残留有害杂质或用量过大时容易造成对机体的危害。

（1）食品添加剂的作用

提高和增补食品营养价值，如营养强化剂；保持食品新鲜度，如防腐剂、保鲜剂；改进食品感官质量，如着色剂、漂白剂、发色剂、增味剂、增稠剂、乳化剂、膨松剂、抗结块剂和品质改良剂；满足某些生产工艺过程的需要，如消泡剂、凝固剂、润滑剂、吸附剂等；防止食品在保存过程中变色变味，如抗氧化剂。

（2）食品添加剂的使用原则

鉴于有的食品添加剂本身不一定具有营养价值，有些食品添加剂还有一定毒性，因此在使用食品添加剂时要考虑需要达到的目的，必须有针对性地加入，不能滥用，一般要掌握以下原则：

① 有些食品添加剂要尽可能不用或少用，如发色剂（亚硝酸钠），必须使用时应严格按照国家食品安全标准规定的使用限量，不能随意增加使用量。

② 不得使用食品添加剂来掩盖食品的缺陷（如霉变、腐败）或作为伪造的手段。

③ 不得由于使用食品添加剂而降低良好的加工措施和卫生要求。

④ 专供婴儿用的主辅食不得加入人工合成甜味剂、色素、香精、谷氨酸钠等。

（3）餐饮业使用食品添加剂的法定要求

① 餐饮业使用食品添加剂的人员需经过专业培训。

② 使用品种必须是列入《食品添加剂使用卫生标准（GB 2760）》中的品种，且符合使用范围和使用量要求，如柠檬黄只能用于糕点裱花，而不能用于糕点制作。复合食品添加剂中的单项添加剂成分也应在《食品添加剂使用卫生标准（GB 2760）》规定的使用范围、使用限量内。

③ 需向食品添加剂的供货商索取卫生许可证和检验报告单，应注意许可项目和发证日期；如果使用的是复合添加剂，在许可证上需标明。

④ 餐饮业食品添加剂应专人采购、专人保管、专人领用、专柜存放、专用记录表（含使用时间、品名、用途、用量及使用人等有关信息）。

⑤ 自制饮料、自制调味料、自制火锅底料的成分应在店堂醒目位置或菜单上公示，尤其要公示其使用的食品添加剂的名称，并向监管部门备案。

三、物理性污染及预防

物理性污染是指在食品中不正常存在，对消费者可能产生疾病或者伤害的物质。餐饮业中常见的引起物理性污染的主要材料包括碎石头、铁屑、木屑、头发、碎玻璃及其他可见的异物。物理性污染常常导致受害者直接起诉食品生产经营单位而影响企业形象。

餐饮业常见的物理性污染及控制措施见表8-2。

表 8-2　餐饮业常见的物理性污染及控制措施

物理污染	来源	控制措施
玻璃	原料、容器、照明设施、加工设备	使用被认可的供应商，培训员工，用塑料外罩覆盖灯，禁止玻璃进入加工区域
金属	原料、办公用品、清洁用具	使用被认可的供应商，培训员工，禁止进入加工区域，预防性维修、金属探测器
碎石、树枝等	原料（通常来自植物）、食品加工设施周围环境	保持建筑设施周围卫生，培训员工，制定建筑物保安措施和污染物规定
木制品	原料（通常来自植物）、保障用品（例如箱柜、垫板等）	加强对箱柜、垫板的管理，培训员工
首饰	人员	培训员工个人卫生习惯，限制佩戴饰物
塑料	包装（柔性塑料、硬性塑料）	培训员工，正确的清洁程序、包装设计

知识拓展

孔雀石绿屡禁不止，如何放心选购水产

一、屡禁不绝的孔雀石绿是什么?

你喜欢吃水产品吗?是不是对活的鱼、虾、蟹情有独钟?如果答案是肯定的，那你有没有听说过一种水产品禁用化合物，同时也是潜在致癌物——孔雀石绿?

孔雀石是含铜的碳酸盐矿物，而孔雀石绿和它只是颜色相近。孔雀石绿是人工合成的有机化合物，和苏丹红类似，是常见的工业染料，但孔雀石绿在食品领域并非用于染色。

20 世纪 30 年代，人们发现孔雀石绿可以用来杀死鱼体表面的真菌、寄生虫，尤其是对水霉病有特效，于是它开始在世界各国的水产养殖领域大量使用。十几年前，国内几乎所有水产养殖户都在用。到 20 世纪 80 年代，仅美国每年就消耗孔雀石绿 1 000 t 左右。

后来科学家怀疑孔雀石绿有致癌、致畸、致突变的潜在威胁，于是对它的使用开始逐步收紧。2002 年，欧盟正式禁止孔雀石绿用于渔场，随后中国出口到德国的鳗鱼被检测出孔雀石绿。同年，中国也将它列入《食品动物禁用的兽药及化合物清单》(观赏鱼可以用)，原卫生部公布的"违法添加黑名单"里也有它的名字。

虽然各国都开始禁止使用，但并未得到很好的执行。2005 年，英国人在超市的三文鱼里发现孔雀石绿，各国纷纷开始严查。

紧接着，来自中国的淡水养殖产品也被曝使用孔雀石绿，例如 2006 年国内媒体揭发的"嗑药多宝鱼"，随便在网上搜一下还能找到很多相关报道。无论是大超市、小市场，还是餐馆酒店，它们都有孔雀石绿的身影，即使是北、上、广、深这样监管相对完善的一线城市也难以幸免。

为了打击违法行为，监管部门也不是没想办法，各种抽检不断。比如 2015 年 5—6 月，食品药品监督总局抽检水产品 253 批次，其中部分地区的黑鱼、鲤鱼、草鱼、牙片鱼、鳜鱼、鲈鱼、鲶鱼被检出孔雀石绿。

在中国裁判文书网上，有关孔雀石绿的刑事判决已有二十多起，但即使这样，还是挡不住违法行为。主要原因在于孔雀石绿投入小、见效快，其价格相当便宜，卖观赏鱼的地方就能买到，更重要的是它的药效"好到没朋友"，至今也没有理想的替代药物出现，这就导致违规使用的情况层出不穷。

二、孔雀石绿一般用在哪儿？

违规使用孔雀石绿一般有以下四种情况。

（1）养殖消毒：在养殖场使用孔雀石绿，主要是提高鱼、虾、蟹卵孵化率和幼苗成活率，预防寄生虫病和水霉病等渔害。

（2）运输工具消毒：渔贩为了延长鲜活水产的生存时间，在运输前用孔雀石绿溶液对运输车厢进行消毒。

（3）鱼池消毒：水产品从捕捞到当地水产批发市场，再到外地水产批发市场，要经过多次装卸和碰撞，容易出现刮擦伤，继而导致生病或死亡，因此储放鲜活水产的池子也常采用孔雀石绿进行消毒。

（4）暂养消毒：宾馆、饭店、大排档等提供餐饮服务的单位以及水产零售摊位为了延长水产的存活时间，也可能投放孔雀石绿进行消毒。

孔雀石绿在动物体内被转化为无色孔雀石绿，这种物质在体内的残留时间较长，在不同水产中的残留时间不同。比如在对虾苗里可以残留10天左右，在螃蟹里残留3周，而在有的鱼体内可以长达半年以上。

对于消费者来说，残留时间长当然不是好事。刚买的贝类可以养几天吐吐沙，而你不能指望把鱼养几天就能去除孔雀石绿残留。

不过这对于违规使用者来说也不是好事，因为很难通过"停药期"逃避监管。现在精密仪器检测孔雀石绿的灵敏度已经很高，十亿分之一的浓度都能检测到。

除了2006年被曝光检出孔雀石绿的多宝鱼，辽宁省食品检验检测院在2013年的一次检测表明，被检测的 180 份水产品中，50%以上检出孔雀石绿（其中约 30%符合欧盟标准 2 μg/kg），鳟鱼、鲈鱼、鳜鱼、鳗鱼、鳝鱼、中华鲟等价格高的鱼种问题比较突出。

三、孔雀石绿有多毒？

对于一种潜在致癌物，只有不吃才是最安全的。但违规使用得这么多，难免会吃进去一些，我们该怎么办？

科学家用一个叫 MOE 的参数描述这种风险，对于孔雀石绿，如果 MOE 大于 10 000，则基本上没有风险。MOE 越大，风险越小。

根据数学模型推算，一个 60 kg 重的成年人活到 80 岁，每天吃 6 两鱼肉，则孔雀石绿的残留量要达到每千克 400 μg，MOE 正好为 10 000。也就是说，只要孔雀石绿的残留低于 400 μg，对健康的危害是很小的。

根据辽宁的相关数据，90%以上的孔雀石绿检测值在每千克 50 μg 以下。中国水产研究院在广东省检测了鳜鱼和杂交鳢，孔雀石绿残留量均不超过每千克 20 μg。另外，根据英国 1996—2005 年的数据，孔雀石绿含量大多在每千克 100 μg 以下。

由此可见，市场上大多数孔雀石绿的检出量远达不到 400 μg，而且几乎没有人能一辈子平均每天吃 6 两鱼，因此其总体风险相当小。

四、消费者该如何识别?

网上有一些攻略里面提到了消费者肉眼识别孔雀石绿的技巧。对此,我想说的是,其实用处有限。肉眼识别主要是看颜色,但这受到鱼种、光线、环境等诸多因素的影响。如果孔雀石绿的使用量不大,你是看不出来的。当然,如果看到明显有颜色异常就别买了。

更重要的是,孔雀石绿可以很快被吸收并在鱼体内被代谢为脂溶性的无色孔雀石绿。有些鱼在养殖场就已经用过孔雀石绿,因此凭肉眼不可能准确分辨。

在此,提供几种仅供参考的水产选购技巧,希望对你有所帮助:

(1)野生鱼很可能不含孔雀石绿。养殖环节使用孔雀石绿可以提高卵的孵化率、幼苗成活率和成体抗病能力。如果是野生水产品种如带鱼、鲅鱼,就避免了养殖环节使用孔雀石绿的可能。

像带鱼这样捞上来就是死的,也没必要用孔雀石绿,这也是为什么各地的孔雀石绿专项监测、抽检都不检它的原因。

(2)海鱼有可能不含孔雀石绿。多数海鱼捞上来就是死的,远洋捕捞的海鱼大多直接分选急冻,因此不需要用孔雀石绿。

当然,近海养殖鱼类加孔雀石绿的可能性大得多,这些鱼类一般都是经济价值较高的鱼种,比如多宝鱼、比目鱼等。

(3)便宜的鱼有孔雀石绿的可能性较低。不是说便宜的鱼就不会有孔雀石绿,但越是便宜的鱼用孔雀石绿的可能性越小,因为违法利润不高,也就犯不上以身试法。

比较常见的容易有孔雀石绿的鱼包括鳜鱼、鳗鱼、鲈鱼、石斑鱼、黑鱼、多宝鱼、鲟鱼等。

(4)冰鲜或冻鱼有孔雀石绿的可能性较低。活鱼的优势主要是口感,营养和冰鲜鱼、冻鱼并没有多大差异。冰鲜或冻鱼由于已经是死鱼,也就没有必要放孔雀石绿续命了。只不过我们并不知道这些鱼是怎么死的,也许在渔场已经用过孔雀石绿,也许是运输途中缺氧憋死的,也许是因其他疾病死掉的。

(5)周转快的鱼有孔雀石绿的可能性较低。比方说在餐馆吃鱼,像草鱼、鲤鱼这种食客点单量较大的鱼,由于周转快,商家暂养的时间很短,不太需要防水霉病或寄生虫,只需要增氧就行了。

另外,鱼密度过大容易碰撞掉鳞,如果周转不快更容易生病,添加孔雀石绿的可能性增大。当然,暂养的时候不加孔雀石绿不等于养殖和运输环节不加。

(6)尽量选择干净池子里的鱼。这里的池子主要指的是餐馆饭店、活鱼零售点的暂养鱼池,因为暂养鱼池是需要定期清空做清洁的,否则容易孳生病菌。如果鱼池污秽不堪,则说明经营者卫生意识不强,投放孔雀石绿防病的概率更大。

总体而言,通过吃鱼吃进身体去的孔雀石绿还是很少的,虽然违法行为十分可恨,但健康风险并不大。配合这些简单易学的技巧,你真的不用担心它!

项目小结

食品安全事故是源于食品,对人体健康有危害或可能有危害的事故,包括食品污染、食源性疾病。我国食品安全法律法规体系包括法律、法规、规章等,食品生产经营企业应严格遵守以《食品安全法》为基础的一系列配套的法律法规体系，以确保其食品安全。

案例讨论

案例 1：2006 年 6 月 24 日，北京市友谊医院热带病门诊接诊一位病人，临床诊断为嗜酸性细胞增多性脑膜炎。据悉，这位病人于 5 月 22 日在北京一酒楼食用过凉拌螺肉，随后出现双侧肋部及颈部皮肤感觉异常、有刺痛感等症状。同一天进餐的两个同事也出现了相同症状，后经进一步检查确诊为广州管圆线虫引起的疾病。该病的潜伏期为 3～36 天。至 2006 年 9 月，相同症状的病例增加至 160 多例，所有患者均有在同一酒楼就餐史，主要是由生食、半生食福寿螺等螺肉而引起的。

广州管圆线虫多存在于陆地螺、淡水虾、蟾蜍、蛙、蛇等动物体内，如果人们不将其煮熟就吃，很容易招惹上广州管圆线虫而感染寄生虫病。该寄生虫进入人体后主要寄生在人的脑脊液中，引起头痛、头晕、发热、颈部僵硬、面神经瘫痪等症状，严重者可致痴呆，甚至死亡。

案例 2：2016 年 4 月 26 日《广州日报》讯，9 岁的江门女童小芸（化名）自 6 年前开始出现四肢抽搐并伴有意识不清的癫痫症状，辗转求医多年，一直未找到病因。近日在广州，医生通过开颅手术从小芸的大脑里取出一条长约 13 cm 的寄生虫，原来这正是导致她癫痫发作的罪魁祸首。医生推测，这条寄生虫可能与食用了未煮熟的青蛙有关。

通过上述案例可以看出摄食生鲜或未经煮熟的水产品是一种危险的饮食行为，可能导致严重的健康损害。为保护消费者的健康，防止食源性寄生虫病的发生：

① 餐饮单位应严格按照《餐饮业和集体用餐配送单位卫生规范》的要求采购、加工水产品，不得提供可能被寄生虫污染的生食水产品。制作生食海产品，应在专间内使用专用工具和容器加工，避免交叉污染。

② 消费者应避免进食生鲜的或未经彻底加热的水产品和水生植物，不饮用生水。

③ 不用盛过生水产品的器皿盛放其他直接入口食品。

④ 加工过生鲜水产品的刀具及砧板必须清洗消毒后方可再使用。

实践与训练

实训目的：了解餐饮企业食品安全管理状况。

实训内容：通过问卷调查或访谈等方法，对不同规模和类型的餐饮企业进行调研，了解其食品安全管理机构和食品安全管理人员的设置及其食品安全管理制度的建立和执行情况。

实训要求：4～5 名学生为一组，撰写调研报告，字数 2 000～3 000 字。

同步测试

一、不定项选择题

1. 化学性污染物随食品进入人体后，其毒性作用的表现形式有（   ）。

    A. 慢性中毒   B. 急性中毒   C. 致畸作用

D. 致突变作用　　　　E. 致癌作用

2. 农药污染进入食品的途径有（　　　）。

A. 喷洒进入　　　　　B. 灌溉水进入　　　　　C. 大气进入

D. 土壤进入　　　　　E. 饲料进入

3. 一些不法分子为了迎合消费者对食品色、香、味的追求，添加不属于食品添加剂的化学物质而造成的残留属于（　　　）。

A. 农药残留　　　　　B. 兽药残留　　　　　C. 激素残留　　　　　D. 禁用物品残留

4. 餐饮业应禁止生产经营的肉类包括（　　　）。

A. 注水肉　　　　　　B. 病畜肉　　　　　　C. 死猪肉

D. 毒狗肉　　　　　　E. 冷鲜肉

5. 食品安全事故包括（　　　）。

A. 食品污染　　　　　B. 食物中毒　　　　　C. 食源性寄生虫病

D. 食品营养强化　　　E. 食品质量认证

6. 影响食品安全性的因素有（　　　）。

A. 环境因素　　　　　B. 人为因素　　　　　C. 技术因素

D. 消费因素　　　　　E. 管理因素

7. 《食品安全法》中要求的无毒无害通常指（　　　）。

A. 食品卫生　　　　　　　　　　B. 食品的相对安全

C. 食品的绝对安全　　　　　　　D. 食品安全

8. 影响蔬菜类食品安全的因素中，农户施用农药引起的污染属于（　　　）。

A. 环境因素　　　　B. 人为因素　　　　C. 技术因素　　　　D. 消费因素

9. 食品在加工过程中或加工前后沾染上有害物质的现象称为（　　　）。

A. 食品安全事故　　　B. 食品污染　　　　C. 食物中毒　　　　D. 食源性疾病

10. 食品中金黄色葡萄球菌类污染属于（　　　）。

A. 真菌　　　　　　　B. 细菌　　　　　　　C. 寄生虫　　　　　　D. 病毒

二、简答题

1. 餐饮企业应遵守的法律法规有哪些？

2. 禁止生产经营的食品有哪些？

餐饮服务场所食品安全要求

1. 知识目标

（1）了解餐饮服务场所选址要求；

（2）掌握食品处理区布局要求；

（3）了解粗加工场所设备、设施要求；

（4）掌握专间设施要求。

2. 能力目标

（1）能够绘制餐饮服务场所各个功能区布局图；

（2）能够找出餐饮服务场所不符合食品安全要求所在并提出整改意见。

餐饮服务场所，是指通过加工制作、商业销售和服务型劳动等，向消费者提供食品和消费场所及设施的场所。餐饮服务场所是食品安全生产的重要因素之一。

项目导读

餐饮加工场所布局不合理引发食品安全事故

2015 年 2 月 25 日，甘肃省武威市古浪县食品药品监督管理局接到群众举报，称 87 名就餐者在天然居大酒楼就餐后出现呕吐、腹痛、腹泻、发热等食物中毒症状。古浪县食品药品监督管理局派执法人员立即赶赴事发现场，在配合卫生行政部门做好中毒患者救治的同时，对天然居大酒楼可能存在的违法行为开展调查。

经查，该酒楼擅自变更了经营场所、食品加工间布局，未重新申请办理餐饮服务许可证；热菜加工间存有食品原料，且生熟不分；操作人员违反食品安全操作规程，不认真执行餐具清洗消毒制度。上述违法行为增加了发生食物中毒的风险。经对现场留样的菜品和食物中毒患者排泄物抽样检验，致病性微生物沙门氏菌超过食品安全标准限量。

　　天然居大酒楼的行为违反了《中华人民共和国食品安全法实施条例》第二十一条第一款的规定，依据《食品安全法》第八十五条和《食品安全法实施条例》第五十五条规定，古浪县食品药品监督管理局对天然居大酒楼作出以下处罚：没收违法所得 12 920.00 元，处以货值金额十倍罚款 129 200.00 元，并吊销其餐饮服务许可证。

子项目一　了解餐饮服务场所选址及布局的食品安全要求

　　餐饮服务场所的选址和布局，不仅要考虑经济效益，而且要注意食品生产的安全。因此，餐饮服务场所的选址和布局要把食品安全放在首要位置。

一、餐饮服务场所的选址要求

　　餐饮服务场所应选择地势干燥、有给排水条件和电力供应的地区，不得设在易受到污染的区域，还应距离粪坑、污水池、暴露垃圾场（站）、旱厕等污染源 25 m 以上，并设置在粉尘、有害气体、放射性物质和其他扩散性污染源的影响范围之外（图 9-1）；另外，需同时符合规划、环保和消防等有关要求。

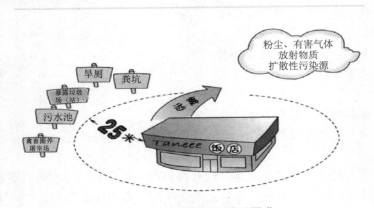

图 9-1　餐饮服务场所选址要求

二、餐饮服务场所的布局要求

　　餐饮服务的加工经营场所是指与食品制作供应直接或间接相关的场所，包括食品处理区、非食品处理区和就餐场所。

　　① 食品处理区是指对食品进行加工操作的区域，一般包括粗加工、切配、烹饪和备餐场所、专间、食品库房、餐用具清洗消毒和保洁场所等区域，分为清洁操作区、准清洁操作区、一般操作区。清洁操作区主要指凉菜、生食海鲜、鲜榨汁、专间（如裱花间、备餐间、分装间等）等加工、存放营养丰富、直接入口、容易腐败变质食物的高风险区域；准清洁操作区的卫生标准介于清洁操作区和一般操作区之间，包括烹调场所、消毒餐具保存区等区域；一般操作区指除清洁操作区、准清洁操作区以外的区域，包括粗加工操作区、切配区、餐具消毒区、库房等区域，一般操作区不涉及成品食物，在区域划分中清洁程度最低。

②　非食品处理区，指办公室、厕所、更衣场所、大堂休息厅、歌舞台、非食品库房等非直接处理食品的区域。

③　就餐场所，指供消费者就餐的场所，但不包括供就餐者专用的厕所、门厅、大堂休息厅、歌舞台等辅助就餐的场所。

食品处理区设置要求

①　食品处理区应设置在室内，按照原料进入、原料加工、半成品加工、成品供应的流程合理布局，并应能防止在存放、操作中产生交叉污染。食品加工处理流程应为生进熟出的单一流向（图9-2）。原料通道及入口、成品通道及出口、使用后的餐饮具回收通道及入口，宜分开设置；无法分设时，应在不同的时段分别运送原料、成品、使用后的餐饮具，或者将运送的成品加以无污染覆盖。

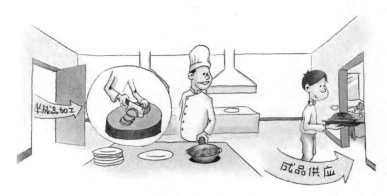

图9-2　食品处理区应按生进熟出单一流向设置

②　食品处理区应设置专用的粗加工（全部使用半成品的可不设置）、烹饪（单纯经营火锅、烧烤的可不设置）、餐用具清洗消毒的场所，并应设置原料和（或）半成品储存、切配及备餐（饮品店可不设置）的场所。进行凉菜配制、裱花操作、食品分装操作的应分别设置相应专间；制作现榨饮料、水果拼盘及加工生食海产品的应分别设置相应的专用操作场所；集中备餐的食堂和快餐店应设有备餐专间；中央厨房配制凉菜以及待配送食品储存的应分别设置食品加工专间；食品冷却、包装应设置食品加工专间或专用设施。

③　食品处理区的面积应与就餐场所面积、最大供餐人数相适应，各类餐饮服务提供者食品处理区与就餐场所面积之比、切配烹饪场所面积应符合《餐饮服务提供者场所布局要求》（表9-1）。

表9-1　餐饮服务场所布局要求

类型	加工经营场所面积或人数	食品处理区与就餐场所面积之比	切配烹饪场所累计面积	凉菜间累计面积	食品处理区为独立隔间的场所
餐馆	≤150 m²	≥1:2.0	≥食品处理区面积的50%	≥食品处理区面积的10%	加工烹饪、餐用具清洗消毒
	150～500 m²（不含150 m²，含500 m²）	≥1:2.2	≥食品处理区面积的50%	≥食品处理区面积的10%，且≥5 m²	加工、烹饪、餐用具清洗消毒

续表

类型	加工经营场所面积或人数	食品处理区与就餐场所面积之比	切配烹饪场所累计面积	凉菜间累计面积	食品处理区为独立隔间的场所
餐馆	500～3 000 m²（不含 500 m²，含 3 000 m²）	≥1:2.5	≥食品处理区面积的50%	≥食品处理区面积的10%	粗加工、切配、烹饪、餐用具清洗消毒、清洁工具存放
餐馆	>3 000 m²	≥1:3.0	≥食品处理区面积的50%	≥食品处理区面积的10%	粗加工、切配、烹饪、餐用具清洗消毒、餐用具保洁、清洁工具存放
快餐店	/	/	≥食品处理区面积的50%	≥食品处理区面积的10%，且≥5 m²	加工、备餐
小吃店饮品店	/	/	≥食品处理区面积的50%	≥食品处理区面积的10%	加工、备餐
食堂	供餐人数 50 人以下的机关、企事业单位食堂	/	≥食品处理区面积的50%	≥食品处理区面积的10%	备餐、其他参照餐馆相应要求设置
食堂	供餐人数 300 人以上的学校食堂，供餐人数 50～500 人的机关、企事业单位食堂	/	≥食品处理区面积的50%	≥食品处理区面积的10%，且≥5 m²	备餐、其他参照餐馆相应要求设置
食堂	供餐人数 300 人以上的学校（含托幼机构）食堂，供餐人数 500 人以上的机关、企事业单位食堂	/	≥食品处理区面积的50%	≥食品处理区面积的10%	备餐、其他参照餐馆相应要求设置
食堂	建筑工地食堂	布局要求和标准由各省级食品药品监管部门制定			/
集体用餐配送单位	食品处理区面积与最大供餐人数相适应：小于 200 m²，面积与单班最大生产份数之比为 1:2.5；200～400 m²，面积与单班最大生产份数之比为 1:2.5；400～800 m²，面积与单班最大生产份数之比为 1:4；800～1 500 m²，面积与单班最大生产份数之比为 1:6；面积大于 1 500 m² 的，其面积与单班最大生产份数之比可适当减少。烹饪场所面积≥食品处理区面积的 15%，分餐间面积≥食品处理区面积的 10%，清洗消毒面积≥食品处理区面积的 10%				粗加工、切配、烹饪、餐用具清洗消毒、餐用具保洁、分装、清洁工具存放

续表

类型	加工经营场所面积或人数	食品处理区与就餐场所面积之比	切配烹饪场所累计面积	凉菜间累计面积	食品处理区为独立隔间的场所
中央厨房	加工操作和储存场所面积原则上不小于 30 m²；清洗消毒区面积不小于食品处理区面积的 10%	≥食品处理区面积的 15%	≥10 m²	粗加工、切配、烹饪、面点制作、食品冷却、食品包装、待配送食品储存、工用具清洗消毒、食品库房、更衣室、清洁工具存放

④ 粗加工场所内应至少分别设置动物性食品和植物性食品的清洗水池，水产品的清洗水池应独立设置，水池数量或容量应与加工食品的数量相适应。应设专用于清洁工具的清洗水池，其位置应不会污染食品及其加工制作过程。各类水池应以明显标识标明其用途。

⑤ 烹饪场所加工食品如使用固体燃料，炉灶应为隔墙烧火的外扒灰式，避免粉尘污染食品。

⑥ 清洁工具的存放场所应与食品处理区分开，大型以上餐馆（含大型餐馆）、加工经营场所面积 500 m² 以上的食堂、集体用餐配送单位和中央厨房宜设置独立存放隔间。

食品处理区参考布局见图 9-3 和图 9-4。

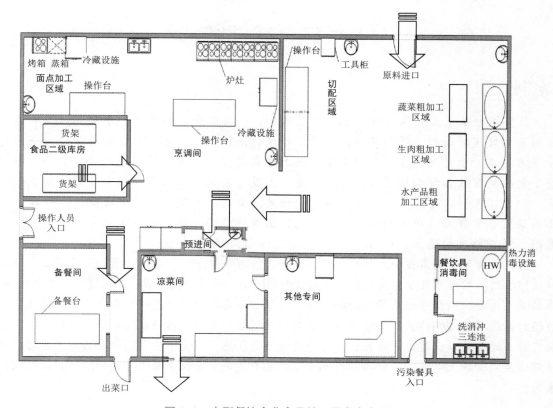

图 9-3 中型餐饮企业食品处理区参考布局

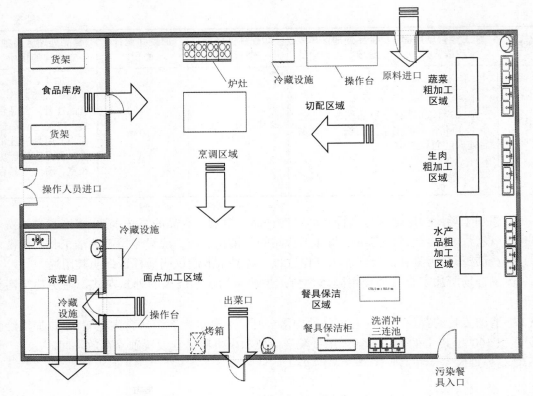

图9-4 小型餐饮企业食品处理区参考布局

案例分析

　　某餐馆近来菜品口味较好，客人大量增加，但其经营面积有限，于是餐馆老板决定压缩食品处理区面积，增加餐桌的数量，结果切配区域、烹调区域、库房等挤在一处，分区不明显。于是员工在厨房的卫生清理上非常用心，砧板、厨具每天擦洗消毒。由于整个食品处理区各种食物较多，经常有老鼠出没，老板差人在厨房的角落里投放了老鼠药。该餐馆老板认为，只要保证客人的食物是安全的，不发生食物中毒就行。后来，食品药品监督管理部门对其进行检查，发现了诸多项目不合格，监督管理部门下达了停业整顿、限期整改的通知。

　　分析：食品安全需要全方位的管理。首先，作为餐饮企业，其操作面积不能过小，不能以任何原因压缩食品处理区面积。因为操作面积过小，所以会使人流、物流过度重叠，原料、成品菜、生食、熟食等交叉污染的概率便大大增加；其次，操作空间应当合理划分区域，一般操作区、准清洁操作区、清洁操作区要有明显划分，专间要用隔板隔离成独立的空间，并且有独立的出菜口；最后，该餐馆在厨房投放了老鼠药，这是十分危险的行为。老鼠可能将鼠药沾染到食物上，跌落的食品原料也有可能沾染鼠药。餐饮企业里老鼠的防治应以物理防杀为主。

子项目二　明确餐饮服务场所设施的食品安全要求

一、地面与排水要求

食品处理区地面应用无毒、无异味、不透水、不易积垢、耐腐蚀和防滑的材料铺设，且平整、无裂缝。

粗加工、切配、烹饪和餐用具清洗消毒等需经常冲洗的场所及易潮湿的场所，其地面应易于清洗、防滑，并应有一定的排水坡度及排水系统。排水沟应有坡度、保持通畅、便于清洗，沟内不应设置其他管路，侧面和底面接合处应有一定弧度，并设有可拆卸的盖板。排水的流向应由高清洁操作区流向低清洁操作区，并有防止污水逆流的设计。排水沟出口应有防止有害动物侵入的设施。

清洁操作区内不得设置明沟，地漏应能防止废弃物流入及浊气逸出。

废水应排至废水处理系统或经其他适当方式处理。

二、墙壁与门窗要求

食品处理区墙壁应采用无毒、无异味、不透水、不易积垢、平滑的浅色材料构筑。其墙角及柱脚（墙壁与墙壁、墙壁及柱与店面、墙壁及柱与天花板）间应有一定弧度，以防止积垢和便于清洗。

粗加工、切配、烹饪和餐用具清洗消毒等需经常冲洗的场所及易潮湿的场所，应有 1.5 m 以上用浅色、不吸水、易清洗和耐用的材料制成的墙裙，各类专间的墙裙应铺设到墙顶。

粗加工、切配、烹饪和餐用具清洗消毒等场所及各类专间应采用易清洗、不吸水的坚固材料制作。

食品处理区的门、窗应装配严密，与外界直接相通的门和可开启的窗应设有易于拆洗且不生锈的防蝇纱网或设置空气幕，与外界直接相通的门和各类专间的门应能自动关闭。室内窗台下斜 45° 或采用无窗台结构。

以自助餐形式供餐的餐饮服务提供者或无备餐专间的快餐店和食堂，就餐场所窗户应为封闭式或装有防蝇防尘设施，门应设有防蝇防尘设施，宜设空气幕。

三、屋顶与天花板要求

加工经营场所天花板的设计应易于清扫，能防止害虫隐匿和灰尘积聚，避免长霉或建筑材料脱落等情形发生。

食品处理区天花板应选用无毒、无异味、不吸水、不易积垢、耐腐蚀、耐温、浅色材料涂覆或装修，天花板与横梁或墙壁结合处应有一定弧度；水蒸气较多场所的天花板应有适当坡度，在结构上减少凝结水滴落。清洁操作区、准清洁操作区及其他半成品、成品暴露场所屋顶若为不平整的结构或有管道通过，应加设平整易于清洁的吊顶。

烹饪场所天花板离地面宜 2.5 m 以上，小于 2.5 m 的应采用机械排风系统，以有效排出蒸汽、油烟、烟雾等。

四、卫生间要求

卫生间不得设在食品处理区。卫生间应采用水冲式，地面、墙壁、便槽等应采用不透水、易清洗、不易积垢的材料。

卫生间内的洗手设施宜设置在出口附近。卫生间应设有效排气装置，并有适当照明，与外界相通的门窗应设有易于拆洗、不生锈的防蝇纱网。外门应能自动关闭。

卫生间排污管道应与食品处理区的排水管道分设，且应有有效的防臭气水封。

卫生间设置要求如图 9-5 所示。

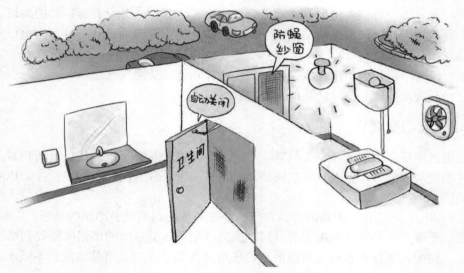

图 9-5　餐饮企业卫生间设置要求示意

五、更衣场所要求

更衣场所与加工经营场所应处于同一建筑物内，宜为独立隔间且处于食品处理区入口处。更衣场所应有足够大小的空间、足够数量的更衣设施和适当的照明设施，在门口处宜设有洗手设施。

六、库房要求

食品和非食品（不会导致食品污染的食品容器、包装材料、工具等物品除外）库房应分开设置。食品库房应根据储存条件的不同分别设置，必要时设冷冻（藏）库。

同一库房内储存不同类别食品和物品的应区分存放区域，不同区域应有明显标识。库房构造应以无毒、坚固的材料建成，且易于维持整洁，并应有防止动物侵入的装置。

库房内应设置足够数量的存放架，其结构及位置应使储存的食品和物品距离墙壁、地面均在 10 cm 以上，以利空气流通及物品搬运。

除冷冻库外的库房应有良好的通风、防潮、防鼠等设施。冷冻（藏）库应设可正确指示库内温度的温度计，宜设外显式温度（指示）计。

库房设置如图9-6所示。

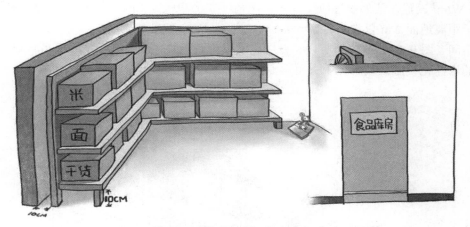

图9-6　餐饮企业库房设置示意

七、专间要求

专间是指加工、制作、包装（或分装）、处理和短时间存放直接入口食品的专用操作间，包括凉菜间、备餐间、裱花间、集体用餐分装间、散装熟食食品销售间、成品包装（分装）间等专用操作间。由于专间制作的食品为直接入口食品，极易受到污染，因此加强专间的卫生管理极为重要。

专间应为独立隔间，专间内应设有专用工具容器清洗消毒设施和空气消毒设施，专间内温度应不高于 25 ℃，应设有独立的空调设施。中型以上餐馆（含中型餐馆）、快餐店、学校食堂（含托幼机构食堂）、供餐人数在 50 人以上的机关和企事业单位食堂、集体用餐配送单位、中央厨房的专间入口处应设置有洗手、消毒、更衣设施的通过式预进间。不具备设置预进间条件的其他餐饮服务提供者，应在专间入口处设置洗手、消毒、更衣设施。专间设置如图9-7所示。

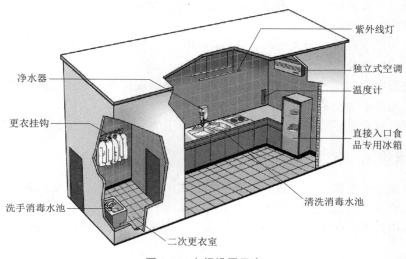

图9-7　专间设置示意

可以紫外线灯作为空气消毒的设施，紫外线灯（辐射强度在 200～275 nm）应按功率不小于 1.5 W/m³ 设置，紫外线灯应配反光罩，强度大于 70 yW/cm²。专间内紫外线灯应分布均匀，挂于距离地面 2 m 以内高度。

凉菜间（图 9-8）、裱花间应设有专用冷藏设施。需要直接接触成品的用水宜通过符合相关规定的水净化设施或设备。中央厨房专间内需要直接接触成品的用水应加装水净化设施。

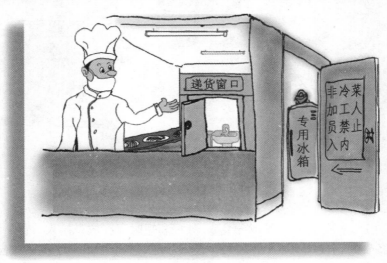

图 9-8　凉菜间示意

专间应设一个门，如有窗户应为封闭式（传递食品用的除外）。专间内外食品传送窗口应可开闭，大小宜以可通过传送食品的容器为准。专间的面积应与就餐场所面积和供应就餐人数相适应。

八、洗手消毒设施

食品处理区内应设置足够数量的洗手设施，其位置应设在方便员工洗手的区域。洗手消毒设施附近应设有相应的清洗、消毒用品和干手用品或设施。员工专用洗手消毒设施附近应有洗手消毒方法标识。

洗手设施的排水应具有防止逆流、有害动物侵入及臭味产生的装置。洗手池的材质应为不透水材料，结构应易于清洗。

水龙头宜采用脚踏式、肘动式或感应式等非手触动式开关，并宜提供温水。中央厨房专间的水龙头应为非手触动式开关。

就餐场所应设有足够数量的供就餐者使用的专用洗手设施，其设置应符合相关要求。

九、供水设施

供水应能保证加工需要，水质应符合《生活饮用水卫生标准》（GB 5749—2006）规定。不与食品接触的非饮用水（如冷却水、污水或废水等）的管道系统和食品加工用水的管道系统，可见部分应以不同颜色明显区分，并应以完全分离的管路输送，不得有逆流或相互交接现象。

十、通风排烟设施

食品处理区应保持良好通风，及时排除潮湿和污浊的空气。空气流向应由高清洁区流向低清洁区，防止食品、餐用具、加工设备设施受到污染。

烹饪场所应采用机械排风。产生油烟的设备上方应附有机械排风及油烟过滤的排气装置，过滤器应便于清洗和更换。

产生大量蒸汽的设备上方应加设机械排风排气装置，宜分隔成小间，防止结露并做好凝结水的引泄。

排气口应装有易清洗、耐腐蚀并可防止有害动物侵入的网罩。

十一、清洗、消毒、保洁设施

清洗、消毒、保洁设备设施的大小和数量应能满足需要。用于清扫、清洗和消毒的设备、用具应放置在专用场所妥善保管。

餐用具清洗消毒水池应专用，与食品原料、清洁用具及接触非直接入口食品的工具、容器清洗水池分开。水池应使用不锈钢或陶瓷等不透水材料制成，不易积垢并易于清洗。采用化学消毒的，至少设有三个专用水池。采用人工清洗热力消毒的，至少设有两个专用水池。各类水池应以明显标识标明其用途。

采用自动清洗消毒设备的，设备上应有温度显示和清洗消毒剂自动添加装置。使用的洗涤剂、消毒剂应符合《食品工具、设备用洗涤剂卫生标准》（GB 14930.1—1994）和《食品工具、设备用洗涤消毒剂卫生标准》（GB 14930.2）等有关食品安全标准和要求。洗涤剂、消毒剂应存放在专用的设施内。

应设专供存放消毒后餐用具的保洁设施，标识明显，其结构应密闭并易于清洁。

十二、防尘、防鼠、防虫设施

加工经营场所门窗应设置防尘防鼠防虫害设施。加工经营场所可设置灭蝇设施。使用灭蝇灯的，应悬挂于距地面 2 m 左右高度，且应与食品加工操作场所保持一定距离。排水沟出口和排气口应有网眼孔径小于 6 mm 的金属隔栅或网罩，以防鼠类侵入。

应定期进行除虫灭害工作，防止害虫孳生。除虫灭害工作不得在食品加工操作时进行，实施时对各种食品应有保护措施。加工经营场所内如发现有害动物存在，应追查和杜绝其来源，扑灭时应不污染食品、食品接触面及包装材料等。

杀虫剂、杀鼠剂及其他有毒有害物品存放应有固定的场所（或橱柜）并上锁，有明显的警示标识，并有专人保管。使用杀虫剂进行除虫灭害，应由专人按照规定的使用方法进行。宜选择具备资质的有害动物防治机构进行除虫灭害。

各种有毒有害物品的采购及使用应有详细记录，包括使用人、使用目的、使用区域、使用量、使用及购买时间、配制浓度等。使用后应进行复核，并按规定进行存放、保管。

十三、采光照明设施

加工经营场所应有充足的自然采光或人工照明，食品处理区工作面不应低于 220 lux，其他场所不宜低于 110 lux。光源应不改变所观察食品的天然颜色。

安装在暴露食品正上方的照明设施应使用防护罩，以防止破裂时玻璃碎片污染食品。冷冻（藏）库房应使用防爆灯。

十四、废弃物暂存设施

食品处理区内可能产生废弃物或垃圾的场所均应设有废弃物容器。废弃物容器应与加工用容器有明显的区分标识。废弃物容器应配有盖子，以坚固及不透水的材料制造，能防止污染食品、食品接触面、水源及地面，防止有害动物的侵入，防止不良气味或污水的溢出，内壁应光滑以便于清洗。专间内的废弃物容器盖子应为非手动开启式。

废弃物应及时清除，清除后的容器应及时清洗，必要时进行消毒。

在加工经营场所外适当地点宜设置结构密闭的废弃物临时集中存放设施。

子项目三　明确餐饮场所设备的食品安全要求

一、设备、工具和容器要求

接触食品的设备、工具、容器、包装材料等应符合食品安全标准或要求。接触食品的设备、工具和容器应易于清洗消毒、便于检查，避免因润滑油、金属碎屑、污水等物引起污染。

接触食品的设备、工具和容器与食品的接触面应平滑、无凹陷或裂缝，内部角落部位应避免有尖角，以避免食品碎屑、污垢等的聚积。设备的摆放位置应便于操作、清洁、维护和减少交叉污染。

中型以上餐馆（含中型餐馆）、食堂、集体用餐配送单位和中央厨房宜安装油水隔离池、油水分离器等设施。用于原料、半成品、成品的工具和容器应分开摆放和使用并有明显的区分标识；原料加工中切配动物性食品、植物性食品、水产品的工具和容器，应分开摆放和使用并有明显的区分标识。

所有食品设备、工具和容器，不宜使用木质材料，必须使用木质材料时应不会对食品产生污染。

集体用餐配送单位和中央厨房应配备盛装、分送产品的专用密闭容器，运送产品的车辆应为专用封闭式，车辆内部结构应平整、便于清洁，设有温度控制设备。

知识拓展

推行餐饮色标管理，防止食品交叉污染和食物中毒

色标管理是当今世界管理领域正在推行的一种行之有效的科学管理手段，具有形象直观、信息清晰、警示明显等特点，能够更好地提高从业人员食品安全管理执行力，防止食品交叉污染和食物中毒事故的发生。

一、色标分类

色标分类情况见表9-2。

表 9-2　色标分类情况

类　别	颜　色
动物性食品原料加工工用具	红色
水产品原料加工工用具	蓝色
植物性食品原料加工工用具	绿色

说明：根据《餐饮服务食品安全操作规范》第二十一条第二款规定，将食品原料分为动物性、植物性、水产品。动物性食品原料包括畜禽肉和禽蛋类（不含水生动物）；水产品原料包括水生动物和藻类。

二、工用具类别和色标标注部位

工用具类别和色标标注部位见表 9-3。

表 9-3　工用具类别和色标标注部位

序号	类　别	材　质	标注部位
1	刀具	金属	刀柄
2	剪刀	金属	手柄
3	砧板	食品级塑料	整体
4	抹布	毛巾	整体
5	刷子	鬃质或塑料	手柄
6	原料容器	食品级塑料	整体

备注：1. 半成品和成品容器均采用不锈钢盘，不需标注色标。

2. 各类原料清洗池用 20 mm×20 mm 相对应色标的不干胶粘贴，作为标识。

三、主要工用具使用管理规定

（1）工具和容器材料等应符合食品安全标准或要求。

（2）根据粗加工、切配、专间等食品处理区域的需求配置各类主要工用具，并按规定使用。详见表 9-4。

表 9-4　食品处理区域的需求配置及使用要求

食品处理区	工具配置	容器配置	使用要求
粗加工	按需配置红色、蓝色、绿色刀具、剪刀、砧板、抹布、刷子	按需配置红色、蓝色、绿色原料容器	1. 各类工具和容器应在本食品处理区专用，不得在其他食品处理区使用。 2. 各类工具应按对应的色标使用，不得交叉使用。 3. 各类工具和容器应按对应的色标分类定点摆放，保持清洁，并有明显的区域标识。 4. 混合性食品，按红、蓝、绿的次序，选择原料容器
切配			
烹饪		按需配置餐盘、不锈钢容器	
专间	按需配置红色、蓝色、绿色专用刀具、剪刀、砧板、抹布、刷子	按需配置专用餐盘、不锈钢容器	

（3）主要工用具清洁方法。

主要工用具清洁方法见表9-5。

表9-5　主要工用具清洁方法

项　目	清洗频率	清洁工具	清洁方法
刀具、剪刀、砧板、抹布、刷子、原料容器、半成品容器和成品容器	每次使用后	抹布、刷子、清洁剂及消毒剂	1. 清除食物残渣及污物 2. 用水冲刷 3. 用清洁剂清洗 4. 用水冲净 5. 用消毒剂消毒 6. 风干
切配动物类、植物类、水产品的各类工作台	每次使用后	抹布、清洁剂及消毒剂	1. 清除食物残渣及污物 2. 用湿布抹擦或用水冲刷 3. 用清洁剂清洗 4. 用湿布抹净或用水冲净 5. 用消毒剂消毒 6. 风干

二、场所及设施设备管理要求

应建立餐饮服务加工经营场所及设施设备清洁、消毒制度，各岗位相关人员宜按照规定进行清洁，使场所及其内部各项设施设备随时保持清洁。

应建立餐饮服务加工经营场所及设施设备维修保养制度，并按规定进行维护或检修，以使其保持良好的运行状况。

食品处理区不得存放与食品加工无关的物品，各项设施设备也不得用作与食品加工无关的用途。

项目小结

餐饮加工场所选址对于食品安全至关重要，选址不当出现水源、空气等污染，会造成长期的大规模食物中毒事件。餐饮加工场所根据加工的原料清洁程度不同，分为一般操作区、准清洁区、清洁区。原料应按照低清洁度往高清洁度的顺序进行加工，在食品操作和存放过程中防止交叉污染。餐饮加工场所的设施设备应有易清洁、耐腐蚀等特点，应定期清洁。

知识拓展

"明厨亮灶"悄然兴起

如何能让老百姓吃得放心，政府、企业一直在想新招。目前，将隐匿在后的厨房灶台通过加装监控的方式，直接让消费者和管理者看到的"明厨亮灶"工程正悄然出现在各大城市。

所谓"明厨亮灶"，就是采取视频技术或透视明档的方式对餐饮食品加工过程进行公示，从而将餐饮经营单位食品加工的关键环节亮出来以接受社会监督。

目前，"明厨亮灶"主要有四种形式：

一是"隔断厨房"：指餐饮服务单位使用隔断矮墙（柜）将操作间与就餐间隔开，加工操作现场直接置于消费者监督之下。该模式适用小型餐饮服务单位。

二是"透明厨房"：指餐饮服务单位使用玻璃幕墙，设置餐馆走廊及窗口，使消费者能够直接观看餐饮食品制作过程。"透明厨房"保持了操作简单独立性。该模式适用于大型餐馆的凉菜间、中央厨房、集体用餐配送单位及各类食堂等。

三是"视频厨房"：指餐饮服务单位在食品加工制作场所安装监控探头，在就餐大厅、包房及结算大厅设置电子显示屏，将餐饮食品加工现场直接反映到电子屏上，消费者通过影像对餐饮食品制作过程实施监督。该模式适用于中型以上各类餐饮服务单位和食堂。

四是"网络厨房"：指餐饮服务单位将食品加工制作区域的视频监控影像资料传输至互联网，监管人员和消费者通过登录网络或利用手机客户端实时在线观看餐饮服务单位餐饮食品加工制作过程，实现远程监控、零距离监控，以提高餐饮服务单位的自律意识，充分发挥消费者的监督作用，同时全面提高监管部门的效能。

实践与训练

实训目的：学校食堂餐饮设施设备食品安全状况调查。

实训内容：通过实地考察，了解学校食堂餐饮设施设备的配备及管理情况，找出不足之处，并为食堂管理者提出整改意见。

实训要求：4～5 名学生为一组，撰写调研报告，字数 2 000～3 000 字。

同步测试

一、不定项选择题

1. 食品安全管理的相关记录应至少保存（　　　　）。

　　A. 6 个月以上　　　　B. 12 个月以上　　　　C. 24 个月以上　　　　D. 32 个月

2. 加工产品应由供应商提供产品生产单位的（　　　　）。

　　A. 食品生产许可证　B. 人员　　　　C. 加工工艺　　　　D. 储存方法

3. 对已被虫害或防虫药物污染的食物要（　　　　）。

　　A. 清洗　　　　　　　　　　　　　　B. 消毒

　　C. 视污染情况而定　　　　　　　　　D. 必须丢弃

4. 在同一操作台，将熟食品放置在操作台上方搁架上、生食品放置在操作台下方的目的是（　　　　）。

　　A. 避免盛装工具引起的交叉污染　　　B. 避免加工人员引起的交叉污染

　　C. 避免盛装容器引起的交叉污染　　　D. 避免存放不当引起的交叉污染

5. 下列说法中错误的是（　　　）。

　　A. 所有餐饮单位都必须设置专职食品安全管理员

　　B. 食品安全管理员分为专职和兼职

　　C. 专职食品安全管理员不得由单位内的加工经营环节的工作人员兼任

　　D. 特大型餐馆、大型餐馆应设置专职食品安全管理员

6. 未使用的清洗剂、消毒剂应存放在（　　　）。

　　A. 危险品库　　　　　B. 冷藏库　　　　　C. 常温库　　　　　D. 冷冻库

7. 供应自助餐的餐饮单位或无备餐专间的快餐店和食堂，为防止虫害的侵入（　　　）。

　　A. 就餐场所窗户应为封闭式　　　　　B. 就餐场所窗户装有防蝇防尘设施

　　C. 门应设有防蝇防尘设施　　　　　D. 门后设空气幕

8. 专间内应设专用（　　　）。

　　A. 冰箱　　　　　B. 工用具　　　　　C. 消毒水池　　　　　D. 餐具

9. 使用洗碗机应做到（　　　）。

　　A. 每天至少对洗碗机的清洁状况检查一次，重点是清洁剂储存容器、喷嘴和塑料帘等可能影响到餐具卫生的部位

　　B. 确保有足够的清洁剂和消毒剂

　　C. 确保在消毒时餐具表面应朝向洗碗机的喷水孔

　　D. 餐具应放置在洗碗机专用的架子上清洗

10. 餐饮服务加工场所中宜采用弧形结构的是（　　　）。

　　A. 围护结构各个平面之间的结合处　　　B. 地面和墙面

　　C. 墙面和天花板　　　　　D. 排水沟的侧面和底面接合处

二、简答题

1. 餐饮业选址有什么要求？

2. 餐饮加工场所该如何布局设计，才能避免交叉污染？

3. 餐饮加工场所的设施设备工具清洗消毒应该注意什么？

餐饮从业人员的食品安全要求

学习目标

1. 知识目标

（1）了解和掌握餐饮从业人员食品安全要求；

（2）掌握参与服务场所从业人员食品安全管理要求。

2. 技能目标

能按照食品安全对餐饮从业人员的要求进行个人卫生管理。

项目导读

餐饮从业人员带菌引起的食物中毒事件

2013年3月23—24日，平顶山市第二人民医院门诊、急诊陆续接诊数名（67人）疑似食物中毒病例，这些疑似食物中毒患者均于23日中午在某酒店就餐，之后陆续出现发热、呕吐、腹痛、腹泻等症状，经治疗后很快痊愈。

为查明事件原因，平顶山市疾控中心立即组成三个调查小组，奔赴市二院和某酒店开展流行病学调查和卫生学调查，采集可疑食品、物品、患者及从业人员排泄物进行细菌培养和鉴定。

疾控中心根据流行病学调查、临床症状及实验室结果，确定这是一起由从业人员携带肠炎沙门氏菌污染食物引起的食物中毒事件。

该案例说明，餐饮从业人员的个人卫生和健康状况对餐饮食品安全有重大影响。

餐饮从业人员包括餐饮企业各岗位的工作人员，有厨师、服务员、洗碗工、采购员、库管员、餐厅领班、管理岗位人员等。这些人员直接或间接与食品接触，其健康状况、个人卫生习惯、操作行为等都与食品安全息息相关，因此，针对餐饮从业人员有一系列的食品安全管理规范，旨在防止食物加工过程中的人员污染。

子项目一　明确餐饮从业人员的健康管理

一、餐饮从业人员健康管理要求

餐饮从业人员（包括新参加和临时参加工作的人员）在上岗前应取得健康证明。每年进行一次健康检查，必要时进行临时健康检查。

从业人员如患有《食品安全法实施条例》第二十三条所列疾病，如痢疾、伤寒、甲型病毒性肝炎、戊型病毒性肝炎等消化道传染病，以及患有活动性肺结核、化脓性或者渗出性皮肤病等有碍食品安全的疾病，将不得从事接触直接入口食品的工作。

餐饮企业应建立每日晨检制度。有发热、腹泻、皮肤伤口或感染、咽部炎症等有碍食品安全病症的人员，应立即离开工作岗位，待查明原因并将有碍食品安全的病症治愈后，方可重新上岗。

案例分析

某高校食堂新招 12 名服务员和厨师，其中三人的健康证已过期，九人无法出示有效健康证。执法人员现场下达《责令改正通知书》、给予警告，限其一周内办理健康证，须持证上岗。

半个月后，在对该食堂再次进行检查时发现从业人员李某、黄某等四人仍不能出示有效健康证。执法人员随即立案调查。

问题思考：1. 该高校食堂违反了哪些法律制度？

2. 该高校食堂会受到哪些处罚？

二、餐饮从业人员培训要求

餐饮从业人员（包括新参加和临时参加工作的人员）应按照企业的培训计划和要求参加食品安全培训，经考核合格，取得当地卫生行政部门签发的培训合格证明后方能上岗。食品安全培训应针对不同工作岗位分别进行，内容应包括食品安全法律、法规、规范、标准和食品安全知识、各个工作岗位的操作规范及职业道德等。培训方式以集中讲授和自学相结合，定期考核，不合格者应调离工作岗位，再培训，待考试合格后再上岗。

餐饮企业的食品安全管理人员原则上每年应接受不少于 40 h 的餐饮服务食品安全集中培训。

子项目二　掌握餐饮从业人员的卫生要求

一、餐饮从业人员个人卫生要求

餐饮从业人员的个人卫生状况直接关系到食品卫生，从业人员应保持良好的个人卫生，操作时应穿戴清洁的工作服、工作帽（专间操作人员还需戴口罩），头发不得外露，不得留长指甲，涂指甲油，佩戴饰物。

餐饮从业人员每天都与饭菜、酒水、餐具等接触，其卫生状况直接影响着饭菜酒水的卫生质量，因此，应坚持做到"四勤"和"四不"，保持自己良好的卫生习惯。

"四勤"即勤洗手剪指甲、勤理发、勤洗澡、勤换衣服和工作服。"四不"即不留长指甲、戴首饰、涂指甲油，不留长发、蓄胡须，不在操作时吸烟，不随地吐痰、乱扔废物。

餐饮从业人员个人衣物及私人物品不得带入食品处理区。食品处理区内不得有抽烟、饮食及其他可能污染食品的行为。进入食品处理区的非加工操作人员应符合现场操作人员卫生要求。

餐饮企业从业人员在食品加工及销售现场禁止的行为见表10-1。

表10-1 餐饮企业从业人员在食品加工及销售现场禁止的行为

禁止的行为	可能导致污染的原因
留长指甲	指甲折断，落入食品；细菌在甲垢中繁殖
涂指甲油	指甲油会被食品中的油脂溶解
佩戴饰物	饰品脱落，落入食物
衣服上有装饰物	装饰物脱落，落入食物
打喷嚏、咳嗽、吐痰、挖鼻孔、剔牙	含有大量微生物，包括病原菌
吸烟	唾液、烟灰污染食品
披散长发	断发及头屑落入食品
用手直接拿取食物	手上的病原菌污染食物
不穿工作服进入工作区	个人衣物污染操作环境与食品
携带私人物品进入工作区	私人物品污染工作环境与食品
专间操作人员不戴口罩	口鼻分泌物以飞沫的形式污染食品
出现发热、呕吐、创伤、感染等情况继续在岗	病原菌可能污染食物
用手触摸头发、耳朵、鼻子、脸等任何身体部位	相关部位会污染手，再污染食品
用工作服擦手	不洁的工作服会污染手
进食、饮水	食物残渣及呛水后的喷溅液体会污染食物
手在接触原料、半成品后接触成品	原料及半成品上的微生物会污染成品
串岗	导致不同岗位交叉污染
吃大蒜、大葱、槟榔、臭豆腐、口香糖	呼出带有味道的气体会让消费者产生不良情绪

餐饮从业人员卫生规范如图10-1所示。

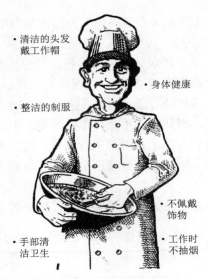

- 清洁的头发
  戴工作帽
- 身体健康
- 整洁的制服
- 不佩戴
  饰物
- 手部清
  洁卫生
- 工作时
  不抽烟

图 10-1　餐饮从业人员卫生规范

二、餐饮从业人员洗手要求

餐饮从业人员尤其是厨师在工作时手不可避免地会接触到食物，因此手部应保持清洁，操作前手部应洗净。接触直接入口食品时，手部还应进行消毒。

知识拓展

推荐的餐饮服务从业人员洗手消毒方法

1. 洗手程序
（1）在水龙头下先用水（最好是温水）把双手弄湿。
（2）双手涂上洗涤剂。
（3）双手互相搓擦 20 s（必要时，以干净卫生的指甲刷清洁指甲）。
（4）用自来水彻底冲洗双手，工作服为短袖的应洗到肘部。
（5）关闭水龙头（手动式水龙头应用肘部或以纸巾包裹水龙头关闭）。
（6）用清洁纸巾、卷轴式清洁抹手布或干手机干燥双手。
2. 标准洗手方法
标准洗手方法如图 10-2~图 10-7 所示。

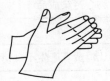

图 10-2　掌心对掌心搓擦　图 10-3　手指交错、掌心对手背搓擦　图 10-4　手指交错、掌心对掌心搓擦

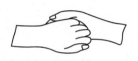 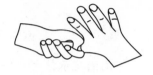 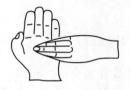

图 10-5 两手互握互搓指背　　图 10-6 拇指在掌中转动搓擦　　图 10-7 指尖在掌心中搓擦

3. 标准的手部消毒方法

清洗后的双手在消毒剂水溶液中浸泡 20～30 s，或涂擦消毒剂后充分揉搓 20～30 s。

接触直接入口食品的操作人员在有下列情形时应洗手：

① 开始工作前。

② 处理食物前。

③ 上厕所后。

④ 处理生食物后。

⑤ 处理弄污的设备或饮食用具后。

⑥ 咳嗽、打喷嚏或擤鼻子后。

⑦ 处理动物或废物后。

⑧ 触摸耳朵、鼻子、头发、口腔或身体其他部位后。

⑨ 从事任何可能会污染双手活动（如处理货项、执行清洁任务）后。

专间操作人员进入专间时应再次更换专间内专用工作衣帽并佩戴口罩，操作前双手严格进行清洗消毒，操作中应适时地消毒双手。不得穿戴专间工作衣帽从事与专间内操作无关的工作。

三、餐饮从业人员工作服管理要求

从业人员上班时间须统一着单位配发的工作服，每名从业人员应有两套或以上工作服。

工作服（包括衣、帽、口罩）宜用白色（或浅色）布料制作，以便工作服被污染时能及时发现。工作服应按其工作的场所或工作性质从颜色或式样上进行区分，如粗加工、烹调、仓库、清洁等工作服颜色可以不同。工作服不得带有任何装饰物，不能有上衣口袋，以防装饰物或口袋内的物品落入食品中。工作服应有清洗保洁制度，定期进行更换，保持清洁。接触直接入口食品人员的工作服应每天更换。

从业人员进入工作岗位时应将工作服、工作帽、工作鞋穿戴整齐，离开工作区时应当换下工作服、工作帽和工作鞋，不得穿工作服外出从事与工作区无关的工作，重新进入工作区时再重新换上工作服。

项目小结

餐饮从业人员每年须进行健康体检，并持证上岗，工作中健康状况出现问题，应暂时调离工作岗位，待痊愈后上岗。餐饮从业人员日常应养成良好的个人卫生习惯。

案例讨论

某酒店员工小张，热情，乐于助人。一次酒店承接大型婚宴，冷菜间缺人手，让小张在冷菜间临时帮工。期间，需要从冷菜间外拿一些原料，小张通过预进间后将原料直接带入冷菜间。在冷菜间里操作过程中，小张不小心划伤了手，他自行用了止血药后贴上创可贴便继续工作。由于冷菜间温度较低，小张衣着单薄，身体发冷，开始打喷嚏，为了避免污染食物，小张用手捂住口鼻。

问题思考：1. 小张有哪些违反规定的行为？

2. 该酒店管理者是否有责任？管理者应如何安排该项工作？

实践与训练

实训目的：了解餐饮从业人员食品安全素养。

实训内容：使用问卷调查的方法了解学校周边餐饮企业从业人员的食品安全知识及卫生状况。

实训要求：4~5 名学生为一组，撰写调研报告，字数 2 000~3 000 字。

同步测试

一、不定项选择题

1. 接触直接入口食品的操作人员在下列（　　　）情形时应洗手。

   A. 处理食物前，处理生食物后

   B. 处理弄污的设备或饮食用具后

   C. 咳嗽、打喷嚏或擤鼻子后

   D. 触摸耳朵、鼻子、头发、口腔或身体其他部位后

2. 有下列（　　　）病症的餐饮服务从业人员，应立即离开工作岗位，待查明原因并将有碍食品安全的病症治愈后，方可重新上岗。

   A. 发热　　　　　　　　　　　　　　B. 腹泻

   C. 皮肤伤口或感染　　　　　　　　　D. 咽部炎症

3. 餐饮从业人员每年至少参加（　　　）健康检查（包括新参加或临时参加工作的人员），经检查合格取得健康证明后方可上岗。

   A. 1 次　　　　　　B. 2 次　　　　　　C. 3 次　　　　　　D. 4 次

4. 细菌性食物中毒发生是由于（　　　）。

   A. 餐具清洗消毒不彻底　　　　　　　B. 食物储存温度、时间不当

   C. 食物未烧熟煮透　　　　　　　　　D. 操作人员患病带菌污染

二、简答题

个人卫生应做到哪"四勤"和"四不"？

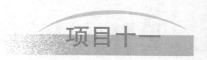

餐饮食品加工环节的食品安全控制

学习目标

1. 知识目标

（1）掌握食品原料采购验收的食品安全控制知识；

（2）掌握食品原料储存的食品安全控制知识；

（3）了解菜品粗加工、烹制加工环节及凉菜切配环节的食品安全控制知识。

2. 能力目标

能够运用所学知识分析餐饮食品卫生管理问题。

项目导读

江西工业工程职院食堂惊现长蛆鸭肉　校方致歉　采购员被撤职

中国江西网：2016年5月23日，江西工业工程职业技术学院的学生通过微博曝光该校食品安全问题："午餐的鸭肉长蛆了，我们三个人都是一样的菜，结果两个人碗里都有蛆，我都没敢仔细看自己碗里……"

经调查，此事件发生的主要原因是食品购买环节出现问题，一食堂在购买已加工的鸭肉时检查不严，其他环节监管不力。一食堂已向全院师生作出公开承诺，采取相关措施，杜绝此类事件再次发生。学院在此次事件中负有检查不严、监管不力的责任，经研究决定，对涉事采购员进行撤职处理，按规定对相关食堂责任人作出相应处罚。为保证师生用餐安全，避免再次发生类似问题，学院称还将采取多种措施，强化对食堂的监督与管理。

反思：食品原料的采购和验收在餐饮食品安全管理中的重要性。

子项目一 食品原料采购验收的食品安全控制

作为餐饮经营管理的首要环节，食品原料的采购和验收是极为重要的，直接影响餐饮食品的卫生质量。

一、采购员的食品安全素养

原料采购员必须认真学习并坚决执行有关的食品安全法规，杜绝采购属于禁止生产经营的食品。首先要充分了解各类原料的名称、特性、品质、产地和价格，上市季节和易腐性等原料的基本知识；同时要了解原料市场行情，熟悉各类原料的销售渠道，熟悉各批发商和零售商，积极组织货源，以保证能适时、适量、适质、适价地完成采购任务；熟悉企业的菜单，熟悉厨房的加工、切配和烹调的各个环节，要懂得各种原料的损耗情况、加工的难易程度以及烹调的特点，能根据需要和市场行情制订当天和近期的采购计划；在采购的过程中要严格执行食品安全法规和卫生制度，在采购、运输中人不离货，轻装轻卸，防止采购食品失落、破损和交叉污染。

二、原料采购要求

采购的食品、食品添加剂、食品相关产品等应符合国家有关食品安全标准和规定的要求，不得采购《食品安全法》规定禁止生产经营的食品和《农产品质量安全法》规定不得销售的食用农产品。

采购食品、食品添加剂及食品相关产品的索证索票、进货查验和采购记录行为应符合《餐饮服务食品采购索证索票管理规定》的要求。

若采购需冷藏或冷冻的食品，则应冷链运输。

三、食品采购索证索票制度

食品经营单位应建立食品、食品原料、食品添加剂和食品相关产品（一次性餐用具等食品容器、包装材料和食品用工具、设备、洗涤剂、消毒剂等）的采购查验和索证索票制度，确保所购原料符合食品安全标准，并便于溯源。

索证索票制度是指食品经营者购进食品时，向食品生产商或者供货商索取相关票证，以证明其购进食品来源合法、质量合格、商标使用正确。

食品经营者购进食品时应当索取以下票证：

① 证明生产商或供货商主体资格的证照，包括营业执照、食品生产许可证、卫生许可证等，查验后复印保存。

② 证明食品来源合法性的发票、收据等票据。

③ 证明食品质量的产品合格证、检验（检疫）证明、卫生、质量监测报告等。

上述证照和材料如有变更或改动，食品经营者应当随时索取，复印保存；没有变更或改动，应当每年核对一次。

餐饮服务提供者从食品生产单位、批发市场等采购时，应当查验、索取留存供货者的相关许可证和产品合格证明等文件；从固定供货商或者供货基地采购时，应当查验、索取并留存供货商或者供货基地的资质证明、每笔供货清单等；从超市、农贸市场、个体经营商户等采购时，应当索取并留存采购清单。

　　餐饮企业还应建立食品、食品原料、食品添加剂和食品相关产品的采购记录制度。采购记录应当如实记录产品名称、规格、数量、生产批号、保质期、供货者名称及联系方式、进货日期等内容（表 11–1），或者保留载有上述信息的进货票据。

表 11–1　餐饮经营单位进货台账

进货时间	产品名称	规格	数量	供货商	联系电话	生产日期或批号	保质期限	保存条件	验收人签名

　　另外，应当按照产品品种、进货时间先后次序整理采购记录及相关资料，妥善保存备查。记录、票据的保存期限不得少于两年。

四、仓库原材料验收管理要求

　　在接到采购人员或者售货单位交来的货物后，应先详细核对以下问题：实收受原料是否与申购单、送货单相符，包括物资入库通知单订货和合同；供货单位提供的质量证明书或合格证、装箱单、检测单、发货明细表；运输单位提供的运单、入库时或在运输途中发生的残损记录等。根据来货随单、证书、报告以及合同对照货物，就品名、包装、产地、规格、型号、等级、计量、数量以及有效期等一一进行检验；没有固定规格、型号和包装的或以重量计价的要称量检验；需要用感官进行检验的要根据不同商品各自的感官特征进行检验；需要借助其他设备进行检验的要使用相关设备做检验；需要送专门检验机构检验的要送专门检验机构检验。

　　验收的具体要求：

　　① 验收数量：根据供货单位规定的计量方法进行数量检验，或过磅或检测，以准确地测出全部数量。数量检验除规格整齐划一、包装完整者可抽验 10%～20%者外，其他应采取全验的方法，以确保入库物资数量的准确。

　　② 检查质量：一般只作物资的外形的外观质量的感官鉴别。购进物品已损坏的不收。食品原材料和调料气味不正、腐败变质的不收，型号、规格不相符的不收。

　　③ 检查包装物：基本要求是一般性货物少验，贵重易碎品多验；包装完整的少验，包装破损的多验；本地产品少验，外地新产品多验；易受潮变质的多验；混装物品全验，以保证入库物品无损坏、无变质。

　　凡自行采购而又未送交验收员查检的货物，拒绝补签和开验收单。对急用而且上级批准的另作处理。

　　④ 送库储存：验收后的物品需送入仓库存放。需急用的要由仓管及时开具入库单和出库单，以便盘点。

五、原料出库

原料出库时，厨房领料单、出库单应健全，手续完善。每次出库，应核对原料名称、规格、用途、出库数量准确，交接手续健全。有腐坏、变质、变味的食品原料应停止使用，及时报废处理。保证厨房使用的原材料质地新鲜、清洁卫生，符合产品烹制质量要求。

子项目二　食品原料储存的食品安全控制

一、原料库房食品储存管理

依法按照保证食品安全的要求储存食品。食品与非食品不能混放，食品仓库内不得存放有毒有害物质（如杀鼠剂、杀虫剂、洗涤剂、消毒剂等），不得存放个人物品和杂物。

应设专人负责管理原料库房，并建立健全采购、验收、发放登记管理制度。做好食品数量、质量的出入库登记，做到先进先出、易坏先用。腐败变质、发霉生虫等异常食品和无有效票证的食品不得验收入库。及时检查和清理变质、超过保质期限的食品。

各类食品按类别和品种分类、分架摆放整齐，做到离地 10 cm、离墙 10 cm 存放于货柜或货架上。宜设主食、副食分区（或分库房）存放。

散装食品应盛装于容器内，并在储存位置标明食品的名称、生产日期、保质期、生产者名称及联系方式等内容。

肉类、水产、蛋品等易腐食品需冷藏储存。用于保存食品的冷藏设备需贴有明显标志（原料、半成品、成品、留样等）。肉类、水产类分柜存放，生食品、半成品、熟食品分柜存放，不得生熟混放、堆积或挤压存放。定期对冷藏设备除霜（霜的厚度不得超过 1 cm）、清洁和保养，保证设施正常运转。

仓库内要保持通风干燥。定期清扫，保持仓库清洁卫生。设置纱窗、排风扇、防鼠网、挡鼠板等有效防鼠、防虫、防蝇、防蟑螂设施，不得在仓库内抽烟。

储存、运输和装卸食品的容器、工具和设备应当安全、无害，保持清洁，防止食品污染，并符合保证食品安全所需的保温和冷藏设施要求，不得将食品与有毒、有害物品一同运输。

二、库房虫害的防治

（一）蟑螂的防治措施

收藏好食物，对散落和残留的食物、用过的餐具、厨房的污水、砧板上的肉屑等要及时处理；保持环境整洁，清除垃圾杂物；及时修复破损的墙壁和设施，堵塞抹平缝隙和洞穴；对新进入的货物特别是杂物、食品及容器，要仔细检查，看看有没有蟑螂或蟑螂卵鞘，如果发现应及时采取措施。

常用灭杀蟑螂的方法有：

① 药剂喷洒法：确定蟑螂的种类、危害范围和程度、栖息隐蔽的场所后，选择合适的杀虫剂，严格按照标签说明使用。

② 投放毒饵法。

③ 灭蟑粉笔。

④ 民间的黏捕、诱捕等方法。

⑤ 综合防治措施：将化学防治与卫生操作结合起来控制蟑螂的效果最佳，也最经济。蟑螂约在 5 ℃的环境中就不活动了，因此，对食品进行冷冻储藏能减少蟑螂的侵入。

（二）苍蝇的防治措施

加强垃圾管理，垃圾加盖；消灭成蝇可采用拍打、诱捕（诱蝇笼）、诱杀（毒蝇纸）、黏捉等方法；安装风幕、纱幕和双道门。

常用灭杀苍蝇的方法有：

① 灭蝇灯：指能发出蓝光引诱苍蝇飞向通有电流的金属栅栏。苍蝇触及金属栅栏时就被电击死而落在下面收集死蝇的托盘内，收集盘必须每天清扫一次。

② 药剂喷杀。

③ 生物灭蝇技术：通过对雄蝇采用核辐照诱变，使雌蝇配种后无法受孕。

（三）老鼠的防治措施

及时修复破损的墙壁和设施，堵塞抹平缝隙和洞穴，保证没有缺损的管道或排水管；库房必须定期打扫，食品货物离地离墙，使老鼠没有隐藏之地；安放防鼠、捕鼠器具，以食物为诱饵，捕鼠灭鼠；加强垃圾的管理，不能把垃圾堆放在室内或屋外，而应放在垃圾箱内，所有垃圾箱必须安装有严实的顶盖，准备吃的食物或余下的饭菜若留在厨房里绝不能敞开而不加盖；使用灭鼠药。

（四）螨的防治措施

保持环境整洁、干燥、无尘污。尘螨喜欢栖息在尘埃中，所以保持室内卫生，经常开窗通风、常晒被褥，可防止室内螨的生长。

库存食品应保持低温、低湿；原料入库时要检查包装是否完整，避免螨的生长；发现库存食品有少量螨附着时可采取干燥、熏蒸、加热等措施将螨杀灭后售出，螨不耐热，70 ℃加热 30 min 即可杀死。使用储存时间较久的白糖、香辛料做凉拌菜时，应先加热处理。

对直接入口的食品一旦发现螨类污染物，应停止出售；附着的螨类达到一定数量、肉眼能够识别时，该食品应废弃；螨类生长导致食品变质时，应将该食品废弃。

知识拓展

食品腐败变质

食品卫生学中的食品腐败变质泛指在以微生物为主的各种因素作用下，食品的色、香、味、形及营养成分发生了从量变到质变的变化，从而使食品质量下降，以致完全不能食用的过程。食品的腐败变质实质上是食品中主要营养成分在微生物、酶和其他因素作用下发生分解作用的结果。

发生腐败变质的食品都不同程度具有使人难以接受的感官性状，如刺激性气味、异常颜色、组织溃烂及黏液污秽等；食物成分的分解可使其营养价值严重降低，不仅是蛋白质、脂肪、碳水化合物，甚至维生素和无机盐也有大量的破坏和流失；腐败变质的食物被一般微生物污染严重，菌相复杂，菌量增多，使致病菌和产毒霉菌存在的机会增多，易引起人的不良反应；食品腐败变质的产物也可对人造成直接的损害。例如，鱼类腐败可引起人的组胺中毒；脂肪酸败产物引起人的不良反应及中毒；腐败形成的胺类物质是亚硝胺形成的物质等，这些都是十分重要的食品卫生问题。

针对食品发生腐败变质的原因和条件，通过对食品适当的加工处理，可以有效地阻止或延缓食品的腐败变质。其基本原理就是控制微生物的生长、抑制或破坏酶的作用、阻隔氧的接触及减缓各类化学反应的速度等。常用的主要措施有低温保藏、高温杀菌、脱水与干燥、盐渍、糖渍、酸渍、充气包装、真空包装及适当地添加防腐剂、抗氧化剂等。

子项目三　菜品粗加工的食品安全控制

一、菜品粗加工卫生要求

加工前应认真检查待加工食品，发现有腐败变质迹象或者其他感官性状异常的，不得加工和使用。食品原料在使用前应洗净，动物性食品原料、植物性食品原料、水产品原料应分池清洗，禽蛋在使用前应对外壳进行清洗，必要时进行消毒。

易腐烂变质食品应尽量缩短在常温下的存放时间，加工后应及时使用或冷藏。

切配好的半成品应避免受到污染，与原料分开存放，并应根据性质分类存放，按照加工操作规程，在规定时间内使用。

用于盛装食品的容器不得直接放置于地面，以防止食品受到污染。加工用工具及容器应符合规定的卫生要求。生熟食品的加工工具及容器应分开使用并有明显标识。

二、食品原料粗加工管理制度

食品原料粗加工必须在粗加工间（区域）内操作，排水沟出口应设置防鼠类侵入的、网眼孔径小于 6 mm 的金属网罩，有效消除老鼠、蟑螂、苍蝇及其他有害昆虫。

分设肉类、水产类、蔬菜原料加工洗涤区或池，并有明显标志。食品原料的加工和存放要在相应位置进行，不得混放和交叉使用，加工肉类、水产类的操作台、用具和容器与蔬菜分开使用，并有明显标志。

蔬菜类食品原料要按"一择、二洗、三切"的顺序操作，彻底浸泡清洗干净，做到无泥沙、杂草、烂叶。肉类、水产品类食品原料的加工要在专用加工洗涤区或池进行。

做到刀不锈、砧板不霉，定位存放，整齐有序，保持室内清洁卫生。加工结束后及时清洁地面、水池、加工台、工用具、容器，切菜机、绞肉机等机械设备用后拆开清洗干净以备再次使用。

及时清除垃圾，垃圾桶每日清洗，保持内外清洁卫生。不得在加工清洗食品原料的水池内清洗拖布。

子项目四　烹制加工环节的食品安全控制

一、热菜加工的食品安全控制

（一）热菜加工的卫生要求

烹调前应认真检查待加工食品，发现有腐败变质或其他感官性状异常的，不得进行烹调加工，也不得将回收后的食品（包括辅料）经烹调加工后再次供应。

食品应当烧熟煮透，烹饪时防止外熟内生，加热时食品中心温度应不低于 70 ℃。加工后的成品应与半成品、原料分开放。需要冷藏的熟制品应尽快冷却后再冷藏。

（二）菜品保藏过程中交叉污染的控制

食品的加工场所应按照原料、半成品、成品的加工顺序予以布局，体现由污染逐渐走向清洁区的加工顺序。

用于原料、半成品、成品的刀、墩、板、桶、盆、筐、抹布及其他工具、容器必须标志明显，做到分开使用，定位存放，用后洗净，保持清洁；盛装食品所用盆、盘等餐具和生产加工用具要生熟分开并有明显标志，各种盛具均需保持干净、清洁，不得直接落地。

餐饮服务从业人员经营时应当保持个人卫生，加工、销售食品时必须将手洗净，穿戴清洁的工作衣、帽；销售直接入口食品时必须使用销售工具。

冰箱应经常检查制冷性能，由专人负责定期除霜和除去冰块并清洗，使其保持清洁，无异味、臭味，进出食品应有记录，做到先进先出先用，已腐烂或不新鲜的食品不得放入冷库或冰箱内保存，已解冻的食品不宜再冷冻。食品不得与非食品一起冷冻或冷藏，不得存放私人食品。

厨房用具（刀、盆、砧板等）和餐具每餐做到一洗、二刷、三冲、四消毒，清洁后存放在保洁柜内。

厨房、备餐间时刻保持无苍蝇存在。

（三）餐饮业食品添加剂的使用与管理

食品添加剂应专人采购、专人保管、专人领用、专人登记、专柜保存。存放应有固定的场所（或橱柜），标识"食品添加剂"字样，盛装容器上应标明食品添加剂名称。使用食品添加剂应符合国家有关规定，采用精确的计量工具称量，并有详细记录。

知识拓展

防止烹制环节产生有毒有害物质的措施

烹调不当会产生多种有毒化学物，诱发由病原生物引起的病害。食品加工中有害化合物的形成，与原料营养组成、某些特定成分的分布、加工的温度与时间、食品传热的方式、加工过程中某些配料和添加剂的使用有关。

1. 防止多环芳烃产生的措施

（1）食品应避免使用原料与火焰直接接触的烹调法。

（2）防止焦化。

（3）操作人员在烹调时要使厨房的通风良好。

（4）不用烟煤作为燃料。

（5）废旧报纸的油墨中含有多环芳烃，不能用来包装食品。

2. 防止亚硝胺产生的措施

（1）应控制硝酸钠及亚硝酸钠使用量，并加强检测。对允许使用亚硝酸盐腌制的加工食品如熏肉、火腿、猪蹄、香肠等严格控制其使用量，使肉制品残留量≤30 mg/kg，加工绿色食品时不得使用亚硝酸钠或硝酸钠。

（2）蔬菜腌制应达到安全期限（35 d以上），避开亚硝酸盐高峰期，蔬菜腌不透时急于食用易引起亚硝酸盐中毒。

（3）带有亚硝酸盐的肉制品采用蒸、煮方式烹调，勿用煎炸烹调以免温度过高形成亚硝胺。

（4）间接烤制，如肉、鱼类烤制时，周围空气中的少量氮气、氧气会合成类似亚硝酸根类物质，直接烤制易受亚硝胺污染。在烤制前用铝箔覆盖，或使用电烤法，能减少烤鱼、烤肉中亚硝胺的产生。

（5）不同食多种腌制品，补充维生素C：为减少人体内亚硝胺的合成，不能同时食用带有胺类的咸鱼、咸肉和亚硝酸较高的蔬菜。如不能完全避免，则在食用后立即补充食用1～2个含维生素C丰富的新鲜水果，如柿子、西红柿等。维生素C有阻断人体内亚硝胺合成的作用。

3. 防止丙烯酰胺产生的措施

（1）减少或消除形成丙烯酰胺的前体物质。

（2）抵制加工过程丙烯酰胺的生成。

（3）破坏或使食物中已形成的丙烯酰胺重新反应，在食品消费前将形成的丙烯酰胺去除，如使用真空-光辐射、真空-臭氧等处理。

（4）尽量选用发酵性原料进行煎炸，通过发酵减少淀粉类物质。

（5）控制油脂的质量，防止油温偏高使甘油脱水形成丙烯醛。

（6）食品原料中加入多价未整合的金属离子如钙、镁、锌、铜、铝等，抑制食品的非酶褐变反应。

（7）优先选用较低温度的烤制工艺。

（8）烹饪中少用如拍粉、挂糊等淀粉类煎炸的方法。

4. 防止油脂热聚物产生的措施

（1）应控制煎炸油的温度，使其保持在170 ℃～200 ℃，可以使用油温自动控制设备。

（2）不使用250 ℃或280 ℃的高温。

（3）煎炸时要使食物受热均匀，切忌局部温度过高。

（4）尽量减少反复使用煎炸油的次数，炸过三次的油最好不再用于油炸食物。

（5）在油炸食物时间较长的油中应及时添加新油，以起稀释作用。

二、凉菜加工的卫生要求

加工前应认真检查待加工食品，发现有腐败变质或者其他感官性状异常的，不得进行加工。

专间内应当由专人加工制作，非操作人员不得擅自进入专间。专间内操作人员进入专间时，应更换专用工作衣帽并佩戴口罩，操作前应严格进行双手清洗消毒，操作中应适时消毒。不得穿戴专间工作衣帽从事与专间内操作无关的工作。

专间每餐（或每次）使用前应进行空气和操作台的消毒。使用紫外线灯消毒的，应在无人工作时开启 30 min 以上，并做好记录。专间内应使用专用的设备、工具、容器，用前应消毒，用后应洗净并保持清洁。

供配制凉菜用的蔬菜、水果等食品原料，未经清洗处理干净的，不得带入凉菜间。制作好的凉菜应尽量当餐用完。剩余尚需使用的应存放于专用冰箱中冷藏或冷冻，食用前应充分加热。加热前应确认食品未变质。

职业学校、普通中等学校、小学、特殊教育学校、托幼机构的食堂不得制售凉菜。

案例分析

吃完凉菜　女子突发便血

2016 年 7 月 5 日下午，50 岁的王女士在市场上买回了凉面和一些卤菜当晚餐。晚九点多，王女士就拉肚子了。第二天，她在自家附近药店买了黄连素自行服用，但效果不明显，到了晚上竟出现便血的症状。经检查，王女士腹痛腹泻是因为凉菜中大肠杆菌超标所致，便血可能与凉菜中的辣椒、醋、咸酱等刺激性成分以及自行服用药物有关。

记者走访了城区多家大型超市和菜市场看到，夏季里市民最爱的凉菜、卤菜大多处于"裸卖"状态。均无生产日期。一名售货员称，所有的凉菜都是当天上午调制的，一般是卖完为止，到了傍晚没有卖完都会倒掉。而据了解，商务部 2007 年曾出台的《超市食品安全操作规范》中规定：在常温条件下，放置熟食品不宜超过四个小时。而在菜市场中，凉菜、卤菜仅用玻璃罩或纱网罩住，没有任何降温或冷冻设备。一位卤菜店老板私下告诉记者："这么多凉菜通常都卖不完，到晚上我们一般都是放冰箱里，第二天早上热透了再买，一般不会有问题的。"

反思：案例中的凉菜储存有何问题？

三、生食海产品加工的卫生要求

用于加工的生食海产品应符合相关食品安全要求。加工前应认真检查待加工食品，发现有腐败变质或者其他感官性状异常的，不得进行加工。

从事生食海产品加工的人员操作前应清洗、消毒手部，操作时佩戴口罩。

用于生食海产品加工的工具、容器应专用。用前应消毒，用后应洗净并在专用保洁设施内存放。加工操作时应避免生食海产品的可食部分受到污染。

加工后的生食海产品应当放置在密闭容器内冷藏保存，或者放置在食用冰中保存并用保鲜膜分隔。放置在食用冰中保存时,加工后至食用的间隔时间不得超过一小时。

案例分析

用死海鲜熬粥　基围虾中检出抗生素

2016 年 8 月 15 日,深圳市市场稽查局在金稻园福中店进行现场执法检查发现,该餐厅存在将死亡不久的基围虾、鲍鱼等去皮或者去壳后用作食品原料制作食品并销售给消费者的行为,与餐厅餐牌显示的生猛海鲜熬制海鲜粥的宣传不一致。于当日依法查封了该餐厅的厨房,现场下达《责令整改通知书》,要求其立即自行停业整顿。经深圳市计量质量检测研究院检测,当事人经营的基围虾检出硝基呋喃代谢物——AOZ(呋喃唑酮代谢物),检验结论显示:不符合《关于印发〈食品中可能违法添加的非食用物质和易滥用的食品添加剂名单(第四批)〉的通知》。呋喃唑酮是一种硝基呋喃类抗生素,可用于治疗细菌和原虫引起的痢疾、肠炎、胃溃疡等胃肠道疾患。呋喃唑酮为广谱抗菌药,对常见的革兰氏阴性菌和阳性菌有抑制作用。但人体长期摄入后可能引起溶血性贫血、多发性神经炎、眼部损害和急性肝坏死,并有一定致癌性。农业部将呋喃唑酮列为禁止使用的药物,不得在动物性食品中检出。

四、鲜榨果汁和果盘的食品卫生要求

从事饮料现榨和水果拼盘制作的人员操作前应清洗、消毒手部,操作时佩戴口罩。

用于饮料现榨及水果拼盘制作的设备、工具、容器应专用。每餐次使用前应消毒,用后应洗净并在专用保洁设施内存放。使用的蔬菜、水果应新鲜,未经清洗处理干净的不得使用。用到的水应为通过符合相关规定的净水设备处理后或煮沸冷却后的饮用水。

制作现榨饮料不得掺杂、掺假及使用非食用物质。当餐不能用完的水果应妥善处理,不得重复利用。

五、面点加工的食品卫生要求

加工前应认真检查待加工食品,发现有腐败变质或者其他感官性状异常的不得进行加工。需要熟制加工的食品应烧熟煮透,加工时食品中心温度应不低于 70 ℃。

未用完的点心馅料、半成品应冷藏或冷冻,并在规定存放期限内使用。

奶油类原料应冷藏存放。水分含量较高的含奶、蛋的点心应在高于 60 ℃或低于 10 ℃的条件下储存。

案例分析

中安在线 2016 年 4 月 29 日讯　　据《安徽商报》消息:亳州一高校食堂面点师毕某在明知国家禁止在非油炸面点中加入含铝食品添加剂的情况下,擅自使用泡打粉(含硫酸铝钾)加工生产馒头共计 400 余个,并在该食堂内销售,后被执法人员抽检发现。法院判处其有期徒刑一年,并处罚金 1 000 元。

同步测试

一、不定项选择题

1. 消毒后餐具表面有残留水不应使用（　　）的方法进行处理。

    A. 红外线烘干　　　　　B. 抹布擦干　　　　　　C. 自然沥干　　　　　　D. 热力烘干

2. 发生以下（　　）情形时食品加工人员应脱去工作服。

    A. 从食品处理区去卫生间

    B. 从烹饪场所去粗加工场所

    C. 从烹饪场所去餐饮具消毒间

    D. 从切配场所去烹饪场所

3. 加热时食品中心温度应不低于（　　）℃。

    A. 50　　　　　　　　　B. 70　　　　　　　　　C. 90　　　　　　　　　D. 100

4. 餐饮服务单位不应将卫生间设制在（　　）。

    A. 就餐场所　　　　　　B. 食品处理区　　　　　C. 食品加工经营场所　　D. 以上都对

5. 以下（　　）操作必须在专间进行。

    A. 凉菜配制　　　　　　B. 裱花制作　　　　　　C. 水果拼盘制作　　　　D. 餐饮具消毒

6. 以下不可以制售凉菜的是（　　）。

    A. 幼儿园食堂　　　　　B. 小学食堂　　　　　　C. 中学食堂　　　　　　D. 大学食堂

7. 食品餐饮服务单位制定的食品安全制度包括（　　）。

    A. 从业人员健康管理制度

    B. 采购索证索票、进货查验台账记录制度

    C. 餐厨废弃物处理管理制度

    D. 设施设备清洁、消毒维修保养制度

8. 采购原料验收的具体要求包括（　　）。

    A. 验收数量　　　　　　　　　　　　B. 检查质量

    C. 检查包装物　　　　　　　　　　　D. 检验送货车辆

9. 关于饮料鲜榨和水果拼盘加工操作要求，以下表述正确的是（　　）。

    A. 操作人员手部应消毒，戴口罩

    B. 加工器具应专用，使用前消毒

    C. 应在准清洁区操作

    D. 加工和制冰用水应使用煮沸冷却后的饮用水

10. 关于食品添加剂的储存要求，以下表述正确的是（　　）。

    A. 不得与食品原料储存在同一库房

    B. 有固定的场所单独存放

    C. 识别"食品添加剂"字样

    D. 盛装容器上应标有"食品添加剂"字样

二、简答题

1. 食品原料的采购和储存要求有哪些？

2. 专间的使用管理要求有哪些?

3. 凉菜配制的操作要求有哪些?

三、案例分析

张本龙负责兴华餐馆的采购与验收工作。他从18家不同的供应商手里采购食品原材料, 以使进价更便宜一些, 那些商人每天从上午八点到下午一点都围着他转。他没有使用书面的购货单, 因为他太忙, 没有工夫制定货品的采购标准。他也不太相信采购标准的说明书有什么价值, 因为条件是在经常变化的。

一天, 货品来时碰上张本龙正忙着和推销员讲话, 他就委托洗碗工小陆去验收货物, 还由小陆将订货拿去储存。

请回答:

1. 兴华餐馆的采购与验收符合要求吗?

2. 这个餐馆在食品安全工作方面存在什么风险?

3. 你对张本龙有什么建议?

餐厅服务环节的食品安全控制

1. 知识目标

（1）熟悉餐具的食品安全控制；

（2）熟悉餐厅服务人员的良好操作规范；

（3）掌握宴会服务过程中的食品安全控制。

2. 能力目标

（1）能够在餐厅服务过程中做好食品安全的控制；

（2）能够在宴会服务过程中做好食品安全的控制。

由于受中国政府拉动消费的政策影响，加之城乡居民收入较快增长和消费观念更新等因素，我国餐饮行业连续多年保持两位数的高速增长，未来餐饮业依然是引人注目的消费热点。服务质量的高低直接影响着一家餐饮店经营的好坏，服务质量是关系服务行业生存死亡的大事。

项目导读

烟台突查 24 家集体用餐配送单位半数以上不合格

水母网 2016 年 8 月 6 日讯　为预防系统性、群体性食品安全问题发生，近日，烟台市食品药品监督管理局对全市 24 家集体用餐配送单位开展了食品安全突击检查。通过检查发现，集体用餐配送单位普遍存在食品原料进货查验记录不全、加工区域环境差、食品留样标签不规范、添加剂使用公示不到位等问题。针对此次检查暴露的问题，检查人员对 13 家问题单位当场提出了整改要求时限。此次检查中暴露出部分集体用餐配送单位只注重经济效益，财力、人力的投入存在较大问题。食堂经营方缺少自律意识，缺乏相关食品安全知识的系统培训，食品安全意识淡薄，在加工服务过程中未能按餐饮服务操作规范执行，大大增加了食品安全的风险。

反思：1. 烟台市食品药品监督管理局会对不合格单位做如何处理？

2. 为什么会有半数以上的餐饮单位存在食品安全问题？

3. 餐饮单位应该从哪些方面进行食品安全控制？

子项目一　备餐与供餐的食品安全控制

一、备餐间的要求

备餐场所指成品的整理、分装、分发、暂时放置的专用场所，属于食品处理区中的清洁操作区，即为防止食品被环境污染，对清洁要求较高的操作场所。备餐间除了要符合《餐饮服务食品安全操作规范》对餐厅内部设施设备的一般要求外，还应该符合专间设施要求。

二、备餐及供餐操作规程

在备餐专间内操作时应符合如下要求：专间内应当由专人加工制作，非操作人员不得擅自进入专间，专间操作人员进入专间时，应更换专用工作衣、帽并佩戴口罩，不得穿戴专间工作衣、帽从事与专间内操作无关的工作，操作前应严格进行双手清洗消毒，操作中应适时消毒；专间每餐（或每次）使用前应进行空气和操作台的消毒，使用紫外线灯消毒的，应在无人工作时开启 30 min 以上，并做好记录；加工前应认真检查待加工食品，发现有腐败变质或者其他感官性状异常的，不得进行加工；专间内应使用专用的设备、工具、容器，用前应消毒，用后应洗净并保持清洁。

供应食品前应认真检查，发现有腐败变质或者其他感官性状异常的，不得供应。操作时应避免食品受到污染。分派菜肴、整理造型的用具使用前应进行消毒。用于菜肴装饰的原料使用前应洗净消毒，不得反复使用。在烹饪后至食用前需要较长时间（超过 2 h）存放的食品应当在高于 60 ℃或低于 10 ℃的条件下存放。保存温度低于 60 ℃或高于 10 ℃、存放时间超过 2 h 的熟食需再次利用的，应充分加热。冻熟食品应彻底解冻后经充分加热方可食用，加热前应确认食品未变质，加热时食品的中心温度应不低于 70 ℃，不符合加热标准的食品不得食用。

案例分析

一天晚上，一个旅游团在导游员的引领下走进了北京某饭店的中餐厅。此时已经是晚上八点多钟了，餐厅也等了很久。入座后，服务员很快便把菜端了上来。导游员见大家已开始用餐，便到其他餐室与司机一同吃工作餐。刚吃了几口饭，一位服务员便走过来告诉他，客人闹起来了。导游员急忙去看发生了什么事情。旅游团内一位貌似文质彬彬的长者愤怒地对导游员说："你看，菜都是凉的，服务员上菜时还'甩盘子'，究竟还让不让我们吃饭啊？"原来餐厅等了客人很久，见客人来后服务员便急忙把菜都一股脑儿地端上了餐桌。由于放菜的速度太快，客人误认为是"甩盘子"，不欢迎他们。

"先生，菜凉了，我马上为您去热，但我并没有'甩盘子'啊！"服务小姐委屈地说。

"你还强词夺理。大家都看到了，你就是把盘子摔到桌子上的。"客人站起身来，变本加厉地叫喊。

导游员急忙把客人扶到座位上坐下，告诉服务员："马上为他们解决吃饭问题，晚上要求增加的额外活动项目已经把我和司机师傅磨得够呛了。他们到处都在'找茬'，请你在上菜时慢一点儿，报一下菜名。他们发火时，也不要和他们辩解。"服务员听后马上向客人道歉，把并不太凉的菜拿回厨房去再加工。导游员见事态平息了便转身去继续用餐。

"先生、先生，客人又闹起来了。"一位服务员再次来到导游员身旁对他说。导游员无奈地放下筷子，摇着头，站起身，向客人的餐桌走去。

"你看，他们一点规矩也不懂，把盘子都摞起来了。"还是刚才那位客人，用手指着服务小姐的鼻子对导游员说。

"我看到菜太多，摆放不下，又是普通团队用餐，所以就把新上的菜放到他们吃过的盘子上了。"服务小姐感到莫名其妙地向导游员解释着。

"我们不吃了。吃气都吃饱了，还吃什么饭！"这位"文人"站起身就走。在他的影响下，其他人也纷纷离座。导游员和餐厅经理一再向他们道歉，可是都没有劝住他们。没办法，餐厅经理只好让服务员给客人带上一些水果和饮料，但他们当中仍有人没要。

"有些人怎么一点全局观念都没有，独立性那么强呢？"导游员暗自寻思着，随他们离去。

问题：1. 这家中餐厅在服务过程中出现了哪些问题？

　　　2. 从以上的案例中，我们可以得到哪些启示？

子项目二　餐用具的食品安全控制

一、餐用具的清洗

餐用具使用后应及时洗净，定位存放，保持清洁。盛放调味料的器皿应定期进行清洗，餐用具的保洁设施也应定期清洗以保持洁净。接触直接入口食品的餐用具宜按照《推荐的餐用具清洗方法》的规定洗净。

知识拓展

推荐的餐用具清洗方法

（1）采用手工方法清洗的应按以下步骤进行：

① 刮掉沾在餐用具表面上的大部分食物残渣、污垢。

② 用含洗涤剂溶液洗净餐用具表面。

③ 用清水冲去残留的洗涤剂。

（2）洗碗机清洗按设备使用说明进行。

二、餐用具的消毒

接触直接入口食品的餐用具宜按照《推荐的餐用具消毒方法》的规定洗净后进行消毒。

盛放调味料的器皿也应定期先清洗后进行消毒。餐用具宜用热力方法进行消毒，因材质、大小等原因无法采用的除外。应定期检查消毒设备设施是否处于良好状态。采用自动清洗消毒设备的，设备上应有温度显示和清洗消毒剂自动添加装置。消毒后的餐饮具应符合《食品安全国家标准　消毒餐（饮）具》（GB 14934—2016）的规定。

知识拓展

推荐的餐用具消毒方法

（1）物理消毒。包括蒸汽、煮沸、红外线等热力消毒方法。

① 煮沸、蒸汽消毒保持在 100 ℃，10 min 以上。

② 红外线消毒一般控制温度在 120 ℃以上，保持 10 min 以上。

③ 洗碗机消毒一般控制水温在 85 ℃，冲洗消毒在 40 s 以上。

（2）化学消毒。主要使用各种含氯消毒药物（见餐饮服务常用消毒剂及化学消毒注意事项）消毒。

① 使用浓度应含有效氯 250 mg/L 以上，餐用具全部浸泡入液体中 5 min 以上。

② 化学消毒后的餐用具应用净水冲去表面残留的消毒剂。

餐饮服务提供者在确保消毒效果的前提下可以采用其他消毒方法和参数。

餐饮服务常用消毒剂及化学消毒注意事项

1. 常用消毒剂

① 漂白粉：主要成分为次氯酸钠，还含有氢氧化钙、氧化钙、氯化钙等。配制水溶液时应先加少量水，调成糊状，再边加水边搅拌成乳液，静置沉淀，取澄清液使用。漂白粉可用于环境、操作台、设备、餐用具及手部等的涂擦和浸泡消毒。

② 次氯酸钙（漂粉精）：使用时充分溶解在水中，普通片剂应碾碎后加入水中充分搅拌溶解，泡腾片可直接加入溶解。使用范围同漂白粉。

③ 次氯酸钠：使用时在水中充分混匀。使用范围同漂白粉。

④ 二氯异氰尿酸钠（优氯净）：使用时充分溶解在水中，普通片剂应碾碎后加入水中充分搅拌溶解，泡腾片可直接加入溶解。使用范围同漂白粉。

⑤ 二氧化氯：因配制的水溶液不稳定，应在使用前加活化剂现配现用。使用范围同漂白粉。因氧化作用极强，应避免接触油脂，以防止加速其氧化。

⑥ 碘伏：0.3%～0.5%碘伏可用于手部浸泡消毒。

⑦ 新洁而灭：0.1%新洁而灭可用于手部浸泡消毒。

⑧ 乙醇：75%乙醇可用于手部或操作台、设备、工具等涂擦消毒。90%乙醇点燃可用于砧板、工具消毒。

2. 消毒液配制方法举例

以每片含有效氯 0.25 g 的漂粉精片配制 1 L 的有效氯浓度为 250 mg/L 的消毒液为例：

① 在专用消毒容器中事先标好 1 L 的刻度线。

② 容器中加水至刻度线。

③ 将一片漂粉精片碾碎后加入水中。

④ 搅拌至药片充分溶解。

3. 化学消毒注意事项

① 使用的消毒剂应在保质期限内，并按规定的温度等条件储存。

② 严格按规定浓度进行配制，固体消毒剂应充分溶解。

③ 配好的消毒液定时更换，一般每4h更换一次。

④ 使用时定时测量消毒液浓度，浓度低于要求时应立即更换或适量补加消毒液。

⑤ 保证消毒时间，一般餐用具消毒应作用5 min以上。或者按消毒剂产品使用说明操作。

⑥ 应使消毒物品完全浸没于消毒液中。

⑦ 餐用具消毒前应洗净，避免油垢影响消毒效果。

⑧ 消毒后以洁净水将消毒液冲洗干净，沥干或烘干。

⑨ 餐用具宜采用热力消毒。

食品安全国家标准　消毒餐（饮）具

《食品安全国家标准　消毒餐（饮）具》（GB 14934—2016）中规定的消毒后餐饮具的感官、理化和微生物要求如下：

1. 感官要求

餐（饮）具应表面光洁，不得有附着物，不得有油渍、泡沫、异味。

2. 理化指标

理化指标应符合表1的规定。

表1　洗消剂残留量 [a]

项　目	指　标
游离性余氯/［mg/（100cm^2）］	≤0.03
阴离子合成洗涤剂（以十二烷基苯磺酸钠计）/［mg/（100cm^2）］	不得检出
a　仅适用于化学消毒法。	

3. 微生物限量

微生物限量应符合表2的规定

表2　微生物限量

项　目		限　量
大肠菌群	发酵法（每50cm^2）	不得检出
	纸片法（每50cm^2）	不得检出
沙门氏菌（每50cm^2）		不得检出

三、餐用具的存放及使用

已消毒和未消毒的餐用具应分开存放。消毒后的餐用具要自然滤干或烘干，不应使用抹布、餐巾擦干，避免受到再次污染。消毒后的餐用具应及时储存在专用保洁设施内备用，保洁设施应有明显标识且不得存放其他物品。不得重复使用一次性餐用具。严禁使用破损餐用具，并且做好餐用具的破损记录。

案例分析

一位翻译带领四位德国客人走进了西安某三星级饭店的中餐厅。入座后，服务员开始让他们点菜。客人要了一些菜，还要了啤酒、矿泉水等饮料。突然一位客人发出诧异的声音。原来他的啤酒杯有一道裂缝，啤酒顺着裂缝流到了桌子上。翻译急忙让服务员过来换杯。另一位客人用手指着眼前的小碟子让服务员看，原来小碟子上有一个缺口。翻译赶忙检查了一遍桌上的餐具，发现碗、碟、瓷勺、啤酒杯等物均有不同程度的损坏，上面都有裂痕、缺口和瑕疵。

翻译站起身把服务员叫到一旁说："这里的餐具怎么都有毛病？这可会影响外宾的情绪啊！"

"这批餐具早就该换了，最近太忙还没来得及更换。您看，其他桌上的餐具也有毛病。"服务员红着脸解释着。

"这可不是理由啊！难道这么大的饭店连几套像样的餐具都找不出来吗？"翻译有点火了。

"您别着急，我马上给您换新的餐具。"服务员急忙改口。翻译和外宾交谈后又对服务员说道："请你最好给我们换个地方，我的客人对这里的环境不太满意。"

经与餐厅经理商洽，最后将这几位客人安排在小宴会厅用餐，餐具也使用质量好的，并根据客人的要求摆上了刀叉。望着桌上精美的餐具，喝着可口的啤酒，这几位宾客终于露出了笑容。

问题：1. 本案例中出现了哪些问题？餐前准备中应该重视的问题有哪些？

　　　2. 如果你是当时的服务员，你会怎样处理？

子项目三　宴会服务的食品安全控制

宴会起源于社会及宗教发展的朦胧时代。早在农业出现之前，原始氏族部落就在季节变化的时候举行各种祭祀、典礼仪式。这些仪式往往有聚餐活动。农业出现以后，因季节的变换与耕种、收获的关系更加密切，人们也要在规定的日子里举行盛筵，以庆祝自然的更新和人的更新。中国宴会较早的文字记载见于《周易·需》中的"饮食宴乐"。随着菜肴品种不断丰富，宴饮形式向多样化发展，宴会名目也越来越多。历代有名的宴会有乡饮酒礼、百官宴、大婚宴、千叟宴、定鼎宴等。如今宴会已有多种形式，通常按规格分，有国宴、家宴、便宴、冷餐会、招待会等；按习俗分，有婚宴、寿宴、接风宴、饯别宴等；按时间分，有午宴、晚宴、夜宴等；另外还有船宴等。

由于宴会尤其是重大宴会具有特殊性和非凡意义，宴会服务过程中的食品安全控制就比一般餐饮的食品安全控制显得更为重要。

一、上菜服务

（一）温度控制

在餐厅服务过程中，食品可能暴露于室温条件下，导致微生物污染及生长繁殖。上菜时，热菜应用经过加热的盘子盛装，冷菜应当用经过冷却的盘子盛装。热菜不能置于冷菜上。上菜时注意保持食品温度，热菜应在 60 ℃以上，冷菜应在 10 ℃以下。

（二）盘中食品的保护

餐盘要事先消毒，盘底、盘边一定要保持干净，而且要保持桌面整洁美观。菜肴装托盘时不用抹布擦拭托盘。不加盖的菜肴应放在远离身体一侧的托盘内，以免送菜时落入头发。上菜前注意观察菜肴色泽、新鲜程度，注意有无异常气味，检查菜肴有无灰尘、飞虫等不洁之物。检查菜肴卫生时严禁用手翻动或用嘴吹除，必须翻动时要用消过毒的器具。上菜时还要保持每一道菜肴的造型和味道，上桌时应该与厨师刚整理的菜一样，不能有任何损坏。对卫生达不到质量要求的菜要及时退回厨房。

（三）分菜工具的使用

为了避免手与食品不必要的接触，分菜一律使用分菜工具。中餐分菜的工具有：分菜叉、分菜勺、公用勺、公用筷、长把勺等。西餐服务的分切工具有：服务车、割切板、刀、叉、分调味汁的叉和勺。分菜工具暂时不用时可以放置于食品中，分菜工具的柄、把朝外，或放在循环水中，或将其洗净擦干后放在带盖的工具盒中。

案例分析

南方某四星级酒店三楼气派豪华的宴会厅正在举办规模盛大的宴会。因此次活动参与人数多和规格高，餐饮部不得不临时抽调了几名实习生前来帮忙。席间一切按计划进行，客人的欢声笑语不断。忽然离主桌最远的一张桌子前有位女客发出尖叫声，宴会领班小丁和公关部朱经理闻声同时赶去，发现那位女客一身湿淋淋的，一个实习生手里托着倾翻的汤碗，脸色苍白，呆立一旁，手足无措。朱经理立即明白了一切，她一面安排另外几名服务员收拾被女客带落到地上的筷子、酒杯等杂物，一面与小丁用身体挡住女客，将其护送出宴会厅。一路上女客少不了埋怨声。

朱经理关照小丁先安排客人到房间里淋浴，压压惊，她自己到客房部暂借一套干净的酒店制服请女客穿上。小丁又转弯抹角问清了女客内衣的尺寸，接着一个电话打到公关部，请秘书小姐以最快的速度到附近的大商场购买高档内衣。朱经理另派人将女客换下的脏衣服送到洗衣房快洗。在这些工作分头进行的同时，小丁已陪送梳妆完毕的女客到一楼餐厅单独用餐，并代表酒店向她表示真切的歉意。女客很快便恢复了平静。

三楼宴会厅由于处理及时，客人又开怀畅饮，重现热烈的气氛。此时大酒店外方总经理正好前来敬酒，朱经理把事情经过向他报告后，他立即同朱经理一起来到一楼餐厅，向女客郑重致歉，后来又特地向女客的上司表示歉意。女客反而感到不好意思了，她指指身上的酒店制服，不无幽默地说："我也成了酒店的一员，自己人嘛，还用这么客气？"

半小时后，洗衣房把女客的衣服洗净烫平，公关部秘书早已买好了内衣。女客高高兴兴换上自己的套装，还不时向朱经理和小丁道谢。临出门时，朱经理还为她叫了一辆出租车……

问题：1. 举办宴会时上菜服务过程中应注意哪些食品安全问题？
　　　2. 这个酒店在处理食品突发事件时的成功之处有哪些？

二、饮料供应服务

（一）供应饮料的消毒控制

作为饮料供应的牛奶应属消毒奶。商业上的消毒只能杀灭非芽孢菌，因此消毒的瓶装奶必须在低温下存放。用奶粉冲制的奶茶必须先煮沸后供应。饮料杯必须事先消毒。

（二）供应饮料的温度控制

冷冻饮品使用前必须处于冷冻状态。对清凉饮料必须低温存放。给客人提供热饮时注意要拿稳，避免洒落烫伤客人。

（三）取冰工具专用的要求

给客人供应冰时，服务员应使用勺子、夹子、冰铲等专用工具，禁止让客人自取，以免污染。加冰块时，注意水不要滴在宾客的身上。必须使用冰夹取冰块，不得隔锅将冰块放入客人杯中。不能将冰夹深入酒杯中或将冰块扔入杯中。冰、工具不用时应将其均匀放置在不受污染的地方。

案例分析

南方某家酒店发生了一起疑似食物中毒事件，后经卫生监督所调查取证和经疾病控制预防机构流行病学调查和实验室检验确定，该酒店在举办大型接待活动时提供的饮料中含有致病性大肠杆菌，该事件为一起"细菌性食物中毒事件"。

问题：请分析该酒店提供的饮料有可能在哪些环节受到了致病性大肠杆菌的污染。

三、斟酒服务

（一）酒的类别

中餐宴会一般使用酒精含量较高的蒸馏酒和酒精含量较低的葡萄酒。其他饮料还有啤酒、汽水、矿泉水等。

（二）酒的开瓶与质检

酒盖或易拉罐应当着客人面开启，不要向着客人，以避免气体喷溅到客人身上。在上餐台斟酒之前，必须严格检查酒水质量，须用洁净布将瓶口、瓶塞擦净。如果发现瓶子破裂或有变质的酒水，要及时更换。斟酒之前还要闻瓶塞的味道，异味酒、变质酒不能使用。

（三）取杯方法和斟酒方法

斟酒取杯时，对高脚杯要倒过来用手指夹住杯脚部分，对大玻璃杯则要拿住杯底部分，不能在杯口边缘留有指纹。斟酒时，斟酒的姿势要自然大方，服务员应站在来宾身后右侧，身体不要紧贴客人，但也不能离得太远。左手拿口布，右手执住酒瓶中下部，酒瓶商标朝向客人，从宾客右侧斟酒，切忌反手倒酒。酒瓶要慢慢抬起，瓶口徐徐向上移动（在抬起酒瓶时左手腕慢慢向内旋转 45°）。为避免最后一滴酒洒落在台布上，应把酒瓶转一圈，使最后残留的酒均匀分布在瓶口处，然后用口布擦净瓶口处残留的酒。斟酒时瓶口不要碰上杯口，以相距 2 cm 为宜，以防止把杯子碰碎碰翻，但也不要将瓶口拿得太高，过高则酒水容易溅到杯外。当不慎将杯子碰碎或碰翻时，应及时向来宾打招呼，即时予以调换，并迅速补上口布，将溢出的酒水擦干。

（四）酒与食品的搭配供应及其温度控制

西餐宴会上用酒较多，供应的食品不同，搭配的饮料也有区别。供应开胃食品时搭配供应含气软饮料，并加入一些冰块，这些饮料应事先放在冰箱做冷却处理；供应鸡、鱼菜肴时搭配供应白酒，其酒和酒杯均应提前冷却，斟酒前要将酒瓶擦干；供应牛排、烤肉、野味食品时搭配供应红葡萄酒，常在室温下饮用。红葡萄酒可能沉淀物较多，斟酒时要避免摇动或振荡，也可先用纱布或滤纸过滤后再入瓶。

（五）醉酒者的安置

有些顾客不能节制而饮酒过度，易导致醉酒，表现为呕吐、哭笑无常等。对醉酒者可在其额上敷湿毛巾，供应醒酒菜助其醒酒。

案例分析

"开房！开房！"前台服务员正在埋头工作，突然听见有人叫喊，吓了一跳，抬起头来见到一男子眼睛通红，并闻到一身酒气。服务员赶紧停下了手头的工作，小心翼翼地问："先生，请问您有预订吗？"客人好像没听见，一边拍着桌子，一边含混道："先给我一瓶水，我要喝！"服务员脱口而出："大厅的自动饮料机里面有矿泉水，您可以去那边购买。""什么？要钱？"客人一听，马上厉声道："没钱就喝不到水了？！我住你们这里多少次了？你告诉我，你们是怎么对待客人的……"

接下来，这名醉酒客人连说带骂地数落了服务员十多分钟，导致前台大量客人聚集旁观。幸亏值班经理闻讯赶来，将一杯热茶和一条毛巾亲自送到这名客人手中，连声道歉后，客人才肯拿出证件，心满意足地去办理入住手续。

问题： 请问在这个事件中，该酒店的前台服务员忽略了什么？

四、食品的留样

宴会中的每餐次的食品成品都应该留样。留样食品应按品种分别盛放于清洗消毒后的专用密闭容器内，并放置在专用冷藏设施中。留样食品应在冷藏条件下存放 48 小时以上，每个品种留样量应满足检验需要，即不少于 100 g，并且需要记录留样食品的名称、留样量、留样时间、留样人员、审核人员等。

案例分析

近日，某县一家酒店发生一起疑似食物中毒事件，卫生监督所在对其调查取证过程中发现，该酒店在举办大型接待活动时没有对餐饮食品进行留样，食品留样制度不完善；经疾病控制预防机构流行病学调查和实验室检验确定，该事件为一起"细菌性食物中毒事件"。

该事件涉及当日中午就餐的两批次人员，就餐费用为 10 300 元，消费者并未结账，也就是说，酒店未收到就餐费。

问题： 请问在这种情况下，该酒店的行为是否可以被定性为违法行为？应如何处罚？

五、剩余食品的处理

已经给客人送过的食品如果剩下了，不能再送给别的客人使用。有的时候顾客确实是传染源，他们通过各种途径使食品受到污染。这些剩余食品即使再有利用价值，企业职工也不能盲目使用。对一些经过包装的、易腐性较低的食品，在包装完好的情况下则可以再次使用。如顾客提出带走剩余食品，则应主动为顾客提供便利，如提供符合卫生要求的食品包装袋、方便饭盒、方便餐具等。

知识拓展

特色餐服务的食品安全维护

特色餐是餐饮服务业为有特殊饮食和文化要求的用餐人群提供的餐饮。特色餐的类别包括低脂肪餐、低钠餐、糖尿病人餐、低胆固醇餐、清真餐等。

一、低脂肪餐食品安全维护

其制作上应多选瘦肉、奶、水果、蔬菜和谷类食物，少选择肥肉和煎炸的烹调法。

二、低钠餐食品安全维护

低钠餐限制食盐、味精等的用量，增加含钾高的食物如新鲜绿色蔬菜、豆类、根茎类、香蕉、杏、梅等，以及增加高钙食物如牛奶、豆类等。

三、糖尿病人餐食品安全维护

糖尿病人餐中以高纤维食物为主，避免高糖、高脂食物的使用。供应的菜肴和点心应使用糖醇类制品。

四、低胆固醇餐食品安全维护

低胆固醇餐应禁止使用动物脑、肝、肾等内脏和鱼子、虾籽、蛋黄等。

五、清真餐食品安全维护

所有菜品中的牛、羊肉及禽类必须由清真屠宰商提供，要有一个清真热菜服务区以及一个清真冷菜服务区，清真服务区使用单独的、以颜色区分的厨具和餐具，使用不同颜色区分的餐具须单独清洗，厨房备餐区至少要有一个清真专用的备餐操作台，厨房内至少要有一个清真专用的灶台，厨房冷藏区至少要有一个清真专用区。

项目小结

餐饮服务过程中出现的食品安全问题包括餐饮人员的健康和卫生问题、餐具的问题、备餐与供餐的问题、宴会服务过程中的问题等，任何一个环节出现问题，都会给餐饮单位带来一定的经济和名誉上的损失，甚至带来刑事责任。所以，餐饮单位要严格遵守《餐饮服务食品安全操作规范》。

实践与训练

实训目的：熟练掌握《餐饮服务食品安全操作规范》中规定的条款。

实训内容：通过学生在餐饮企业亲身实习的方法，让学生了解餐饮服务过程中容易出现的问题，并在实习中克服困难进行改正，帮助学生快速掌握《餐饮服务食品安全操作规范》中规定的条款。

实训要求：4～5 名学生为一组，撰写调研报告，字数 2 000～3 000 字。

同步测试

一、填空题

1. 需要熟制加工的食品应_____，其加工时食品中心温度应不低于_____ ℃。

2. 需要冷藏的熟制品应尽快_____再冷藏，冷却应在_____区进行，并标注加工时间等。

3. 保存温度低于___ ℃或高于_____ ℃，存放时间超过_____ h 的熟食品，需再次利用的，应充分_____。加热前应确认食品未_____。

4. 留样食品应按品种分别盛放于清洗消毒后的密闭_____容器内，并放置在专用_____设施中，在冷藏条件下存放_____h 以上，每个品种留样量应满足检验需要，即不少于_____ g。

5. 专间每餐（或每次）使用前应进行空气和操作台的消毒。使用紫外线灯消毒的，应在无人工作时开启_____ min 以上，并做好记录。

二、简答题

1. 备餐间的要求有哪些？

2. 备餐专间内的操作应该符合哪些要求？

3. 餐用具的消毒方法有哪些？

4. 宴会服务人员应该如何对剩余食品进行食品安全控制？

餐饮食品安全管理体系

1. 知识目标

（1）了解 GMP SSOP HACCP 现代食品安全管理体系的定义和起源；

（2）熟悉 GMP SSOP HACCP 现代食品安全管理体系的主要内容；

（3）掌握餐饮企业 HACCP 管理体系建立方面的知识。

2. 能力目标

（1）能够在餐饮企业实施 GMP 和 SSOP 食品安全管理体系；

（2）能够在餐饮企业建立 HACCP 食品安全管理体系。

2002 年 8 月温家宝同志在召开的中国国际食品农产品加工发展战略研讨会上指出，目前中国食品工业总体发展水平还比较低，农产品加工率不高，产品结构不合理，生产技术水平有待继续提高，我国还应建立健全的食品工业质量安全监督检测体系，以确保食品安全。

2005 年，国家认监委组织开展了国家"十五"科技攻关项目"食品企业和餐饮业 HACCP 体系建立和实施"，起草制定了 HACCP–EC–01《食品安全管理体系要求》通用评价准则，该标准目前已在肉制品、水产品、速冻果蔬、餐饮业等食品行业推广应用。

项目导读

汕头华新城片区餐饮一条街"脏乱差"严重 13 家违规经营户被查封

汕头《都市报》2016 年 8 月 28 日 长期以来，华新城片区自发形成了餐饮一条街，但存在无证经营、占道经营等不文明现象。27 日上午，金平区重拳出击，开展整治行动，共查封无证、卫生状况极差的经营户 13 家。

据介绍，华新城片区的餐饮一条街脏乱差现象严重，食品安全隐患多，不少餐饮经营户未取得食品经营许可证就开张营业。

昨天上午，金平区食品药品监督管理局与月浦街道、派出所开展联合整治行动，整顿餐饮经营户无证经营、占道经营、不文明经营等行为，严肃查处脏乱差现象严重的经营户及没有取得食品经营许可的无证经营户。在一家快餐店门口，记者看到拉闸门上落满灰尘，店门口的餐车十分油腻，刚买来的食材随意扔在地上，卫生环境糟糕，该店为无证经营，还占道经营。对此，工作人员上门调查取证，并依法查处了该违规商户。

在整治过程中，有关部门还引导经营户依法办证，文明经营。据介绍，本次行动共查封无证、卫生状况极差的经营户 13 家，发出责令整改 4 份，并对 4 家违规经营户进行警告处罚。

反思：1. 为什么会有半数以上的餐饮单位无证经营和卫生状况极差？
2. 如何对餐饮单位进行食品安全管理体系的培训？

子项目一　了解现代食品安全管理体系

一、GMP 食品安全管理体系

（一）GMP 的定义

GMP 是英文 Good Manufacturing Practice 的缩写，中文意思是良好作业规范，或是优良制造标准，是一种特别注重制造过程中产品质量与卫生安全的自主性管理制度。GMP 在确保食品安全性方面是一种重要的保证措施。GMP 强调食品生产过程（包括生产环境）和储运过程的品质控制，尽量将可能发生的危害从规章制度上加以严格控制。可以说，GMP 是执行 HACCP 的基础。

（二）GMP 的起源和发展

20 世纪 60 年代欧洲发生了震惊世界的"反应停"事件，在 17 个国家造成 12 000 多例畸形婴儿，这是 20 世纪波及全球的最大药物灾难，这一灾难促使了 GMP 的诞生。1962 年美国坦普尔大学的六名制药专家编写了 GMP，1963 年美国食品药品管理局（FDA）颁布了世界上第一部药品 GMP，并于第二年开始实施。1969 年，美国公布了《食品制造、加工、包装储存的现行良好制造规范》。1975 年 11 月，WHO 正式公布 GMP。美国在食品 GMP 的执行和实施方面做了大量的工作，1996 年版的美国 CGMP 第 110 节内容包括：定义、现行良好生产规范、人员、厂房及地面、卫生操作、卫生设施和设备维护、生产过程及控制、仓库与运销、食品中天然的或不可避免的危害控制等。除了上述基本准则外，美国尚制定有各类食品的 GMP，如熏鱼的 GMP、低酸性罐头食品的 GMP、酸性食品的 GMP、冻结原虾（经处理）的 GMP、瓶装饮用水的 GMP、辐照食品的 GMP 等。

到目前为止，世界上已有一百多个国家和地区实施了 GMP 制度，日本、英国、新加坡等很多先进国家也都引用了食品 GMP，因为此制度主要用于食品的管理，所以我们习惯上称之为食品 GMP。1975 年，日本厚生省参照美国食品 GMP 制定了食品的卫生规范，但在执行上仅起到技术性行政指导作用，在法律上不具约束力，仅作为推动企业自身管理的技术指引。而日本农林水产省主管食品品质，依照《农林产品规格化与质量指示合格化》（又称 JAS 制度）进行管理，它包括 JAS 规格制度与质量指示基准制度两种。前者属自愿性，后者则具有强制性质。

我国台湾的食品工业受外国大公司（尤以日本）的影响较大，比较重视食品 GMP 的实施。1985 年试行婴儿配方食品的 GMP，1989 年全面推行食品 GMP 标准（分通则、专则规范及 GMP 验证制度），包括《食品 GMP 推行方案》及《食品 GMP 认证制度实施办法》，很多食品工厂完成了食品 GMP 认证。

我国食品质量管理自 1949 年以来就备受重视，改革开放以后发展迅速。1979 年 7 月 31 日国务院颁发了《标准化管理条例》，到 1992 年年底已发布有关食品标准 1 374 项，其中国家标准占 62%。1982 年 11 月 29 日五届人大第 25 次会议通过《中华人民共和国食品卫生法》，对食品、食品添加剂、食品容器、包装材料和食品用工具、设备的卫生、食品卫生标准和管理办法的制定、食品卫生管理、食品卫生监督、法律责任等作出规定，是我国食品生产必须遵守的法律。我国食品企业质量管理规范的制定工作起步于 20 世纪 80 年代中期，从 1988 年至今，卫生部颁布了一个食品企业通用 GMP 和若干个专用的食品 GMP，并作为强制性标准予以发布。《食品企业通用卫生规范（GB 14881—1994）》已经更新为《食品企业通用卫生规范（GB 14881—2013）》，规定了食品生产过程中原料采购、加工、包装、储存和运输等环节的场所、设施、人员的基本要求和管理准则，以法规的形式对食品进行强制管理。专用的食品 GMP 有罐头、白酒、啤酒、酱油、食醋、膨化食品、保健食品的 GMP 等。

（三）GMP 的基本内容

通常我们将 GMP 的管理要素归纳为以下八个部分：机构与人员；厂房、设施和设备；物料与产品管理；确认和验证；质量控制和质量保证；生产管理；自动化与计算机系统；质量风险管理。为便于理解，人们往往将其重点概括为 4M：人员（Man）要由适合的人员来制造与管理；原料（Material）要选用良好的原材料来制造；设备（Machines）要采用标准的厂房和机器设备；方法（Methods）要按照既定的适宜的方法来制造。所以 GMP 实际上是一种包括 4M 管理要素的质量保证制度，其实施的主要目的包括三方面：降低食品制造过程中人为的错误；防止食品在制造过程中遭受污染或品质劣变；要求建立完善的质量管理体系。

案例分析

2013 年 9 月 24 日《经济参考报》记者从消息人士处获悉，国家食药总局近日将公布《企业生产婴幼儿配方乳粉许可条件审查细则（2013 版）》。这被业内称为"婴幼儿配方乳粉 GMP"（GMP 是优良制造标准的简称，是一套适用于制药、食品等行业的强制性标准）的出台，意味着婴幼儿配方乳粉行业准入门槛提高，有利于实现扶优汰劣。

目前我国有乳品企业八百多家，婴幼儿配方乳粉生产企业 128 家，乳制品经营单位 208.5 万家，婴幼儿乳粉的经营单位 54.5 万家。资料显示，2013 年上半年，我国乳制品产量为 1 307 万吨，同比增长 11.63%。

《经济参考报》记者从消息人士处了解到，"婴幼儿配方乳粉 GMP"主要包括五方面的内容：一是要求实施 HACCP（危害分析和关键控制点体系）和 GMP 管理体系；二是以生乳为原料的生产企业，应有自建养殖场，确保生乳的质量安全；以全脂、脱脂乳粉为原料的生产企业，应自控奶源；三是全面提高生产、管理要求，特别是原辅材料的采购要求；四是企业有研发能力，能建立自主研发机构和检验机构；五是建立产品追溯制度，应确保对产品从原料采购到产品销售的所有环节都可进行有效追溯。

对于大的乳制品企业来说，自建养殖场和自控奶源的思路已经非常清晰。内蒙古伊利实业集团有限公司副总裁陈福泉指出，只有优质奶源才能生产出优质的婴幼儿配方奶粉，截至2012年，伊利已累计投入近90亿元进行奶源基地建设，形成了优质、稳定的原料奶供应基地。对所有辅料供应商资质进行全面评估，实行供应商准入制度。

"建立追溯制度可能是一个难点，比较消耗时间和财力。因为只有像药品一样有电子监管条码，才能实现追溯。"内蒙古蒙牛乳业（集团）股份有限公司助理副总裁王艳松接受《经济参考报》记者采访时指出，蒙牛的追溯体系涉及从原料到生产成品的整个过程，但针对一级、二级经销商的追溯体系尚未建立，"涉及计算机系统、机器、人员培训等一系列内容，肯定会增加成本。"

《经济参考报》记者了解到，"婴幼儿配方乳粉GMP"出台后，三个配套文件也将陆续出台，形成"四位一体"的系统法规，监管我国婴幼儿配方乳粉质量。

中国乳制品工业协会理事长宋昆冈也建议，食品药品监督总局应统一审核发放乳制品及婴幼儿乳粉食品生产许可证，严格婴幼儿配方乳粉生产许可证发放标准和审核程序，保证审核工作的公开、公正、透明。

问题：1. 怎样确保原料乳的安全性？

2. 怎样建立一级、二级经销商追溯体系？会增加哪些方面的成本？

二、SSOP 食品安全管理体系

（一）SSOP 的定义

SSOP 是英文 Sanitation Standard Operating Procedure 的缩写，其中文意思为"卫生标准操作程序"，是食品加工厂为了保证达到 GMP 所规定的要求，确保加工过程中消除不良的因素，使其加工的食品符合食品卫生要求而制定的，用于指导食品生产加工过程中如何实施清洗、消毒和卫生保持的指导性文件。企业可根据法规和自身需要建立文件化的 SSOP。

（二）SSOP 的起源和发展

20 世纪 90 年代，美国频繁爆发食源性疾病，造成每年七百万人次感染和七千人死亡。调查数据显示，其中有大半感染或死亡的原因与肉、禽产品有关。这一结果促使美国农业部（USDA）重视肉、禽产品的生产状况，并决心建立一套涵盖生产、加工、运输、销售所有环节在内的肉禽产品的生产安全措施，从而保障公众的健康。1995 年 2 月颁布的《美国肉、禽产品 HACCP 法规》中第一次提出了要求建立一种书面的常规可行程序，即卫生标准操作程序（SSOP），确保生产出安全无掺杂的食品。1995 年 12 月美国 FDA 颁布的《美国水产品的 HACCP 法规》中进一步明确了 SSOP 必须包括的八个方面及验证等相关程序，从而建立了 SSOP 的完整体系。GMP 是卫生法规，是政府颁发的强制性法规，而企业的 SSOP 文本是由企业自己编写的卫生标准操作程序。企业通过实施自己的 SSOP 达到 GMP 的要求。从此，SSOP 一直作为 GMP 和 HACCP 的基础程序加以实施，成为完成 HACCP 体系的重要前提条件。

（三）SSOP 的基本内容

1. 水（冰）的安全

① 生产用水（冰）的卫生质量是影响食品卫生的关键因素，食品加工厂应有充足供应的水源。对于任何食品的加工，首要的一点就是要保证水的安全。食品加工企业的 SSOP 首先要考虑与食品接触或与食品接触物表面接触用水（冰）来源与处理应符合有关规定，并要考虑非生产用水及污水处理的交叉污染问题。

② 水源：使用城市公共用水要符合国家饮用水标准；使用自备水源如井水、海水的要考虑周围环境、井深度、季节变化、污水排放等因素对水的污染；两种供水系统并存的企业应采用不同颜色管道，防止生产用水与非生产用水混淆。

③ 国家饮用水源标准：《国家生活饮用水标准》GB 5749—2006。

④ 其他水源标准：《海水水质标准》GB 3097—1997。

⑤ 监控：无论是城市公用水还是用于食品加工的自备水源，都必须充分有效地加以监控，经官方检验有合格的证明后方可使用。企业监测项目大致有余氯、微生物等。企业对水中余氯的监测每天一次，一年对所有水龙头都要监测到，企业对水中微生物监测至少每月一次。当地卫生部门对城市公用水全项目每年至少一次，并有报告正本，对自备水源监测频率要增加，一年至少两次。

⑥ 供水设施：供水设施要完好，一旦损坏后就能立即维修好。管道的设计要防止冷凝水集聚下滴，污染裸露的加工食品，防止饮用水管、非饮用水管及污水管间交叉污染；另外，需配备水管龙头真空排气阀，水管离水面距离两倍于水管直径，以防止水倒流。

⑦ 操作：清洗、解冻用流动水，清洗时防止污水溢溅；软水管使用不能拖在地面，不能直接浸入水槽中；供水网络图是质量管理的基础资料，工厂要保持详细的供水网络图，水龙头按序编号，以便日常对生产供水系统的管理与维护。

⑧ 废水排放：污水处理要符合国家环保部门的规定，符合防疫的要求，处理池地点的选择应远离生产车间。废水排放设置地面处理（坡度）一般为 1%～1.5%斜坡，案台等及下脚料盒直接入沟，清洗消毒槽废水排放直接入沟，废水流向为清洁区向非清洁区，地沟的明沟加不锈蓖子，与外界接口有水封防虫装置。

⑨ 生产用冰：直接与产品接触的冰必须采用符合饮用水标准的水制造，制冰设备和盛装冰块的器具必须保持良好的清洁卫生状况，冰的存放、粉碎、运输、盛装储存等都必须在卫生条件下进行，防止与地面接触造成污染。

⑩ 纠偏：监控发现加工用水存在问题或管道有交叉连接时应终止使用这种水源和终止加工，直到问题得到解决。对水的监控、维护及其他问题的处理都要做记录并保存起来。

2. 与食品接触的表面（包括设备、手套、工作服）的清洁度

① 与食品接触的表面包括加工设备，案台和工器具，加工人员的工作服、手套，包装物料等。

② 监控的内容：食品接触面的条件、清洁和消毒、消毒剂类型和浓度、手套和工作服的清洁状况。

③ 监控的方法：有视觉检查、化学检测（消毒剂浓度）、表面微生物检查，监控频率视使用条件而定。

④ 材料和制作：采用耐腐蚀、不生锈、表面光滑、易清洗的无毒材料；不用木制品、纤维制品、含铁金属、镀锌金属、黄铜等；设计安装及维护方便，便于卫生处理；制作精细，无粗糙焊缝、凹陷、破裂等；始终保持完好的维修状态；在加工人员错误安装的情况下不至于造成严重后果。

⑤ 清洗消毒：对于加工设备与工器具，首先彻底清洗、消毒（82 ℃热水、碱性清洁剂、含氯碱、酸、酶、消毒剂、余氯 200 ppm 浓度、紫外线、臭氧）、再冲洗，设有隔离的工器具洗涤消毒间（不同清洁度工器具要分开）。工作服和手套应集中由洗衣房清洗消毒（专用洗衣房，设施与生产能力相适应），不同清洁区域的工作服分别清洗消毒，清洁工作服与脏工作服分区域放置，存放工作服的房间应设有臭氧、紫外线等设备，且干净、干燥和清洁。大型设备在每班加工结束后清洗消毒，工器具的清洗消毒根据不同产品而定，被污染后立即进行。在更衣室、厕所等采用空气消毒，空气消毒的方法有紫外线照射法，每 10～15 m² 安装一支 30 W 紫外线灯，消毒时间不少于 30 min，空气温度低于 20 ℃、高于 40 ℃时、湿度大于 60%时，要延长消毒时间。在加工间、更衣室等采用臭氧消毒法，一般消毒一小时。在冷库、保温车等采用药物熏蒸法，用过氧乙酸、甲醛，使用量为每平方米 10 mL。

⑥ 纠偏：在检查发现问题时应采取适当的方法及时纠正，如再清洁、消毒、检查消毒剂浓度、培训员工等。记录包括每日卫生监控记录和检查纠偏记录。

3. 防止发生交叉污染

① 造成交叉污染的来源：工厂选址、设计、车间不合理；加工人员个人卫生不良；清洁消毒不当；卫生操作不当；生熟产品未分开；原料和成品未隔离等。

② 预防：工厂选址、设计；周围环境不造成污染；厂区内不造成污染；按有关规定（提前与有关部门联系）。

③ 车间布局：工艺流程布局合理；初加工、精加工、成品包装分开；生、熟加工分开；清洗消毒与加工车间分开；所用材料易于清洗消毒。

④ 明确人流、物流、水流、气流方向：人流从高清洁区到低清洁区；物流不造成交叉污染，可用时间空间分隔；水流从高清洁区到低清洁区；气流入气控制，正压排气。

⑤ 加工人员卫生操作：洗手、首饰、化装、饮食等的控制；培训。

⑥ 监控：在开工时、交班时、餐后续加工时进入生产车间；生产时连续监控；产品储存区域（如冷库）每日检查。

⑦ 纠偏：发生交叉污染时，要采取措施以防止再发生；必要时停产，直到有改进；如有必要，评估产品的安全性；增加培训程序。

⑧ 记录：消毒控制记录，改正措施记录。

4. 手的清洗和消毒、厕所设备的维护与卫生保持

① 洗手消毒的设施：采用非手动开关的水龙头；在冬季有温水供应，洗手的消毒效果更好；有合适的洗手消毒设施，以每 10～15 人设一水龙头为宜；有流动消毒车。

② 洗手消毒方法和频率：消毒方法，清水洗手──→用皂液或无菌皂洗手──→冲净皂液──→于 50 ppm（余氯）消毒液浸泡 30 s──→清水冲洗──→干手（用纸巾或毛巾）。每次进入加工车间时都要洗手消毒，手接触污染物后即根据不同加工产品规定确定消毒频率。

③ 监测：每天至少检查一次设施的清洁与完好；卫生监控人员巡徊监督；化验室定期做表面样品微生物检验；检测消毒液的浓度。

④ 厕所设施与要求：厕所位置与车间建筑连为一体，门不能直接朝向车间，有更衣、鞋设备。厕所数量与加工人员相适应，每15～20人设一个为宜。手纸和纸篓保持清洁卫生。设有洗手设施、消毒设施和防蚊蝇设施。通风良好，地面干燥，保持清洁卫生。进入厕所前要脱下工作服和换鞋，方便之后要洗手和消毒。

⑤ 设备的维护与卫生保持：设备保持正常运转，卫生保持良好以不造成污染。

⑥ 纠偏：检查发现问题后则立即纠正。

⑦ 记录：每日卫生监控记录，消毒液温度记录。

5. 防止食品被掺杂

① 防止食品、食品包装材料和食品所有接触表面被微生物、化学品及物理的污染物沾污，如清洁剂、润滑油、燃料、杀虫剂、冷凝物等。

② 污染物的来源：被污染的冷凝水、不清洁水的飞溅、空气中的灰尘颗粒、外来物质、地面污物、无保护装置的照明设备、润滑剂、清洁剂、杀虫剂、化学药品的残留、不卫生的包装材料。

③ 包装物料的控制：包装物料存放库要保持干燥清洁、通风、防霉，内外包装分别存放，上有盖布下有垫板，并设有防虫鼠设施。每批内包装进厂后要进行微生物检验，细菌数＜100个/cm^2，致病菌要求未检出，必要时进行消毒。冷凝水控制包括车间温度控制、车间良好通风、车间顶棚呈圆弧形、提前降温、及时清扫、食品的储存库保持卫生、化学品的正确使用和妥善保管。

④ 监控：任何可能污染食品或食品接触面的掺杂物，如潜在的有毒化合物、不卫生的水（包括不流动的水）和不卫生的表面所形成的冷凝物。建议在生产开始时及工作时间每四小时检查一次。

⑤ 纠偏：除去不卫生表面的冷凝物，用遮盖防止冷凝物落到食品、包装材料及食品接触面上，清除地面积水、污物、清洗化合物残留，评估被污染的食品，对员工培训以使其正确使用化合物。

6. 有毒化学物质的标记、储存和使用

① 食品的加工厂有可能使用的化学物质：洗涤剂、消毒剂次氯酸钠、杀虫剂、润滑剂、食品添加剂亚硝酸钠和磷酸盐等。

② 有毒化学物质的储存和使用：编写有毒有害化学物质一览表。所使用的化合物有主管部门批准生产、销售的证明和使用说明，主要成分、毒性、使用剂量和注意事项。用单独的区域和带锁的柜子储存，防止随便乱拿，设有警告标示。化合物应正确标识，标识清楚，标明有效期，使用需做记录，应由经过培训的人员管理。

③ 监控：经常检查确保符合要求，建议一天至少检查一次，全天都应注意。

④ 纠偏：转移存放错误的化合物；对标记不清的拒收或退回；对保管、使用人员进行培训。

7. 雇员的健康与卫生控制

① 食品企业的生产人员（包括检验人员）是直接接触食品的人，其身体健康及卫生状况直接影响食品卫生质量。根据食品卫生管理法规定，凡从事食品生产的人员必须体检合格，获有健康证者方能上岗。

② 检查：员工的上岗前健康检查；定期健康检查；每年进行一次体检。

③ 食品生产企业应制订体检计划，并设有体检档案，凡患有有碍食品卫生的疾病，如病毒性肝炎、活动性肺结核、肠伤寒及其带菌者、细菌性痢疾及其带菌者、化脓性或渗出性脱屑皮肤病患者、手外伤未愈合者不得参加直接接触食品加工，痊愈后经体检确认合格后可重新上岗。

④ 生产人员要养成良好的个人卫生习惯，按照卫生规定从事食品加工，进入加工车间更换清洁的工作服、帽、口罩、鞋等，不得化妆、戴首饰和手表等。

⑤ 食品生产企业应制订卫生培训计划，定期对加工人员进行培训，并记录存档。

⑥ 监督：控制可能出现的食品、食品包装材料和食品接触面的微生物污染。

⑦ 纠偏：调离患有有碍食品卫生疾病的生产人员，直至痊愈。

⑧ 记录：健康检查记录；每日卫生检查记录。

8. 昆虫与鼠类的扑灭及控制

① 害虫主要包括啮齿类动物、鸟和昆虫等携带某种人类疾病源菌的动物。通过害虫传播的食源性疾病的数量巨大，因此虫害的防治对食品加工厂是至关重要的。害虫的灭除和控制包括加工厂（主要是生区）全范围，甚至包括加工厂周围，重点是厕所、下脚料出口、垃圾箱周围、食堂、储藏室等。食品和食品加工区域内保持卫生对控制害虫至关重要。

② 去除任何产生害虫的滋生地，如废物、垃圾堆积场地、不用的设备、产品废物和未除尽的植物等是减少害虫的因素。安全有效的害虫控制必须由厂外开始。因为害虫能从厂房的窗、门和其他开口，如开的天窗、排污洞和水泵管道周围的裂缝等进入加工设施区。所以采取的主要措施包括：清除滋生地和预防进入的风幕、纱窗、门帘，适宜的挡鼠板、翻水弯等；还包括产区用的杀虫剂、车间入口用的灭蝇灯及粘鼠胶、捕鼠笼等，但不能用灭鼠药。

③ 家养的动物如用于防鼠的猫和用于护卫的狗或宠物，不允许在食品生产和储存区域出现。由这些动物引起的食品污染会构成与害虫引起的类似的风险。

案例分析

评审组到某大型饮料厂进行评审。负责人徐某介绍该厂规模大、产量大、技术人才多、设备先进、自动化程度高，最终的产品是内置吸管复合袋包装的，吸管顶部有一次性塑料盖的软饮料。在徐某的陪同下，首先对生产车间进行评审。由于车间大、人员多，更衣室也很大，男女分开，通过左右通道进入车间。通过一扇装了胶帘的大门来到预进间，墙壁上挂着一些与生产质量、进度、计划有关的图表。

进到更衣室，首先看到在里面有卫生间，其设有抽风、冲水装置，门开向走入更衣区的通道。这时有一名工人从卫生间走出，去到更衣室的另一边洗手，再回来更衣。徐某解释说卫生间设在更衣室内，更衣室有足够的洗手消毒设施。更衣区内放置有十几个大型私人用品的铁柜、水靴架，打开铁柜后里面有衣服、鞋等。徐某解释说，全厂上千名工人的工作服统一清洗、消毒、发放。评审员按厂规换了参观服。在洗手区有脚踩式的水龙头、消毒池、穿着规范示意图。进入生产车间前经过脚消毒池和胶门帘。

之后来到巨大的生产车间，其墙裙是白色瓷砖，大约有两米高，但无瓷砖部分的墙壁有霉迹。该厂的生产采用全进口的不锈钢设备流水作业，除配料部分是人工操作，其余都是自动化生产。徐某介绍工艺流程为配料—混合—过滤—初杀菌—灌装—杀菌，其生产用水是自来水，并提供了合格的水质报告，包装材料是复合袋，也提供了供方的检验报告及厂检报告，其中有微生物项目。其杀菌工艺为 85 ℃15 min，加热方式为蒸汽加热箱体中的水，产品在传送带上通过箱体，箱体上有温度计显示水温，评审员问由谁来控制这个水温，徐某回答一般由车间主任来监控，他不在时由其他工人兼顾。当问到有无记录时，徐某解释说由于水温不易发生变化，从没有出过问题，也就没记录。车间高度自动化，所有的管道都采用不锈钢，除投料外，物料不外露。杀菌后的成品由输送带传递到外包装车间。墙上贴了许多操作规程和管理规定。徐某解释设备清洗采用 40 ℃的热碱于班前班后冲洗，方法及操作规程由设备生产厂家提供。

在该厂的中心化验室，评审组看到宽敞的场地、清洁整齐的环境，徐某介绍该中心有高工、工程师、技术员数人，都是大专以上相关专业毕业的。有四台分析天平、二台恒温烘箱、一台分光光度计、一台 pH 计等，评审员认真检查全部检测仪器和设备，注意到所有天平加贴了计量合格标志。评审员要求检查所有计量证书时，厂方提供了八个月前四台天平的计量合格证书。该厂的微生物检验室设有无菌室，并有两台培养箱放置在无菌间内。检验记录有原料、成品的理化部分、细菌部分，检验报告上有班次、项目、结果、评定、检验员签名、日期。

问题： 请找出不符合项和违反条例并进行描述，需要如何改正？

案例分析

在某利乐包饮料厂，评审组看到以下情景：

生产设备是国外进口的全自动流水线，生产厂房是四层，底层是成品仓，一楼是灌装和外包装；二楼是均质、过滤、板式杀菌；三楼是原料处理和配料，溶解，临时储存罐。仅在一楼设有与灌装间相连的更衣室，更衣室内有衣帽架，没有洗手消毒设施。陪同的厂长说是全自动生产线，工人的手不用接触产品，而且从来没有发生过问题，所以就没设置洗手消毒设施。灌装间和更衣室用玻璃与外界隔开。灌装间内是全自动的灌装机，180 ℃的瞬时灭菌和局部过氧化氢消毒。窗户密闭良好，没有纱窗，问厂长有无排风设备时，其回答说没有。装有日光灯及灯罩，地面用环氧树脂涂料，排水畅通。

问题： 请找出不符合项和违反条例并进行描述，需要如何改正？

三、HACCP 食品安全管理体系

（一）HACCP 的定义

HACCP 是英文 Hazard Analysis and Critical Control Point 的缩写，其中文意思为危害分析与关键控制点。它是一种在食品生产过程中控制食品安全卫生质量的预防系统。国际标准《食品卫生通则（1997 修订 3 版）》（CAC/RCP-1）对 HACCP 的定义为：鉴别、评价和控制对食品安全至关重要的危害的一种体系。国家标准《食品工业基本术语》（GB/T 15091—1994）对 HACCP 的定义为：生产（加工）安全食品的一种控制手段，对原料、关键生产工序及影响产品安全的人为因素进行分析，确定加工过程中的关键环节，建立、完善监控程序和监控标准，采取规范的纠正措施。

（二）HACCP 的起源和发展

HACCP 最初是由美国太空总署 NASA、陆军 Natick 实验室和美国 Pillsbury 公司在 20 世纪 60 年代为了生产百分之百安全的航天食品而产生的食品安全控制系统。当时，为了尽可能

减少风险，确保宇航食品高度安全，Pillsbury 公司花费了大量的人力和物力进行检测，但最终产品成本难以接受，并且靠最终的检验控制食品质量并不能防止不合格产品的减少。为解决这一问题，Pillsbury 公司率先提出了通过过程控制食品安全的概念，这就是 HACCP 的雏形。国际食品法典委员会（CAC）制订的《食品卫生通则》包括了《HACCP 体系及应用准则》的内容，标准体现了相互沟通、体系管理、前提方案、HACCP 原理关键原则，同时使HACCP 的结构和技术内容不断得到扩展、完善和提升。

目前，HACCP 理念和食品安全控制体系已被国际和国内所认可和接受，并广泛应用于食品及相关产品，在食品安全技术发展的过程中，国际食品法典委员会以及经济发达国家如美国、欧盟、加拿大、澳大利亚、日本等国起到了有效的推动作用。

我国自 20 世纪 80 年代引进 HACCP，起初我国对于 HACCP 的实施只是探讨且由于进出口的要求而处于应对发展阶段。20 世纪 90 年代初，出入境检验系统陆续发布了出口食品的卫生规范。HACCP 的全面推广应用是在近些年展开的，2002 年 3 月，中国国家认证认可监督管理委员会（CNCA）发布了《食品生产企业危害分析与关键控制点（HACCP）管理体系认证管理规定》，由此拉开了我国食品企业 HACCP 认证的序幕。2004 年国家认证机构认可委员会（CNAB）发布了《基于 HACCP 的食品安全管理体系规范》，许多大型的食品生产企业建立了食品安全体系，取得了食品安全认证资格。2005 年，CNCA 组织开展了国家"十五"科技攻关项目"食品企业和餐饮业 HACCP 体系建立和实施"，起草制定了《食品安全管理体系要求》（HACCP–EC–01）通用评价准则，该标准已经在肉制品、水产品、速冻果蔬、餐饮业等食品行业推广应用。2009 年，中华人民共和国国家质量监督检验检疫总局发布了《危害分析与关键控制点（HACCP）体系食品生产企业通用要求》，后期又出台了许多食品企业 HACCP 的应用规范。

（三）HACCP 的七个原理

1. 原理一　危害分析和预防措施

首先要找出与品种有关和与加工过程有关的可能危及产品安全的潜在危害，然后确定这些潜在危害中可能发生的显著危害，并对每种显著危害制定预防措施。危害是指有可能引起食物不安全的生物、化学或物理的因素。显著危害是指可能发生，一旦发生对消费者构成不可接受的健康风险，HACCP 只把重点放在控制显著危害上。危害的来源主要有两个：一是原料在种养、收获、运输过程中形成或受环境的污染；二是在食品加工过程中形成的或受到的污染。危害一般分为以下三大类：一是生物危害，如致病菌、病毒、寄生虫等；二是化学危害，如农药、兽药残留，违规使用的饲料添加剂，工业化学品污染物，各种有毒化学元素，如铅、砷、汞、氰化物以及微生物代谢产生的有毒物质，如金黄色葡萄球菌肠毒素、肉毒杆菌毒素、黄曲霉毒素、贝毒素等；三是物理危害，如碎玻璃、金属碎屑等可导致人体伤害的物质。

2. 原理二　确定关键控制点（CCP）

关键控制点（CCP）是指对食品加工过程的某一点、某一步骤或工序进行控制后，就可以防止、消除食品危害或减少到可接受的水平。有效的控制包括：一是防止发生，如改变食品中的 pH 值到 4.6 以下，可以使致病性细菌不能生长，或添加防腐剂、冷藏或冷冻能防止细菌生长。改进食品的原料配方，要防止化学危害如食品添加剂的危害发生；二是消除危害，如加热可以杀死所有的致病性细菌，冷冻至−38 ℃可以杀死寄生虫，金属检测器可以消除物理的危害；三是将危害减少到一定水平，有时候有些危害不能防止发生，也不能消除，只能减少或降低到一定水平。如对于生吃的或半生的贝类，其生物化学危害只能从开放的水域、捕捞者以及贝类管理机构来进行控制，但这绝不能保证防止危害发生，也不能消除。CCP 是动态的，不是静态的。有时一个危害需要多个 CCP 来控制，而有时一个 CCP 点可以控制多个危害。

3. 原理三　建立关键限值（CL）

关键限值是与一个 CCP 相联系的每个预防措施所必须满足的标准，一个关键限值表示用来保证一个生产操作生产出安全产品的界限。对确定的关键控制点的每一个预防措施确定关键限值。每个 CCP 必须有一个或多个关键限值用于每个重大危害，当加工偏离了关键限值时，应采取纠偏行动来保证食品安全。关键限值的建立需要进行实验或从科学刊物、法规性指标、专家及实验研究会中收集信息。

4. 原理四　建立关键控制点监控程序

监控程序是指实施一个有计划的连续观察和测量以评估一个 CCP 是否受控，并且为将来验证时使用做出精确的记录。监控程序的建立包括监控什么、如何监控、监控频率和谁来监控等内容的程序，以确保关键限值完全符合要求。

5. 原理五　纠偏行动

纠偏行动是指当发生偏离或不符合关键限值时所采取的步骤。确定当发生关键限值偏离时可采取的纠偏行动，以确保恢复对加工的控制，并确保没有不安全的产品销售出去。

6. 原理六　验证程序

验证程序是指除监控方法之外，用来确定 HACCP 体系是否按 HACCP 计划运作或计划是否需要修改及再确认、生效所使用的方法、程序或检测及审核手段。验证活动包括：一是确认；二是 CCP 的验证，包括监控设备的校正、针对性的取样和检测、CCP 记录的复查等；三是 HACCP 计划有效运行的验证，包括审核和最终产品的微生物（化学）检验等。

7. 原理七　保存文件和记录

建立有效的记录保存程序，以文件证明 HACCP 体系。HACCP 体系的记录文件包括 HACCP 计划和用于制订计划的支持性文件、关键控制点监控的记录、纠偏行动的记录、验证活动的记录等多种。

知识拓展

6S 管 理 法

6S 现代企业管理模式这一管理方法首先在日本企业应用。6S 现代企业管理模式的作用包括现场管理规范化、日常工作部署化、物资摆放标识化、厂区管理整洁化、人员素养整齐化、安全管理常态化。

一、整理

将工作场所的任何物品区分为有必要和没有必要的，除了有必要的留下来，其他的都移除到临时区或暂放区待命或直接消除掉。

目的：腾出空间，空间活用，防止误用，杜绝错用，塑造清爽的工作场所。

二、整顿

把留下来的必要的物品依规定位置摆放，放置整齐且加以标示或说明。

目的：工作场所一目了然，消除寻找物品的时间；整整齐齐的工作环境，消除过多的积压物品。

三、清扫

将工作场所内所有的地方清扫干净，保持工作场所干净、亮丽的环境。

目的：稳定品质，减少工业伤害。

四、清洁

维持上面3S的成果。

五、素养

全员养成良好的习惯，并遵守规则做事，培养积极主动的精神（也称习惯性）。

目的：培养有好习惯、遵守规则的员工，营造团队精神。

六、安全

重视全员安全教育，每时每刻都有安全第一观念，防患于未然。

目的：建立起安全生产的环境，所有的工作应建立在安全的前提下。

由于整理（Seiri）、整顿（Seiton）、清扫（Seiso）、清洁（Seiketsu）、素养（Shitsuke）的日语罗马拼音均以"S"开头，故最早简称"5S"。我国企业在引进这一管理模式时加上了英文的"安全（Safety）"，因而称"6S"现场管理法。目前，我国有88.2%的日资企业、68.7%的港资企业完全实行了这一管理方法，有效地推动了管理模式的精益化革新。

子项目二 餐饮企业 HACCP 管理体系的建立

餐饮企业 HACCP 的建立流程一共分为 12 个步骤，如图 13-1 所示。

一、建立 HACCP 的五个预先步骤

（一）步骤 1 组建 HACCP 工作小组

这个工作小组的成员应该是来自本企业内与质量管理有关的各主要部门和单位的代表，他们中间应包括有熟悉生产工艺和工装设备的技术专家和具备食品加工卫生管理和检验知识的人员，其中，至少小组的负责人应接受过有关 HACCP 原理及应用知识的培训。必要时，企业也可以在这方面寻求外部专家的帮助以制订 HACCP 计划的工作步骤。

（二）步骤 2 产品描述

菜品品种繁多、花样经常翻新是各种类型、各种规模餐饮企业的共同特点。因此，餐饮企业在建立 HACCP 的过程中应先根据菜品加工特点进行归类，然后再进行描述。菜品描述内容如表 13-1 所示。

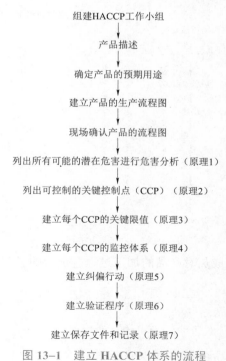

组建HACCP工作小组

产品描述

确定产品的预期用途

建立产品的生产流程图

现场确认产品的流程图

列出所有可能的潜在危害进行危害分析（原理1）

列出可控制的关键控制点（CCP）（原理2）

建立每个CCP的关键限值（原理3）

建立每个CCP的监控体系（原理4）

建立纠偏行动（原理5）

建立验证程序（原理6）

建立保存文件和记录（原理7）

图 13-1 建立 HACCP 体系的流程

表 13-1 菜品描述内容

产品名称	烹饪原料	加工方法	成品特性	盛装方式	储存条件	运送方式	食用期限	消费对象

（三）步骤 3　确定产品的预期用途

首先要考虑的是消费者将会如何使用他们的产品，会出现哪些错误的使用方法，这样的使用会给消费者的健康带来什么样的后果。即食食品、充分加热后食用的食品或其他作为原料使用的食品因用途不同，其危害分析结果和危害的控制方法也是不同的。还要了解该餐饮食品是否专门针对那些特殊的群体，他们可能易于生病或受到伤害，如老年人、体质虚弱者等特殊病人、婴儿或免疫系统受损害的人。例如李斯特菌可导致流产，如果产品中可能带有李斯特菌，就应在产品标签上注明"孕妇不易食用"。预期用于公共机构、婴儿和特殊病人的食品较那些用于一般公众市场的食品应给予极大的关注。

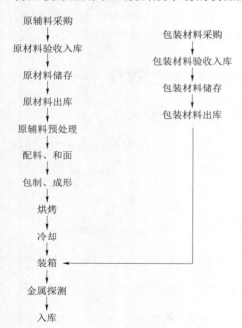

图 13-2　牛舌饼的生产流程

（四）步骤 4　建立产品的生产流程图

每个产品绘制一张加工流程图，从原料接收到产品装运出厂，整个产品的前处理、加工、包装、储藏和运输等与加工有关的所有环节，包括产品的各工序之间的停留，都应体现在这份详尽的流程图上，以供进行危害分析和识别关键控制点时使用。例如牛舌饼的生产流程如图 13-2 所示。

（五）步骤 5　现场确认产品的流程图

流程图的精确性对危害分析的准确性和完整性是非常关键的。在流程图中列出的步骤必须在加工现场被验证。如果某一步骤被疏忽，将有可能导致遗漏显著的安全危害。

HACCP 必须通过在现场观察操作来确定制定的流程图与实际生产是否一致。HACCP 小组在现场确认产品流程时还应该考虑所有的加工工序及流程，包括班次不同造成的差异。通过这种深入调查，可以使每个小组成员对产品的加工过程有全面的了解。

二、填写危害分析工作单

（一）步骤 6　列出所有可能的潜在危害进行危害分析（原理 1）

1. 找出潜在危害

HACCP 小组进行危害分析时，要从原料的种养环节开始，顺着产品的生产流程，逐个

分析每个生产环节，列出各环节可能存在的生物的、化学的和物理的危害，即潜在危害。

2. 判断潜在危害是否为显著危害

并非将所有潜在的危害都纳入 HACCP 计划的监控范围，需要通过 HACCP 实施监控的是那些可能发生而且一旦发生就会对消费者构成不可接受的健康风险的潜在危害（称为显著危害）。

要判断潜在危害是否为显著危害，则需要各企业 HACCP 计划的制订者结合本企业产品生产的实际情况，如原料的来源、加工的方式、方法和流程等，在调查研究的基础上进行分析判断。危害的显著性在不同的产品、不同的工艺之间有着很大的差异，甚至同一种产品也会因规格、包装方式、预期用途的不同而有所不同。例如拌粉半熟冻虾条的加工过程中的拌糊工序，如果拌好的面糊在高温下停留时间过长，会利于病原体生长或金黄色葡萄菌毒素的产生，所以这一工序中对时间的控制是显著危害，然而对冻煮虾仁来说时间控制不是显著危害。再如经巴氏杀菌的蟹肉加工，如果该产品是以鲜蟹肉出售的，那么巴氏杀菌过程中致病菌残留的危害就是一个显著危害，如果是供消费者煮熟后食用的，那么就不是显著危害。因此，在对危害的显著性进行分析判断的时候要具体情况具体分析，切不可生搬硬套。

3. 确定控制危害的预防措施

显著危害确定后，就要选定用于控制危害的相应措施，通过这些预防措施将危害的产生和影响消除或减少到可以接受的水平。控制一个危害可能需要多项措施，也可以一项措施来控制多个危害，如可以对原料进行验收和筛选，甚至到产区作调查访问；对产品加工过程的时间、环境温度、添加剂的使用量的控制；对产品进行加热、冷冻、蒸煮、加盐、发酵、食品添加剂、气调包装等处理。各项控制措施应有明确的操作执行程序，并形成文字，以保证其得到有效的实施。

（二）步骤 7　列出可控制的关键控制点 CCP（原理 2）

1. 发现 CCP

CCP（关键控制点）是指食品加工过程中对某一点、步骤或工序进行控制后，就可以防止、消除食品安全危害或将其减少到可接受水平。这里所指的食品安全危害是显著危害，需要 HACCP 来控制，也就是每个显著危害都必须通过一个或多个 CCP 来控制。

CP（控制点）是指食品加工过程中，在任何一点、步骤及工序，生物、物理及化学方面的问题都能够得到控制。CP 包括所有的问题，而 CCP 只是控制安全危害。CCP 肯定是 CP，但并不是所有的 CP 都是 CCP。在食品加工过程中许多点可以定为 CP，而不定为 CCP，因为控制太多的点就失去重点，会削弱影响食品安全的 CCP 的控制。在前几年 HACCP 发展前期，人们趋向控制许多点，涉及方方面面，而经过美国 FDA 的进一步发展，HACCP 只控制几个点，一般是 3～5 个 CCP。其他有关危害点可通过 SSOP 来控制，不列入 HACCP 计划中，其他质量方面的影响可以通过全面质量保证来实现。

2. 判断树（Decision tree）

通过上面所进行的危害分析，我们已经知道什么是显著危害，以及采取什么样的预防措施来防止危害发生。但是在危害介入的步骤不一定对危害进行控制，而可能在随后步骤或工序上对其加以控制，那么后面的工序就是 CCP。确定 CCP 时判断树是一个好帮手。判断树由四个连续问题组成：

问题 1：在加工过程中存在的确定的显著危害，是否在这步或后步的工序中有预防措施？如果回答"有"，接着回答问题 2。如果回答"无"，则回答是否有必要在这步控制食品安全危害，如果回答"否"，则这一步不是 CCP。如果回答"是"，则说明这一步的加工工艺、原料等不能得到控制以保证必要的食品安全，应重新改进产品，设计预防措施。另外，只有显著危害且没有预防措施的，也不是 CCP。

问题 2：这一加工步骤是否能消除可能发生的显著危害或使其降低到一定的可接受水平？如果回答"是"，还应考虑这一步的处理方法是否最佳，如果是最佳，则是 CCP。如果回答"否"，则接着回答问题 3。

问题 3：已确定的危害是否能影响产品可接受水平的判定，或者这些危害会增大使产品达到不可接受水平的概率？如果回答"否"，则不是 CCP。主要考虑危害的污染或介入，即危害是否存在或是否要发生或是否要增加。如果回答"是"，接着回答问题 4。

问题 4：下边的工序是否能消除已确定的危害或将其减少到可接受的水平？如果回答"否"，则这一步是 CCP。如果回答"是"，则这一步不是 CCP。使用判断树对牛舌饼进行危害分析并列出工作单，见表 13–2 所示。

表 13–2　牛舌饼的危害分析工作单

加工工序	可能存在的潜在危害	潜在危害是否显著	危害显著的理由	控制危害的措施	是否为CCP
原料验收	生物 沙门氏菌/金黄色葡萄球菌	是	动物生长环境中可能存在	去规范饲养场购买动物	是
	化学 农药兽药残留/重金属/添加剂超标	是	小麦可能用农药，动物可能用兽药	凭原料的产品合格证或产地证明书收货	是
	物理 无	—	—	—	否
和面	生物 致病菌污染	是	手上细菌和入面中	和面前必须洗手消毒	是
	化学 消毒剂残留	否	—	SSOP 控制	否
	物理 异物/金属碎片	—	设备异常带入金属碎片	设备定期维护，对终产品金属探测	否

3. CCP 的改变

我们已多次提到 CCP 或 HACCP 的产品在加工过程中具有特异性，对于已确定的关键点，如果出现工厂位置、配方、加工过程、仪器设备、配料供方、卫生控制和其他支持性计划改变以及用户的改变，则 CCP 都可能改变。

另外，一个 CCP 可能可以控制多个危害，如加热可以消灭致病性细菌及寄生虫，冷冻、冷藏可防止致病性微生物生长和组胺的生成。而反过来，有些危害则需要多个 CCP 来控制，如鲭鱼罐头中组胺这一危害需要由原料收购、缓化、切台三个 CCP 来控制。

三、制订 HACCP 计划表

（一）步骤 8　建立每个 CCP 的关键限值（原理 3）

当确定了关键控制点（CCP）后，必须为每个关键控制点设立关键限值（CL），用于控制每个显著危害。所谓关键限值（CL）是与一个 CCP 相联系的每个预防措施所必须满足的标准，它是确保食品可接受与不可接受的界限，也就是说关键限值是一个数值，而不是一个数值范围。

对于每个 CCP，通常存在多种选择方案来控制一种特定的显著危害。不同的控制选择通常需要建立不同的关键限值，选择关键限值的原则是：快速、准确和方便，具有可操作性。在实际操作当中，多用一些物理的指标（如时间、温度、厚度、大小）和化学的指标（如 pH 值、水活度值、盐的浓度），而不要用一些费时费钱又需要大量样品且结果不均一的微生物学限量指标。例如，为油炸鱼饼的 CCP 设立 CL 以控制致病菌，有以下三种选择方案：选择 1 的 CL 值定为"无致病菌检出"；选择 2 的 CL 值定为"最低中心温度 66 ℃，最少时间 1 min"；选择 3 的 CL 值定为"最低油温 177 ℃，最大饼厚 0.635 cm，最少时间 1 min"。显然，选择 1 中所采用的 CL 值（微生物限值）是不实际的，因为通过微生物检验确定 CL 值是否偏离需要数日，很费时，因此 CL 值不能及时监控。此外，微生物污染带有偶然性，需大量样品进行检测，结果才有意义，而微生物取样和检验往往缺乏足够的敏感度和现实性；在选择 2 中，以油炸后的鱼饼中心温度和时间作为 CL 值要比选择 1 更灵敏和实用，但存在难以进行连续监控的缺陷；在选择 3 中，以最低油温、最大饼厚和最少油炸时间作为油炸工序 CCP 的 CL 值，确保了鱼饼油炸后应达到的杀灭致病菌的最低中心温度和油炸时间，同时油温和油炸时间能得到连续监控（油温自动记录仪/传送网带速度自动记录仪）。因此，选择 3 是最快速、准确和方便的，是最佳的 CL 选择方案。

另外，选择关键限值应具有科学依据。正确的关键限值需要通过实验或从科学刊物、法律性标准、专家及科学研究等渠道收集信息，予以确定。例如，从杂志文章、食品科学教科书、微生物参考书、政府食品卫生管理指南、进口国食品卫生标准、热力杀菌管理当局、食品科学家、微生物学家、设备制造商、大学研究服务机构处获得。

当然，在不少情况下，合适的 CL 值未必容易找到，甚至找不到，食品加工企业应选用一个保守的 CL 值。用于确定 CL 值的根据和资料应予存档，作为 HACCP 计划的支持性文件。

关键限值的建立是与后面的监控以及纠正措施相互联系的。当监控发现加工一旦偏离关键限值时，就要及时采取纠正措施。纠正措施不但包括查找和消除发生偏离的原因，防止偏离再次发生，还要隔离和重新评估发生偏离期间所生产的产品，以确保食品安全。因此只设立关键限值不利于生产控制，还要为关键控制点设立一个操作限值。

（二）步骤 9　建立每个 CCP 的监控体系（原理 4）

1. 监控程序

监控程序是一个有计划地连续检测或观察的过程，用以评估一个 CCP 是否受控，并为将来验证时使用。监控过程应做精确的运行记录并填入 HACCP 计划表中。监控的目的包括：跟踪加工过程中的各项操作；及时发现可能偏离关键限值的趋势并迅速采取措施进行调整；查明何时失控；提供加工控制系统的书面文件。

2. 监控程序的内容

监控程序是 HACCP 计划中最重要的部分，通常包括以下四项内容：

（1）监控对象

监控对象通常是针对 CCP 而确定的加工过程或产品的某个可以测量的特性。可以是生产线上的，如时间与温度的测量；也可以是非生产线上的，如 pH 值、化学指标、菌落总数等的测定。

（2）监控方法

一般采用两种基本监控方法：一种方法为在线检测系统，即在加工过程中测量各临界因素，它可以是连续系统，将加工过程中各临界数据连续记录下来；也可以是间歇系统，在加工过程中每隔一定时间进行观察和记录。另一种为终端检测系统，即不在生产过程中而是在其他地方抽样测定各临界因素。终端检测一般是不连续的，所抽取的样品有可能不能完全代表一整批产品的实际情况。

（3）监控频率

监控频率取决于 CCP 的性质及检测过程的类型。监控可以是连续的或非连续的，如果可能，应该采用连续监控。当不可能连续监控一个 CCP 时，常常需要缩短监控的时间间隔，以便于及时发现对关键限值和操作限值的偏离情况。非连续监控的频率常常根据生产加工的经验和知识确定，可以从以下两个方面考虑正确的监控频率：监控参数的变化程度；如果超过关键限值，企业能承担多少产品作废的风险。

（4）监控人员

监控人员可以是流水线上的人员、设备操作者、监督员、维修人员、质量保证人员。一般而言，由流水线上的人员和设备操作者进行监控比较合适，因为这些人员需要连续观察产品和设备，能够较容易地从一般情况中发现问题甚至是微小的变化。监控人员必须具备一定的知识和能力，能够接受有关 CCP 监控技术的培训，充分理解 CCP 监控的重要性，能及时进行监控活动，准确报告每次监控结果，及时报告违反关键限值的情况，以保证纠偏措施的及时性。

（三）步骤 10　建立纠偏行动（原理 5）

纠偏措施是针对关键控制点偏离关键限值之后及危害出现之前所采取的纠正措施。HACCP 小组可以根据自己企业的产品特点、生产工艺等实际情况，为每个关键控制点确定相应的纠偏措施，消除导致偏离的原因，恢复和维持正常的控制状态。例如罐头的生产，当罐头在灭菌过程中灭菌锅为 CCP 点，当温度的起落至 CL 规定的温度水平之下时，可通过延长杀菌时间的办法来进行纠偏。

在制定纠偏措施时应明确：负责采取纠偏措施的责任人；具体纠偏的方法；对受关键限值偏离影响的产品的处理方法；对纠偏措施做出记录。

（四）步骤 11　建立验证程序（原理 6）

1. 验证程序

验证程序是用来确定 HACCP 体系是否按 HACCP 计划运作或计划是否需要修改及再确

认、生效所使用的方法、程序或检测及审核手段，以提高 HACCP 的置信水平，即：HACCP 计划建立在严谨的、科学的原则基础之上；它足以控制产品和工艺过程中出现的危害；这种控制措施正被贯彻执行着。

2. 验证活动

验证活动包括：确认、CCP 的验证、HACCP 体系的验证。

（1）确认

HACCP 小组依据 CAC 准则（国际食品法典委员会制定的质量保证体系）和《食品卫生通则》中有关指令要求，对 HACCP 计划的所有要素进行分析：确立存在的显著危害并提出预防措施；确定关键控制点；建立关键限值；通过有效的监控程序对关键控制点进行监控；当关键限值发生偏离时要及时采取纠偏行动；对所有的行动进行有效的记录。分析结果可提供客观依据，以证明 HACCP 计划的所有要素都有科学的基础。

HACCP 计划运行中每年不少于一次验证。当出现下列情况变化时需进行再次确认：原料的改变；工艺的变化；验证数据出现相反结果时；重复出现偏差时；有关危害或控制手段发生新的变化时；生产中的观察需要时；顾客提出新的销售或消费者处理行为要求时。

（2）CCP 的验证

CCP 点的验证由 HACCP 小组成员及生产部领导负责执行。通过对各个 CCP 点的验证，确定每个 CCP 点是否都严格按照 HACCP 计划运作，它包括：对 CCP 记录的审查；对 CCP 点监视；对测量装置的校准及校准记录的复查；对纠偏记录的审查；针对性的取样检测。

CCP 控制记录的复查应在记录产生一周内进行。监控设备严格按照校准计划进行，校准记录的复查应在记录产生一周内进行。纠偏记录的复查应在记录产生一周内进行。每月进行一次有针对性的取样和检测。

（3）HACCP 体系的验证

HACCP 体系的验证由 HACCP 小组成员负责执行，HACCP 小组组长进行审核。HACCP 体系验证内容包括 HACCP 体系的评审和对最终产品的微生物检测。HACCP 体系的评审分为：体系现场检查 CCP 是否按 HACCP 计划要求被监控，检查在加工过程中是否按关键限值操作，检查记录是否准确完成，时间间隔是否符合要求；记录审核评审，其内容有监控的是否按 HACCP 规定的地点频率予以完成，当关键值偏离时是否采取了纠偏行动，监控设备是否按 HACCP 的规定予以校准。微生物检测虽然不是日常监控的有效方法，但能用于验证手段，可以作为判断 HACCP 体系运行是否在控制内的工具，检测项目包括细菌总数、大肠菌群等。HACCP 小组负责查看化验室出具的最终产品微生物检验报告，通过对书面记录复查的评价以及微生物检验报告的显示，验证 HACCP 体系是否在有效地运行。

HACCP 系统的验证频率为每年一次。当出现 HACCP 系统发生故障和产品工艺、加工流程等显著改变时需进行再次验证。

（五）步骤 12　建立保存文件和记录（原理 7）

HACCP 体系的有效运行必须建立和保存相应的记录，用于证明相关要求被严格遵守和食品安全管理系统的有效运行。质量安全管理部门可以根据记录追踪危害因素的由来，从根本上消除危害，对体系运行过程进行完善。记录文件的类型包括：前提方案的实施；危害分析的总结；HACCP 计划；支持性文件（制度、关键控制点和前提方案、关键限值、监控程序、纠正措施和验证程序）；日常营运记录；验证记录。

    HACCP 记录属于特殊文件，必须加以妥善的管理。文件的管理必须确保在实施相关的变更之前对这些变更进行评估。在发布之前，这些文件的充分性能够获得批准；在必要的情况下对文件进行审查和更新；文件的变更和修订状态需要确定；在需要的时候，这些相关的文件能够及时获得；文件保持清晰及容易识别状态；相关的外部文件可识别，对这些文件的分发处于控制之中；防止过期文件的误用。以牛舌饼为例，一份完整的 HACCP 计划如表 13-3 所示。

表 13-3　牛舌饼的 HACCP 计划

1 关键 控制点	2 显著危害	3 关键限值	监　控				8 纠偏 行动	9 记录	10 验证
			4 对象	5 方法	6 频率	7 人员			
原辅料及包装材料的验收	生物危害：沙门氏菌；化学危害：黄曲霉毒素；物理危害：碎石等	查验原料的检验合格证明符合国家卫生标准	供方证明	1. 查验合格证明 2. 考察供货商的资质	每批或每年不少于两次	采购员和质检员	1. 拒收无合格证明原料 2. 取消供方资格	1. 原料验收记录 2. 纠偏措施记录	1. 质检部定期检查记录 2. 每月一次
烘烤	生物性危害：未杀死的致病菌	控制牛舌饼的厚度，烘烤的时间和温度	烤箱的温度和时间	温度和时间显示、报告和记录	时间和温度每炉检查一次	烤箱操作人员和品控人员	重新烘烤或销毁	每炉烘烤的时间和温度记录	产品检验
金属探测	金属异物	根据预期用途确定	金属异物	金属探测连续检查并检测一次设备的灵敏度	每小时一次	操作员和质检员	停止工作，检查维修设备，重新检测产品	原料检验记录	质检部定期核查记录，每月一次

项目小结

    餐饮食品安全管理体系包括 GMP、SSOP、HACCP 等重要的食品安全管理体系。GMP、SSOP 等是前提计划，核心是 HACCP，实质都是确保食品安全卫生。餐饮企业要建立自己的 HACCP，以适应餐饮食品安全的需要。

实践与训练

    实训目的：了解餐饮企业的食品安全管理体系，掌握餐饮企业 HACCP 的建立流程。

    实训内容：通过问卷调查或访谈等方法，对不同规模和类型的餐饮企业进行调研，了解餐饮企业的食品安全管理体系的建立和执行情况，熟悉掌握餐饮企业 HACCP 的建立流程。

实训要求：4～5 名学生为一组，为一家餐饮企业建立 HACCP 食品安全管理体系。

同步测试

一、单项选择题

1. 生产用水（冰）的卫生质量是影响食品卫生的关键因素，食品加工厂应有充足供应的水源。对于任何食品的加工，首要的一点就是要保证（　　）的安全。

    A. 水　　　　　　　　B. 人　　　　　　　　C. 设备　　　　　　　　D. 包

2. 使用城市公共用水要符合（　　）标准。

    A. 井水　　　　　　　B. 河水　　　　　　　C. 海水　　　　　　　D. 国家饮用水

3. 国家饮用水标准 GB 5749 要求微生物指标：细菌总数（　　），大肠菌群（　　），致病菌不得检出。

    A. ＜1 000 个/mL　　B. ＜10 个/mL　　C. ＜100 个/mL　　D. 不得检出

4. 污水处理要符合国家环保部门的规定，符合防疫的要求，处理池地点的选择应（　　）。

    A. 远离生产车间　　B. 靠近生产车间　　C. 在生产车间内　　D. 厂外

5. 造成交叉污染的来源有：工厂选址、设计、车间不合理、（　　）、清洁消毒不当、卫生操作不当、生熟产品未分开、原料和成品未隔离等。

    A. 加工人员个人卫生不良　　　　　　　B. 加工人员穿工作服

    C. 加工用水为国家饮用水　　　　　　　D. 加工车间定期消毒

二、填空题

1. 目前，我国食品行业通用的 GMP 是＿＿＿＿＿＿＿＿＿＿＿＿＿＿＿＿＿＿＿＿＿。

2. 制定 SSOP 的依据是＿＿＿＿＿＿，＿＿＿＿＿＿是 SSOP 的法律基础，制定和执行 SSOP 的最终目的是＿＿＿＿＿＿＿＿＿＿＿＿＿＿＿＿＿＿＿。

3. HACCP 中的 HA 代表＿＿＿＿＿＿，CCP 代表＿＿＿＿＿＿。

4. HACCP 原理应用的基础是＿＿＿＿＿＿和＿＿＿＿＿＿。

5. 食品中存在的危害种类为＿＿＿＿＿＿、＿＿＿＿＿＿、＿＿＿＿＿＿。寄生虫属于＿＿＿＿＿＿危害，玻璃渣属于＿＿＿＿＿＿危害，组胺属于＿＿＿＿＿＿危害。

6. 判断显著危害的两个标准是＿＿＿＿＿＿和＿＿＿＿＿＿。

7. 确定 CCP 的常用方法是＿＿＿＿＿＿。

8. 验证活动主要包括＿＿＿＿＿＿、＿＿＿＿＿＿、＿＿＿＿＿＿。

9. 一个好的监控程序包括＿＿＿＿＿＿、＿＿＿＿＿＿、＿＿＿＿＿＿、＿＿＿＿＿＿。

三、简答题

1. SSOP 包括哪八个方面的要求？

2. 简述建立 HACCP 体系的流程。

3. 关键控制点和关键限值是什么？如何对关键控制点进行监控？

附录 测试题参考答案

模块一 食品营养测试题答案

项 目 一

一、选择题

1. D 2. C 3. D 4. D 5. B 6. B 7. D 8. C 9. A 10. C 11. A
12. D 13. B 14. C

二、简答题

1. 将两种或两种以上食物蛋白质混合食用，其中所含有的必需氨基酸取长补短，相互补充，达到较好的比例，从而提高蛋白质利用率的作用称为蛋白质互补作用。在膳食调配时，应遵循三个原则：第一，食物的生物学种属越远越好；第二，搭配的种类越多越好；第三，食用时间越近越好。

2. （1）储存和提供能量。

（2）构成机体组成成分。

（3）提供脂溶性维生素并促进其吸收。

（4）供给必需脂肪酸。

（5）改善食物感官性状、增加饱腹感。

（6）维持正常体温。

（7）保护内脏。

3.（1）储存和提供能量。

（2）构成机体组织及重要生命物质。

（3）节约蛋白质。

（4）抗生酮作用。

（5）保肝解毒作用。

（6）增强肠道功能。

4.（1）构成骨骼、牙齿和混溶钙池。

（2）维持所有细胞的正常生理功能。

（3）促进体内酶的活动。

（4）促进调节神经和肌肉的兴奋性

5. 促进钙吸收的主要因素有：① 维生素 D 促进钙吸收。② 蛋白质供给充足，促进钙吸收。③ 乳糖促进钙吸收。④ 酸性环境促进钙吸收。

阻碍钙吸收的因素：① 植物性食物中的植酸、草酸等与钙结合。② 脂肪消化吸收不良时，未被消化吸收的脂肪与钙结合，形成难容的钙皂，降低钙的吸收。③ 过多的膳食纤维影响钙的吸收。

6.（1）构成细胞核体液的重要组成成分。

（2）参与人体新陈代谢。

（3）调节人体体温。

（4）润滑作用。

7. 维生素分脂溶性维生素和水溶性维生素。

1）脂溶性维生素：

a）溶于脂溶剂，不溶于水。一般烹调加工损失少。

b）在食物中常与脂类共同存在，其吸收与脂类有关。此外，脂肪酸败时亦可使脂溶性维生素受到破坏。

c）排泄慢，大量摄入可引起中毒；其营养状况一般不能用尿进行评价。

d）可在体内储存，摄入不足时，缺乏症状出现缓慢。

2）水溶性维生素：

a）易溶于水，不溶于脂肪和脂溶剂。

b）排泄快，一般不中毒。

c）储存少，摄入不足时，很快出现缺乏症状。

d）其营养状况多可从尿中反映出来。

e）易在加工烹调过程中损失。

项　目　二

一、填空

1. 水溶性维生素，矿物质

2. 赖氨酸

3. 大豆蛋白质

4. 淀粉

5. B

6. 7.5～15

7. 铁

8. 酪蛋白

9. 乳清蛋白

10. 比重

11. 低温储藏，气调储藏

12. 氨基酸强化，蛋白质互补

13. 脲酶

14. 多不饱和脂肪酸

15. 血红素铁

16. 含氮浸出物

二、单选题

1. C　2. A　3. D　4. A　5. A　6. B　7. B　8. D

三、多选题

1. A、B、C、D、E

2. A、C、D、E

3. A、C

4. A、B、D、E

5. A、C、D、E

6. A、B、D、E

7. A、B、D

8. A、D

四、简答题

1. 略。

2. ① 大豆含有35%～40%的蛋白质，是植物性食品中含蛋白质最多的食品。② 大豆蛋白质的氨基酸组成接近人体需要，具有较高的营养价值，而且富含谷类蛋白质较为缺乏的赖氨酸。③ 大豆所含脂肪量为15%～20%，其中不饱和脂肪酸为85%，且以亚油酸最多。④ 大豆中含25%～30%的碳水化合物，其中只有一半可供利用，而另一半不能被人体消化吸收，可引起腹胀。⑤ 大豆中还含有丰富的钙、硫胺素和核黄素。

3. 牛奶中碳水化合物主要为乳糖，其含量比人乳少，其甜度为蔗糖的1/6，有调节胃酸、促进胃肠蠕动和促进消化液分泌的作用；还能促进钙的吸收和助长肠道乳酸杆菌繁殖，抑制腐败菌的生长。

4. 鸡蛋蛋白含有人体所必需的各种氨基酸，而且氨基酸的组成模式与合成人体组织蛋白所需模式相近，易消化吸收，其生物学价值达95，是最理想的优质蛋白质。

项 目 三

一、单选题

1. C   2. B   3. A   4. D   5. A   6. C   7. C   8. B

二、简答题

略。

项 目 四

一、单选题

1. C   2. D   3. D   4. D   5. C   6. C   7. D   8. D   9. D   10. D   11. C

12. C   13. A

二、简答题

1. 同类互换就是以粮换粮、以豆换豆、以肉换肉。要避免久食生厌。

例如大米可与面粉或杂粮互换，馒头可与相应量的面条、烙饼、面包等互换；大豆可与相当量的豆制品互换；瘦猪肉可与等量的鸡、鸭、牛、羊、兔肉互换；鱼可与虾、蟹等水产品互换；牛奶可与羊奶、酸奶、奶粉或奶酪等互换。

2. 谷薯类食物位居底层，每人每天应该吃250～400 g；蔬菜和水果居第二层，每天应吃300～500 g和200～350 g；鱼、禽、肉、蛋等动物性食物位于第三层，每天应该吃120～200 g

（畜、禽肉 40～75 g，鱼虾类 40～75 g，蛋类 40～50 g）；奶类和豆类食物合居第四层，每天应吃相当于鲜奶 300 g 的奶类及奶制品和相当于干豆 25～35 g 的大豆及制品。第五层塔顶是烹调油和食盐，每天烹调油不超过 25 g 或 30 g，食盐不超过 6 g。

3.

① 食物多样，谷类为主

② 吃动平衡，健康体重

③ 多吃蔬果、奶类、大豆

④ 适量吃鱼、禽、蛋、瘦肉

⑤ 少盐少油，控糖限酒

⑥ 杜绝浪费，兴新食尚

项 目 五

一、选择题

1. A　　2. A　　3. D　　4. C　　5. A　　6. A　　7. C

二、简答题

1. 理论依据：

（1）《中国居民膳食营养素参考摄入量》（DRIs）。

（2）中国居民膳食指南和平衡膳食宝塔。

（3）中国食物成分表。

（4）营养平衡理论。

原则：

（1）保证营养平衡。

（2）膳食中供能食物比例适当。

（3）蛋白质和脂肪的来源与食物构成合理。

（4）每日三餐能量分配合理。

2. 略。

项 目 六

一、单选题

1. D　　2. C　　3. A　　4. C　　5. C　　6. A　　7. A　　8. D　　9. C　　10. C

11. D　　12. C　　13. B　　14. B　　15. B　　16. C　　17. A　　18. D　　19. B　　20. A

21. A　　22. B　　23. B　　24. C　　25. B　　26. D　　27. D　　28. D　　29. B　　30. B

项 目 七

一、多选题

1. BCE　　2. BCD　　3. BCDE　　4. ABCDE　　5. ACDE

二、简答题

1.

（1）体质指数（body mass index，BMI）法：是国际通用使用的肥胖判断方法。

BMI=体重（kg）/身高（m）^{2}。

国际标准：18.5～24.9 为正常，25～29.9 为超重，＞30 为肥胖。

中国标准：18.5～23.9 为正常，≥24 为超重，≥28 为肥胖。

（2）标准体重法：

我国常用的成年人标准体重公式为 Broca 改良公式。即：标准体重=身高（cm）−105

$$肥胖度=[（实际体重−标准体重）/（标准体重）]×100\%$$

肥胖度＞标准体重 10% 为过重，肥胖度＞20% 为肥胖，＞20%～30% 为轻度肥胖，＞30%～50% 为中度肥胖，＞50% 以上为重度肥胖，＞100% 以上者为病态肥胖。

（3）腰围（WC）：

WHO 建议标准：男性＞94 cm、女性＞80 cm 作为肥胖的标准。

（4）腰臀比（WHR）：

① 测量方法：臀部最隆起的部位测得的身体水平周径为臀围，腰围与臀围之比称腰臀比。

② 评价标准：男性＞0.9 或女性＞0.8 可诊断为中心性肥胖，但其分界值随年龄、性别、人种不同而不同。目前有用腰围代替腰臀比来预测向心性肥胖的倾向。

2.

（1）肥胖与膳食营养的关系：

① 脂肪与肥胖。

膳食中脂肪占总能量的产热百分比增加时，体重和肥胖发生率明显升高。与碳水化合物、蛋白质相比，进食后脂肪的氧化分解要慢得多，而且脂肪还抑制葡萄糖的氧化。高脂肪膳食还有良好的色、香、味以及热能密度高的特点，这些因素往往导致进食过多的高脂肪膳食。

② 蔗糖与肥胖。

高蔗糖膳食可引起高胰岛素血症。胰岛素的作用之一是促进脂肪的合成，胰岛素水平升高可导致体内脂肪积累，包括皮下脂肪和腹腔内脂肪。

（2）肥胖病的饮食管理。

① 膳食供能量应酌情合理控制。

② 在各种能源物质中尤须对低分子糖、饱和脂肪酸和乙醇严加限制。

③ 中度以上肥胖者其膳食能量的分配应较正常要求适当降低碳水化合物比值，提高蛋白质比值，脂肪比值控制在正常要求的上限。

④ 合理三餐分配及烹调。

⑤ 行为调整。

3.

（1）限钠补钾：世界卫生组织（WHO）和《中国居民膳食指南》推荐：健康人每日食盐量不宜超过 6 g，糖尿病非高血压患者不超过 5 g；高血压患者不超过 3 g；糖尿病高血压患者不超过 2 g。

（2）补钙补镁：高血压病人（肾结石除外）补钙 1 g/d。含钙丰富的食物：脱脂奶、鱼类。含镁丰富的食物：香菇、菠菜、豆类、豆制品、桂圆。

（3）补锌限镉：提高饮食中锌/镉比值。锌/镉比值较高的食物有：粗粮、豆类、硬果类。矿泉水含镉低微。

（4）限制能量：使体重维持在理想体重范围内。

（5）限制饱和脂肪酸和胆固醇：脂肪＜总热能的 30%，P/S＞1.5，胆固醇＜300 mg/d。

（6）蛋白质适宜：无肾功能不全者不必限制，选择鱼类和大豆类蛋白。

（7）其他：禁烟、少量饮酒，咖啡适当，常喝淡茶，多吃新鲜水果和蔬菜。

4.

控制总热能，维持理想体重；合理选择碳水化合物类食物；补充膳食纤维、矿物质和维生素；清淡少盐，少油腻；少量多餐，合理分配餐次，定时定量，规律进食，均衡营养，终生饮食治疗。

5.

肥胖；高脂肪膳食；高嘌呤饮食；饮酒；饮水不足；药物，如利尿剂、泻药等。

模块二　食品安全测试题答案

项　目　八

一、不定项选择题

1. ABCDE　2. ABD　3. D　4. ABCD　5. ABC　6. ABCE　7. B　8. B　9. B
10. B

二、简答题

1. 餐饮企业应遵守的法律法规有：

《中华人民共和国食品安全法》《中华人民共和国食品安全法实施条例》《国务院关于加强食品等产品安全监督管理的特别规定》《中华人民共和国刑法修正案（八）》《餐饮服务食品安全监督管理办法》《餐饮服务许可管理办法》《餐饮服务许可审查规范》《重大活动餐饮服务食品安全监督管理规范》《餐饮服务食品采购索证索票管理规定》《餐饮服务食品安全监督抽检工作规范》《餐饮服务食品安全操作规范》《餐（饮）具消毒卫生标准》《生活饮用水卫生标准》《餐厅卫生标准》等。

2. 禁止生产经营的食品有：

（1）用非食品原料生产的食品或者添加食品添加剂以外的化学物质和其他可能危害人体健康物质的食品，或者用回收食品作为原料生产的食品。

（2）致病性微生物，农药残留、兽药残留、生物毒素、重金属等污染物质以及其他危害人体健康的物质含量超过食品安全标准限量的食品、食品添加剂、食品相关产品。

（3）用超过保质期的食品原料、食品添加剂生产的食品、食品添加剂。

（4）超范围、超限量使用食品添加剂的食品。

（5）营养成分不符合食品安全标准的专供婴幼儿和其他特定人群的主辅食品。

（6）腐败变质、油脂酸败、霉变生虫、污秽不洁、混有异物、掺假掺杂或者感官性状异常的食品、食品添加剂。

（7）病死、毒死或者死因不明的禽、畜、兽、水产动物肉类及其制品。

（8）未按规定进行检疫或者检疫不合格的肉类，或者未经检验或者检验不合格的肉类制品。

（9）被包装材料、容器、运输工具等污染的食品、食品添加剂。

（10）标注虚假生产日期、保质期或者超过保质期的食品、食品添加剂。

（11）无标签的预包装食品、食品添加剂。

（12）国家为防病等特殊需要明令禁止生产经营的食品。

项 目 九

一、不定项选择题

1. C　2. A　3. D　4. D　5. A　6. A　7. ABCD　8. ABD　9. ABCD　10. ABCD

二、简答题

略。

项 目 十

一、不定项选择题

1. ABCD　2. ABCD　3. A　4. ABCD

二、简答题

"四勤"即勤洗手、剪指甲，勤理发，勤洗澡，勤换衣服和工作服。"四不"即不留长指甲、戴手饰、涂指甲油；不留长发、蓄胡须；不在操作时吸烟；不随地吐痰，乱扔废物。

项 目 十 一

一、不定项选择题

1. B　2. A　3. B　4. B　5. AB　6. ABC　7. ABD　8. ABC　9. ABD 10. BCD

二、简答题

略。

三、案例分析

略。

项 目 十 二

一、填空题

1. 烧熟煮透，70 ℃。

2. 冷却后，清洁操作区。

3. 10 ℃，60 ℃，2，加热，变质。

4. 专用，冷藏，48，100。

5. 30。

二、简答题

1. 备餐场所指成品的整理、分装、分发、暂时放置的专用场所，属于食品处理区中的清洁操作区，即为防止食品被环境污染，清洁要求较高的操作场所。备餐间除了要符合《餐饮服务食品安全操作规范》对餐厅内部设施设备的一般要求外，还应该符合专间设施要求。

2. ① 专间内应当由专人加工制作，非操作人员不得擅自进入专间；专间操作人员进入专间时，应更换专用工作衣、帽并佩戴口罩，不得穿戴专间工作衣、帽从事与专间内操作无关的工作；操作前应严格进行双手清洗消毒，操作中应适时消毒。

②　专间每餐（或每次）使用前应进行空气和操作台的消毒；使用紫外线灯消毒的，应在无人工作时开启 30 min 以上，并做好记录。

③　加工前应认真检查待加工食品，发现有腐败变质或者其他感官性状异常的，不得进行加工。

④　专间内应使用专用的设备、工具、容器，用前应消毒，用后应洗净并保持清洁。

3.　①　物理消毒，包括蒸汽、煮沸、红外线等热力消毒方法。煮沸、蒸汽消毒保持 100 ℃ 10 min 以上。红外线消毒一般控制温度为 120 ℃ 以上，保持 10 min 以上。洗碗机消毒一般控制水温在 85 ℃，冲洗消毒 40 s 以上。

②　化学消毒，主要为使用各种含氯消毒药物（见餐饮服务常用消毒剂及化学消毒注意事项）消毒。使用浓度应含有效氯 250 mg/L（又称 250 ppm）以上，餐用具全部浸泡入液体中 5 min 以上。化学消毒后的餐用具应用净水冲去表面残留的消毒剂。餐饮服务提供者在确保消毒效果的前提下可以采用其他消毒方法和参数。

4.　①　不再使用：对已经给客人送过的食品，如果剩下了，不能再送给别的客人使用。有的时候顾客确实是传染源，他们通过各种途径使食品受到污染。这些剩余食品即使再有利用价值，企业职工也不能盲目使用。

②　再次使用：对一些经过包装的、易腐性较低的食品，在包装完好的情况下，则可以再次使用。

③　打包利用：如顾客提出带走剩余食品，则应主动为顾客提供便利。如提供符合卫生要求的食品包装袋、方便饭盒、方便餐具等。

项 目 十 三

一、单项选择题

1. A　　2. D　　3. C，D　　4. A　　5. A

二、填空题

1.《食品企业通用卫生规范》（GB 14881—2013）

2. GMP，GMP，使企业达到 GMP 的要求，生产出安全卫生的食品

3. 危害分析，关键控制点

4. GMP，SSOP

5. 物理性危害、化学性危害、生物性危害、生物性、物理性、化学性

6. 可能性，显著性

7. CCP 判断树

8. 确认、CCP 的验证、HACCP 体系的验证

9. 监控对象、监控方法、监控频率、监控人员

三、简答题

1.　①　与食品接触或与食品接触物表面接触的水（冰）的安全。

②　与食品接触的表面（包括设备、手套、工作服）的清洁度。

③　防止发生交叉污染。

④　手的清洗与消毒，厕所设施的维护与卫生保持。

⑤ 防止食品被污染物污染。

⑥ 有毒化学物质的标记、储存和使用。

⑦ 雇员的健康与卫生控制。

⑧ 虫害的防治。

2. ① 组建 HACCP 工作小组。

② 产品描述。

③ 确定产品的预期用途。

④ 建立产品的生产流程图。

⑤ 现场确认产品的流程图。

⑥ 列出所有可能的潜在危害进行危害分析。

⑦ 列出可控制的关键控制点 CCP。

⑧ 建立每个 CCP 的关键限值。

⑨ 建立每个 CCP 的监控体系。

⑩ 建立纠偏行动。

⑪ 建立验证程序。

⑫ 建立保存文件和记录。

3. 关键控制点（CCP）是能进行有效控制危害的加工点、步骤或程序。有效的控制包括防止发生、消除危害、降低到可接受水平。

所谓关键限值（CL）是与一个 CCP 相联系的每个预防措施所必须满足的标准，它是确保食品可接受与不可接受的界限，也就是说关键限值是一个数值，而不是一个数值范围。

通常从监控对象、监控方法、监控频率、监控人员四个方面对关键控制点进行监控。监控对象通常是针对 CCP 确定的加工过程或产品的某个可以测量的特性；监控方法一般包括在线检测系统和终端检测系统；监控的频率取决于 CCP 的性质及检测过程的类型，监控可以是连续的或非连续的，如果可能，则应该采用连续监控；监控的人员可以是流水线上的人员、设备操作者、监督员、维修人员、质量保证人员。

参 考 文 献

1. 中国营养学会. 中国居民膳食营养素参考摄入量［M］. 北京：中国轻工业出版社，2001.

2. 中国就业培训技术指导中心. 公共营养师［M］. 北京：中国劳动社会保障出版社，2012.

3. 李凤林. 食品营养与卫生学［M］. 北京：中国轻工业出版社，2009.

4. 吴肖淮，高臣，陈冬梅. 饮食营养与卫生［M］. 北京：科学出版社，2012.

5. 王亚伟，刘爱月. 烹饪营养与卫生［M］. 北京：中国林业出版社，北京大学出版社，2008.

6. 田克勤. 食品营养与卫生［M］. 大连：东北财经大学出版社，2010.

7. 中华人民共和国食品安全法［M］. 北京：中国法制出版社，2015.

8. 杨柳，汪志君. 餐饮食品安全［M］. 北京：高等教育出版社，2010.

9. 全国认证认可标准化技术委员会.《食品安全管理体系餐饮业要求》理解与实施［M］. 北京：中国标准出版社，2009.

10. 郭迎，王群，等. 餐饮服务从业人员食品安全培训教材［M］. 北京：中国劳动社会保障出版社，2014.

11. 张嫚. 食品安全与控制［M］. 大连：大连理工大学出版社，2015.

12. 迟景利，高铁夫. 餐饮服务食品安全操作规范［M］. 北京：人民卫生出版社，2016.

13. 熊敏，王鑫. 餐饮食品安全［M］. 南京：东南大学出版社，2015.

14. 罗兰，安玉发，等. 我国食品安全现状与风险来源：以餐饮业为例［J］. 中国卫生政策研究，2013（7）.

15. 刘建军. 略谈我国食品安全法及其修订［J］. 速度旬刊，2015（11）.

16. 陆琪.《中华人民共和国食品安全法》的修订历程［J］. 中国防伪报道，2015（6）.

17. 李维生，赵晓燕，等. 我国食品安全法律法规体系现状及存在问题分析［J］. 中国科技成果，2012（23）.

18. http://www.nhfpc.gov.cn/yjb/s7859/201604/8d34e4c442c54d33909319954c43311c.shtml, 国家卫生计生委卫生应急办公室。

19. http://www.gd315.gov.cn/show−14−46784−1.html.

20. http://mini.eastday.com/a/160825170216081.html?btype=index&subtype=shehui&idx=3&ishot=0.

21. http://mt.sohu.com/20160113/n434349304.shtml.

22. http://news.xinhuanet.com/mrdx/2016−08/05/c_135566093.htm.

23. http://news.foodmate.net/2016/08/390275.html.

24. http://wenku.baidu.com/view/6fed9efaaef8941ea76e05eb.html?from=search.

25. http://wenku.baidu.com/view/96d761eb172ded630b1cb614.html?from=search.

26. http://wenku.baidu.com/view/e5cddfc4fd0a79563c1e7288.html?from=search.

27. http://wenku.baidu.com/view/a21b0a2658fb770bf78a5552.html.

28. http://wenku.baidu.com/view/2d25f02b2e3f5727a5e9627e.html?from=search.

29. http://news.foodmate.net/2016/08/392760.html.

30. http://wenku.baidu.com/view/4751956b7e21af45b307a81f.html?from=search.

31. http://wenku.baidu.com/view/b2d69b182e3f5727a4e96231.html?from=search.

32. http://wenku.baidu.com/view/2a1475f702768e9951e73898.html?from=search.

33. http://wenku.baidu.com/view/a4be2fedb9f3f90f76c61bf3.html?from=search.

34. http://wenku.baidu.com/view/b7cc3b53227916888486d765.html?from=searc.

35. http://news.foodmate.net/2013/09/244519.html.